Charlotte N. Markey, ph.D.

Gente esperta não faz Dieta

Tradução de
DORALICE LIMA

1ª edição

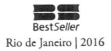

Rio de Janeiro | 2016

CIP-BRASIL. CATALOGAÇÃO NA FONTE
SINDICATO NACIONAL DOS EDITORES DE LIVROS, RJ.

M297g Markey, Charlotte N.
Gente esperta não faz dieta: como os avanços da ciência podem ajudá-lo a perder peso de forma definitiva / Charlotte N. Markey; tradução Doralice Lima. - 1ª ed. - Rio de Janeiro: Best*Seller*, 2016.
il.

Tradução de: Smart People Don't Diet
ISBN 978-85-7684-970-4

1. Emagrecimento. 2. Hábitos alimentares. 3. Hábitos de saúde. 4. Qualidade de vida. I. Lima, Doralice. II. Título.

15-29147

CDD: 613.25
CDU: 613.24

Texto revisado segundo o novo Acordo Ortográfico da Língua Portuguesa.

SMART PEOPLE DON'T DIET
Copyright © 2014 by Charlotte Markey
Copyright da tradução © 2016 by Editora Best Seller Ltda.

Capa: Igor Campos

Todos os direitos reservados. Proibida a reprodução, no todo ou em parte, sem autorização prévia por escrito da editora, sejam quais forem os meios empregados.

Direitos exclusivos de publicação em língua portuguesa para o Brasil adquiridos pela
EDITORA BEST SELLER LTDA.
Rua Argentina, 171, parte, São Cristóvão
Rio de Janeiro, RJ - 20921-380
que se reserva a propriedade literária desta tradução

Impresso no Brasil

ISBN 978-85-7684-970-4

Seja um leitor preferencial Record.
Cadastre-se e receba informações sobre nossos lançamentos e nossas promoções.

Atendimento e venda direta ao leitor
mdireto@record.com.br ou (21) 2585-2002

Para Charlie e Grace
Meus melhores motivos para continuar a comer legumes.

SUMÁRIO

	INTRODUÇÃO: Nem sempre fui esperta	9
1	*Não* faça isso	15
2	Por que as dietas não funcionam	35
3	**Fase um:** avalie seu peso com honestidade	55
4	Ame seu corpo nu	83
5	**Fase dois:** Um pouco de cada vez	103
6	Mexa-se	135
7	**Fase três:** Comer com inteligência	159
8	Um retorno esperto	185
9	Compartilhe seu sucesso e estimule outros	209
10	A visão de conjunto	229
	SOBRE A AUTORA	251
	AGRADECIMENTOS	253
	NOTAS	255

INTRODUÇÃO

Nem sempre fui esperta

A vida inteira fui obcecada por comida. Quando era pequena, estava certa de que um dia seria bailarina. É claro que a maioria das meninas sonha em ser bailarina, mas eu *realmente* ia ser primeira bailarina. Depois de dez anos no mundo da dança, é claro que eu controlava rigidamente o que comia e quanto pesava. Aos 12 anos já sabia muito sobre dietas, mas isso era normal para uma garota que pretendia participar da seleção para o Balé de São Francisco. Fui reprovada nos testes e, para piorar, fui informada de que nunca poderia ser bailarina porque "simplesmente não tinha o corpo adequado". Na época, fiquei arrasada. Hoje, porém, essa lembrança só serve para me deixar confusa. Não consigo lembrar quanto pesava na época, mas sei que estava muito longe de estar acima do peso. O triste é que, sendo pré-adolescente, decidi que estava gorda e, relutante, troquei o balé por atividades mais típicas da minha faixa etária: praticar esportes, ser líder de torcida e correr atrás dos meninos.

Meu cuidado com o peso não foi estimulado somente pelo universo da dança, mas também pelo ambiente doméstico: em minha casa, sempre havia alguém fazendo dieta. Aprendi a contar calorias antes de entrar na puberdade. O mundo da dança também me ensinou que cuidar da alimentação é um fato da vida. As inseguranças da adolescência alimentaram meu interesse por dietas e logo minha obsessão por comida se tornou um capítulo sombrio de minha história. No meio do ensino médio, eu pesava menos de 50kg, embora já medisse 1,65m. Felizmente, houve quem percebesse minha magreza. Um professor de matemática, uma figura autoritária que treinava o time de futebol da escola, me chamou para conversar, manifestou uma empatia inesperada, falou dos próprios problemas com o peso e me deu alguns conselhos bastante razoáveis sobre alimentação. Minha professora de natação me estimulou a ter orgulho de minhas "pernas poderosas" e o orientador educacional sempre que me via perguntava sobre minha saúde. Minha família ficou preocupada, meus amigos me apoiaram e os médicos garantiram a todo mundo que minha magreza não era um problema de saúde.

Não tive um momento de decisão dramático ou uma epifania que me fizesse comer mais, cuidar melhor de mim e voltar a ter um peso saudável. Eu fiquei mais velha, mais madura e acho que aos poucos entendi que não estava sendo inteligente e corria o risco de comprometer minha saúde pelo excesso de magreza. Minha história não tem um momento mágico de redenção; é o caso clássico da adolescente insegura que entendeu aos poucos a necessidade da ajuda de um nutricionista, de um bom apoio social e de uma graduação em psicologia para aprender a comer bem.

Quando comecei meus estudos na Santa Clara University, não era minha intenção estudar psicologia. No entanto, depois de algumas aulas, fiquei fascinada. Foi fantástico descobrir uma abordagem científica e metódica, capaz de me ajudar a entender melhor meu mundo. No último ano da faculdade, comecei um programa de pesquisa e meu primeiro interesse foi o comportamento das crianças em relação à alimentação. Prossegui com uma pós-graduação porque adorava psicologia e queria continuar na mesma linha de pesquisa. A essa altura de minha vida já não desejava me entender somente; queria entender todas as crianças, adolescentes e adultos que lutam contra uma autoimagem corporal negativa e adotam comportamentos alimentares prejudiciais. Tive a sorte de receber um treinamento excelente no Healthy Families Project (da University of California, Riverside), no

Children's Eating Lab (da Pennsylvania State University) e no Longevity Project (University of California, Riverside) enquanto fazia o doutorado em psicologia da saúde e do desenvolvimento.

Em 2002, entrei para o corpo docente da Rutgers University e estruturei um curso chamado psicologia alimentar. Vários anos depois ainda gosto muito de ministrar esse curso, mas minhas pesquisas na universidade abrangem temas que vão desde a influência dos parceiros românticos no comportamento alimentar até as preocupações dos pais com o risco de obesidade dos filhos. Para algumas pessoas, tantos anos dedicados a pensar, pesquisar e ensinar temas relacionados com comida — e também a comer! — seria motivo suficiente para perder o apetite, mas nunca me cansei do assunto e não acho que vá me cansar tão cedo.

Comecei a pensar em escrever este livro há muitos anos, desde quando lecionava psicologia alimentar. Na sala de aula, passava muito tempo tentando desconstruir mitos sobre comida, dietas e imagem corporal em benefício de meus alunos. Na maioria dos semestres, pedia que os alunos trouxessem livros famosos sobre dieta e discutíamos aquele material no contexto dos fatos científicos sobre a perda de peso; a maioria dos livros não resiste a uma análise das provas científicas que supostamente apoiam suas teses. Por exemplo, não existe base científica para um programa de emagrecimento de 10, de 17 ou de 21 dias, embora essa seja a proposta de alguns livros. Recebi muito estímulo de meus alunos, segundo os quais as informações disseminadas em meu curso podem mudar vidas; muitos dizem que gostariam de ter conhecido aqueles fatos mais cedo. Inúmeras vezes, os alunos contam que trocaram as dietas da moda pela abordagem gradual, sustentável e saudável para a perda e controle do peso que apresento neste livro. Além de ser incentivada pelos alunos, também recebo inspiração constante das pesquisas científicas mais recentes, que contradizem a avalanche de informações incorretas em circulação por aí. Essas pesquisas oferecem informações seguras sobre alimentação, peso e imagem corporal.

Fora da sala de aula, quando digo às pessoas que pesquiso a psicologia dos comportamentos alimentares e da imagem corporal, elas sempre têm muitas perguntas a fazer. Sempre me surpreendo porque com frequência falam de uma nova dieta que estão experimentando. As favoritas dos últimos tempos parecem ser as dietas paleolítica e mediterrânea e também as que restringem a ingestão de carboidratos, uma tendência que parece se recusar a morrer! Nunca sei o que dizer quando as pessoas querem discutir sobre elas. Milhares de livros sobre dietas e planos de emagrecimento surgem a cada momento. Muitos desses planos trazem conselhos razoáveis para a perda de peso. Infelizmente, depois de muito tempo dedicado a analisá-los, meus alunos e eu constatamos que a maioria deles também traz alguns conselhos realmente terríveis.

Essa não é uma declaração subjetiva. Muitos planos de dietas trazem orientações totalmente desprovidas de apoio científico. Às vezes as propostas são tão chocantes que me pergunto se não são ilegais. No entanto, não existe em qualquer parte do mundo uma "polícia literária" ou uma "delegacia das dietas" para avaliar as alegações dos indivíduos que resolvem dar conselhos sobre perda de peso. Na verdade, no processo de escrever este livro, fui até avisada de que ninguém tem interesse na ciência: as pessoas só querem perder peso *depressa*.

Quem dera a pressa funcionasse!

Lamentavelmente, uma perda acelerada de peso quase sempre resulta na recuperação acelerada do peso perdido. Não é justo, mas é um fato. Muitos cientistas, médicos, nutricionistas e psicólogos acreditam que fazer dieta geralmente causa aumento de peso, em vez de diminuí-lo, porque nada que se faça durante alguns dias ou algumas semanas pode ter um efeito duradouro. E não é só: para a maioria das pessoas fazer dieta é uma experiência horrorosa.

Então, o que dá certo?

O método de controle de peso que prescrevo neste livro não é uma dieta típica. Não vou dizer exatamente o que se deve comer, quando ou quanto. Não é um método restritivo e não é uma solução rápida. No entanto, ele funciona. Toda a informação que trago é respaldada pela psicologia, pelo bom senso ou pela ciência — e muitas vezes pelos três. Provavelmente você já conhece muitos dos conselhos que vou dar. Por exemplo, você sabe que comer menos ajuda a perder peso. Mas sabe como comer menos de forma sustentável? Como psicóloga da saúde, posso garantir que não existe *nada* que se possa fazer durante *apenas* alguns dias ou semanas para mudar de forma duradoura seu peso ou a sua saúde.

Portanto, este não é um livro de dieta. Então o que ele é? Este livro apresenta uma abordagem diferente: uma maneira de pensar sobre seus hábitos de alimentação e atividade física e de mudá-los para o resto da vida. Com base no que aprendi como indivíduo, estudei como cientista e ensinei a meus alunos, criei um plano que trabalha com a psicologia da perda de peso e oferece estratégias comprovadas e eficientes para emagrecer com saúde e de forma sustentável; ele inclui conselhos específicos para comer bem, perder peso e não recuperá-lo pelo resto da vida.

Este livro traz um plano em três fases, que apresenta:

- **Uma abordagem psicológica** para perder peso sem sofrimento e manter os resultados conquistados.
- **Uma linha de ação sensata** para manter a forma conquistada por muito tempo, com as ferramentas necessárias para transformar você em um consumidor esclarecido, capaz de tomar decisões adequadas sobre seus hábitos de alimentação e atividade física.
- **As informações de que você precisa** para avaliar seus próprios hábitos e um programa semanal para promover mudanças graduais e sustentáveis no seu estilo de vida.
- **Conselhos construtivos** para levar você "de volta aos trilhos" sem sentir culpa se no futuro recair nos hábitos menos saudáveis.
- **Uma maneira cientificamente comprovada** de se sentir melhor do que nunca com um peso saudável e elegante.

Meu objetivo é mudar para sempre sua maneira de pensar sobre comida. O título do livro diz tudo: Gente esperta não faz dieta. O que você tem nas mãos só tem relação com dietas em um aspecto: espero que depois de lê-lo você nunca mais faça dieta.

Nota: Este livro busca atingir todas as pessoas: as que querem perder 2kg, as que querem perder 30kg e também as que só querem comer melhor e ter mais saúde. Contudo, antes de começar qualquer regime alimentar ou programa de atividades físicas, é recomendável consultar seu médico. Além disso, se você tiver obesidade mórbida ou precisar urgentemente perder muito peso, o livro poderá ajudá-lo, mas é muito importante que conte com o acompanhamento de um médico e, se possível, de um nutricionista.

1

Não faça isso

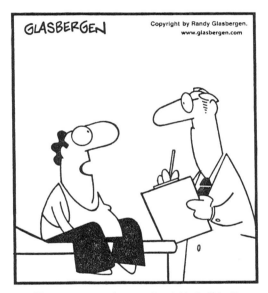

"Comer menos e fazer mais atividade física?
Essa é a dieta revolucionária mais absurda que já vi!"

Quando se trata de perder peso, nunca falta uma nova dieta com a promessa de resultados rápidos. No entanto, essas dietas restringem a ingestão de nutrientes, podem ser prejudiciais à saúde e quase sempre param de dar resultados depois de algum tempo.

Centro de Controle e Prevenção de Doenças

No final do ano letivo passado, uma das minhas alunas do curso de psicologia alimentar escreveu:

> Sou uma estudante universitária atarefada que gostaria de ter tempo para perder alguns quilos e ficar em forma, então, acho muito atraente uma promessa como "perca 10kg em duas semanas!". No inverno passado, cheguei a pensar em fazer uma dieta detox. Este curso foi meu primeiro contato com os aspectos psicológicos envolvidos nas dietas e posso dizer com honestidade que nunca mais vou pensar em seguir um programa de emagrecimento rápido, principalmente se ele fizer promessas impossíveis sobre transformar minha vida. Não há como contornar o fato de que precisamos de um estilo de vida saudável para ter saúde física e mental.

Avaliações como essa foram meu maior incentivo para escrever este livro.

Quando se trata de emagrecer, nem sempre somos inteligentes, mas *podemos nos tornar inteligentes*. Com certeza não estou afirmando que você não é inteligente porque fez dieta. Eu estaria ofendendo a maioria dos adultos que em algum momento da vida fez dieta — e estou incluída nessa descrição. Se esse for o seu caso, deixe-me adivinhar o resultado de suas tentativas. No começo do processo, você perdeu alguns quilos, mas depois de um ano todo o peso perdido foi recuperado. Um ano mais tarde, você provavelmente tentou outra dieta, que também não deu certo. Eu sei que isso aconteceu com você, não porque sou vidente, mas porque passei por essa situação e também porque sou uma cientista que estuda regimes alimentares. Para quem quer perder peso, fazer dieta com certeza é a pior opção. Logo você verá que *gente esperta não faz dieta* se quiser ter resultados duradouros.

Homens e mulheres em todo o mundo fazem dieta o tempo todo. Na verdade, nos Estados Unidos, 90% das mulheres e mais de 70% dos homens afirmam ter seguido alguma dieta. Por que tanta gente faz uso dessa prática? Evidentemente porque essas pessoas querem perder peso e fazer dieta parece ser a solução. Contudo, a eficiência das dietas é duvidosa. Diante dos índices crescentes de obesidade global, parece muito claro que esse recurso não está ajudando as pessoas a perder peso. Você já pensou na possibilidade de haver outro caminho?

Neste capítulo você aprenderá...

- A pensar na perda de peso como uma meta de longo prazo;
- A não ser seduzido por dietas da moda; em vez disso, peso e manter o peso desejado;
- Por que podemos tanto "comer para viver" quanto "viver para comer".

Fique Esperto

Este livro apresenta uma nova abordagem: uma maneira de pensar sobre seus hábitos de alimentação e de atividade física e de transformá-los para toda a vida. Contudo, vamos falar tanto do que você *deve* quanto do que *não deve* fazer. Isso é importante porque a maior parte do que as pessoas fazem para perder peso não funciona — pelo menos de forma duradoura. Meu objetivo é fazer você pensar em cuidar do peso como um trabalho de longo prazo. Admito que isso pode parecer assustador. Contudo, vou descrever três fases para transformar seus hábitos de alimentação e atividade física. Quero mudar para sempre sua maneira de pensar sobre comida e sobre controle de peso. Quero capacitá-lo a tomar decisões inteligentes que lhe permitam curtir o que come, sem deixar de manter um peso saudável.

Antes de continuar essa leitura, é importante pensar sobre o que levou você a escolher este livro. Aposto que não está feliz com seu peso atual. É muito provável que queira perder peso, ficar em forma ou ter mais saúde. Talvez queira alcançar esses três objetivos. Quem sabe você tem uma calça jeans que gostaria de poder vestir e ainda conseguir respirar ou precisa ir a um casamento ou à reunião da sua turma da universidade e quer parecer bem. É possível que, ao sentir os primeiros efeitos da passagem do tempo, você tenha percebido que precisa cuidar mais do corpo — principalmente se deseja estar por aqui para ver os momentos marcantes na vida de seus filhos e netos. Embora essas aspirações possam ser mais importantes para você do que para os outros, nenhuma motivação para manter o peso ideal e melhorar a saúde é ruim. No entanto, é importante não perder essas metas de vista. Procure sempre repensar *por que* quer perder peso ou manter um peso saudável. Releia os capítulos deste livro que considerar mais motivadores. Converse com sua família e seus amigos sobre essa nova abordagem para perder peso e não recuperá-lo. Torne isso uma parte de sua vida e não algo que você faz por algum tempo porque o verão está chegando.

O método que proponho neste livro para cuidar do peso não é uma dieta. Pelo contrário, minha abordagem implora a você: *não faça dieta!* Neste livro, não há artifícios ou novidades fantasiosas. Minhas informações têm fundamentação científica. Também incorporei uma dose de bom senso, relatos de casos, entrevistas com especialistas e outras fontes de conhecimento que advogam em favor de minhas afirmações. Minha meta é ensinar a você o que pesquisadores como eu sabem sobre a manutenção de um peso saudável (Dica: nenhuma pesquisa científica apoia o método de jejuar para caber em uma calça jeans!).

Por que as comprovações científicas são importantes

Todo mundo come, logo, todo mundo acha que é especialista na arte de comer. Todos nós podemos saber por "instinto" qual a melhor forma de perder peso, mas é importante levar em conta o que a ciência afirma sobre essa questão. A maneira mais saudável de se alimentar não é uma questão de opinião. Os psicólogos como eu vêm pesquisando os hábitos alimentares e o controle do peso há mais de cem anos e já foram publicados milhares de estudos sobre esses temas. Os cientistas de outras áreas como a nutrição, a medicina e a saúde pública também vêm realizando pesquisas e publicando artigos sobre essa questão há muito tempo. No entanto, parece que as ideias mais populares sobre a perda de peso são as mais fáceis de vender ou as mais estranhas — nem sempre as que realmente dão certo! A ideia de perder dez quilos em duas semanas não é realista só porque esse é seu maior desejo. Contudo, as pessoas vendem ideias tão absurdas quanto essa em diversos livros sobre dietas e programas de emagrecimento porque isso é o que todo mundo quer comprar.

Neste livro vou resumir em um texto simples e fácil o que foi descoberto em décadas de pesquisas. Vou falar dos estudos que fundamentam meus conselhos, para tornar você um consumidor consciente das informações sobre dietas e perda de peso que vier a encontrar no futuro. A propaganda e os meios de comunicação fazem muitas promessas sedutoras. Quero que você adquira uma visão crítica dessas informações, para não ter mais dúvidas sobre o que é uma boa alimentação. Meu objetivo é dar-lhe condições de manter um peso saudável pelo resto da vida. Vou explicar o motivo pelo qual as dietas não funcionam, por que quase sempre é difícil perder peso e o que se pode fazer para alcançar esse objetivo. Não estou apresentando apenas minha opinião; trago fatos divulgados por pesquisadores, médicos e até mesmo pelo Centro para Controle e Prevenção de Doenças (CDC) dos Estados Unidos, segundo o qual para perder peso não é preciso fazer dieta, mas adotar "um estilo de vida que mude permanentemente os hábitos diários de alimentação e inclua a prática de exercícios físicos."

O que é controle de peso?

Você já deve ter percebido que costumo classificar minha abordagem de programa para "perda e controle de peso". Em que este programa difere de uma dieta? Uso o termo "controle de peso" porque minha abordagem fornece os meios para perder peso, mas também os meios para manter o peso desejado pelo resto da vida. Literalmente, quero dizer que você vai gerenciar seu peso. Sei que a palavra "gerenciar" pode dar a impressão de que o aconselho a encarar a alimentação e a atividade física como um "trabalho" necessário a você e a todos. Assim como temos várias tarefas e atividades que executamos diariamente, devemos cuidar de nós mesmos comendo bem e praticando alguma atividade física todo dia... ou quase todo dia. Dessa forma ficaremos mais saudáveis, felizes e aptos a ajudar nossa comunidade, em vez de "consumir" recursos da comunidade em que vivemos. Vamos falar mais sobre isso no Capítulo 10. Apesar das conotações da palavra "trabalho", você descobrirá que uma atitude inteligente na questão de controle de peso não vai estabelecer em sua vida mudanças que lhe pareçam um grande esforço.

Cuidar do peso é uma tarefa muito parecida com cuidar da higiene ou da aparência. Acho que podemos partir do princípio de que a maioria das pessoas gasta pelo menos uma hora por dia nas tarefas de tomar banho, escovar os dentes, cuidar dos cabelos, escolher o que vai vestir e se preparar para sair. Embora tudo isso consuma tempo, você não vai abdicar desses cuidados ou pelo menos não ficará muitos dias sem eles — espero! Controlar o peso é comparável a essas outras tarefas no sentido de que pode consumir algum tempo todo dia, mas faz parte dos cuidados pessoais. Muita gente — principalmente algumas mulheres — acha que não pode se dar o "luxo" de dedicar tempo a cuidar de si. As mulheres quase sempre precisam cuidar de outras pessoas e se colocam em último lugar na própria lista de afazeres. No entanto, controlar o peso não é apenas uma questão de emagrecer para ser magro e atraente; é uma questão de saúde. Não é um luxo, é uma necessidade. Depois de adquirir o hábito de comprar alimentos nutritivos, planejar refeições saudáveis e fazer exercícios físicos, você não abrirá mais mão desses cuidados. Além disso, você não deve sentir culpa por tirar algum tempo para si. Quando você gasta algum tempo cuidando do peso, todas as pessoas que ama são beneficiadas. Quando compra legumes frescos, toda a sua família recebe mais nutrientes importantes das frutas, dos legumes e das verduras que você providenciou. Mais tempo na academia hoje garante mais tempo para brincar com os netos no futuro. Cuidar do peso é ganho certo para todos.

A palavra "dieta" muito provavelmente faz você pensar em um programa alimentar rígido seguido por algum tempo (por exemplo, uma semana, um mês...) com o objetivo de diminuir seu peso. Gente esperta não faz dieta porque sabe que manter o peso desejado não é uma atividade temporária. Quando uso o termo "dieta", em geral me refiro ao que você come e bebe regularmente, ou seja, aos hábitos alimentares que mantém ao longo do tempo. O que proponho não é um regime que o ajudará a perder peso esta semana ou este mês. Estou sugerindo como você deveria comer *sempre*, pelo resto da vida. A chave do controle de peso é não pensar em termos de algum tempo, mas sempre pensar em mudanças duradouras de seus hábitos de alimentação e atividade física.

O segundo dia de uma dieta é bem melhor que o primeiro. No segundo dia você já deixou a dieta pra lá.

— Jackie Gleason

Por que é importante pensar a longo prazo?

Manter o peso desejado pelo resto da vida pode parecer uma meta grandiosa, mas é perfeitamente viável. Claro que as alterações sofridas pelo corpo com a idade, que incluem mudanças hormonais e no ritmo de atividade, podem dificultar a manutenção do mesmo peso até o fim da vida. No entanto, esse programa de controle de peso nos permite fazer ajustes quando as circunstâncias de vida se alteram. Além disso, você verá que isso não é assim tão difícil.

Um dos ingredientes mais importantes da minha receita para a manutenção do peso — se me permite a referência culinária — é mudar os padrões de alimentação e atividade de uma forma que você se considere capaz de manter *pelo resto da vida*. Quando perdem peso, as pessoas não querem recuperá-lo. Todo mundo vê a recuperação do peso perdido como uma espécie de fracasso pessoal. No entanto, talvez você não perceba que esse fracasso é quase inevitável.[2] Se um programa de emagrecimento o obrigou a cortar algum nutriente de sua dieta — por exemplo, açúcar ou carboidratos — e você não pretende ficar sem esse tipo de alimento pelo resto da vida, então é claro que quando voltar a comê-lo, o peso perdido será recuperado. Digamos que a primavera chegou e você está preocupada com a proximidade do verão e da temporada de praia. Então decide parar de comer doces e sobremesas para perder 5kg. Essa perda de peso, além de deixá-la muito feliz, aconteceu porque você tirou de sua dieta "alimentos prejudiciais" que têm pouco valor nutritivo. Contudo, depois de um tempo, terá vontade de comer sobremesa — pelo menos de vez em quando. Assim, quando esses alimentos voltam a ser consumidos, os quilinhos aos poucos voltam e seu corpo de verão rapidamente se transforma no corpo de inverno. Cortar por completo um alimento apreciado nunca será uma abordagem eficaz e duradoura no controle do peso.[3]

É claro, nem todas as dietas preconizam eliminar determinados alimentos da dieta diária. Em vez disso, alguns programas pedem que você mude temporariamente a forma de comer e se exercitar. E isso reproduz o problema já descrito: se você não quiser manter essas mudanças para sempre, uma alteração temporária do nível de atividade física ou do estilo de alimentação não promove uma perda sustentável do peso. Este livro se propõe a trazer conselhos que você possa integrar ao estilo de vida atual e futuro. Ou seja, você personaliza sua "dieta" de acordo com seu estilo de vida em vez de tentar mudar sua maneira de ser para se ajustar à dieta. Quero que *você* escolha os alimentos de que gosta e aceite continuar a comê-los pelo resto da vida. Se seguir meus conselhos, é pouco provável que você coma batata frita e bolo em todas as refeições. Contudo, "será permitido" comer batata frita e bolo. O mesmo vale para a questão de integrar atividades físicas em sua vida. Não importa se você caminha, corre, faz musculação ou pedala uma bicicleta ergométrica. O importante é começar a fazer exercícios que considere agradáveis e queira continuar a fazer. Eu já disse isso antes, mas vou continuar a dizê-lo ao longo de todo o livro: mude seus hábitos de alimentação e de exercícios para uma forma que seja capaz de manter até o fim da vida!

■ A história de Michael

Sendo homem, nunca me preocupei demais com o peso ou com o que comia. Eu simplesmente não pensava em comida. Então, um dia, descobri que meu peso e minha altura me enquadravam na categoria do sobrepeso. Gordo, eu? Apesar de ainda me sentir um cara atlético de vinte e poucos anos, tive que encarar a realidade. Era pai de dois filhos, estava beirando os 40 anos e minha forma física já não era grande coisa. Depois de ouvir falar na Dieta Esperta da Dra. Markey e de estudar a respectiva literatura científica, resolvi experimentar. Comecei a anotar o que comia (tentando não esconder nada) e fiquei assustado com a quantidade de alimentos que comia e que não eram exatamente saudáveis. Depois de identificar esse padrão, escolhi um item para reduzir: troquei o refrigerante comum por refrigerante diet ou água. Depois de algumas semanas, parei de sentir falta do refrigerante. Então escolhi outro item para reduzir e depois mais outro. Esse processo foi feito sem pressa e cada vez que cortava ou diminuía o consumo de algum item, me perguntava: "Será que consigo manter esse padrão para sempre?" Eu não queria perder peso e recuperar tudo em menos de um ano!

Meu novo estilo de alimentação estava progredindo, mas eu não percebia muita alteração no peso. Foi um processo lento — mas não foi desconfortável. Depois de alguns meses, uma colega de trabalho me perguntou se eu estava perdendo peso e se estava fazendo dieta. Fiquei feliz de poder responder que estava perdendo peso, mas não estava fazendo dieta — só havia adotado uma alimentação saudável. Nesses dois últimos anos, tenho comido alimentos saudáveis e até mesmo feito ginástica, o que aconteceu automaticamente depois que comecei a comer melhor. Perdi mais de 17kg e estou muito feliz com meu estilo de alimentação, portanto não vejo risco de recuperar o peso perdido.

— **MICHAEL**, 39 ANOS, PROFESSOR UNIVERSITÁRIO

Quais são suas outras opções?

Às vezes parece que cada pessoa que conheço está fazendo uma nova dieta ou começando um novo programa de emagrecimento rápido. Talvez você tenha sentido vontade de experimentar a dieta mediterrânea porque um amigo ou uma amiga conseguiu bons resultados com ela. É possível que você tenha pensado em parar de comer carboidratos ou fazer a dieta paleolítica. Você sabe o que está envolvido nessas dietas ou conhece sua eficácia a longo prazo? Vou lhe poupar um pouco do esforço de descobrir se meu programa é útil e eficaz apresentando uma comparação entre minha abordagem e os princípios de outras dietas. Apesar de haver um número imenso de programas e planos para emagrecimento, a tabela a seguir mostra os principais elementos de algumas dietas bem conhecidas e os compara com a abordagem proposta neste livro.

	ABORDAGEM	RECOMENDAÇÕES DIETÉTICAS	COMPROVAÇÕES E AVALIAÇÃO
Paleolítica	Essa abordagem tem por base o consumo de alimentos saudáveis e de produção recente existentes nos grupos de alimentos da época de nossos ancestrais caçadores-coletores do período paleolítico.	Privilegia o consumo de: carnes frescas, de preferência carne de gado bovino criado em pasto, além das carnes de porco, carneiro, aves, caça, peixes e frutos do mar; frutas, legumes e verduras, sementes, nozes e óleos saudáveis, como o azeite de oliva. Não são permitidos: laticínios, cereais, grãos, leguminosas, açúcar refinado e alimentos industrializados.	A supressão dos laticínios, apesar de facilitar a perda de peso, não é interessante para muitas pessoas porque são uma fonte valiosa de cálcio e proteínas.[1] Evitar açúcar refinado e alimentos industrializados é uma boa decisão nutricional, mas pode ser difícil nas condições modernas de produção de alimentos.[2] Segundo a Clínica Mayo, não existem pesquisas sobre os efeitos de longo prazo dessa dieta sobre o emagrecimento e a saúde.[3]
Pobre em carboidratos	Há diversas propostas, inclusive as dietas Atkins, South Beach e Dukan. Todas prescrevem a retirada completa dos carboidratos, principalmente pães e frutas, em um primeiro momento e a retomada gradual de alguns desses alimentos. Acredita-se que uma dieta pobre em carboidratos reduza os níveis de insulina do corpo, o que pode diminuir o acúmulo de gordura e o peso.	Promove um alto consumo de proteínas, ou seja, carne e queijo, na proporção de 30 a 50% da alimentação. Reduz ou elimina, dependendo da dieta, o consumo de frutas, leite, nozes, grãos, sementes, leguminosas e vegetais ricos em amido.	Os nutricionistas aprovam a redução de carboidratos vazios, como o pão branco.[4] Os indivíduos que seguem uma dieta pobre em carboidratos costumam perder tanto peso quanto os que seguem outras dietas, mas acham difícil manter essa abordagem por muito tempo.[5] Algumas pesquisas mostram que os usuários de dietas pobres em carboidratos podem perder em torno de 5kg em dois anos.[6]

[1] Zemel, M.B.; Thompson, W.; Milstead, A.; Morris, K. e Campbell, P. (2012). "Calcium and Dairy Acceleration of Weight and Fat Loss During Energy Restriction in Obese Aadults", *Obesity: A Research Journal*, 12, 582-589. DOI: 10.1038/oby.2004.67.
[2] Brownell, K. e Battle Horgen, K. (2004). *Food fight: The Inside Story of the Food Industry, America's Obesity Crisis, and What We Can do About It*. Nova York: McGraw-Hill.
[3] Frassetto, L.A.; Schloetter, M.; Mietus-Sydner, M., Morris, R. C. e Sebastian, A. (2009). "Metabolic and Physiologic Improvements from Consuming a Paleolithic, Hunter-Gatherer Type Diet". *European Journal of Clinical Nutrition*, 63, 947—955.
[4] Harvard School of Public Health. (s/d). *The Nutrition Source: Carbohydrates*. Disponível em: <http://www.hsph.harvard.edu/nutritionsource/carbohydrates/>. Acesso em 10 fev. 2013.
[5] Ebbeling, C.B.; Leidig, M.M.; Feldman, H.A.; Lovesky, M.M. e Ludwig, D. S. (2007). "Effects of a Low-Glycemic Load vs. Low-Fat Diet in Obese Young Adults: A Randomized Trial". *Journal of the American Medical Association*, 297, 2092-2102.
[6] Mayo Clinic. (11 Out. 2011). "Healthy lifestyle: Weight loss". Disponível em: <http://www.mayoclinic.com/health/low-carb-diet/nu00279/nsectiongroup=2;. Acesso em: 01 fev. 2013.

	ABORDAGEM	RECOMENDAÇÕES DIETÉTICAS	COMPROVAÇÕES E AVALIAÇÃO
Mediterrânea	Costuma ser chamada de "dieta do coração sadio". Adota os hábitos alimentares europeus: italianos, gregos e espanhóis.	Promove o consumo de legumes, verduras, frutas, feijão, cereais integrais, nozes, azeitona e azeite de oliva. Permite o consumo moderado de queijos magros, iogurte, carnes brancas e ovos. Os alimentos na dieta são preferencialmente frescos, sazonais e não industrializados. Autoriza apenas pequenas quantidades de gordura saturada, sódio, doces e carne vermelha. Aconselha o consumo de "gorduras saudáveis" como o azeite de oliva e de uma quantidade moderada de vinho tinto.	As pesquisas mostram que essa dieta reduz o risco de doenças cardiovasculares e aumenta a expectativa de vida.[7] Se o consumo de calorias for menor que o anterior à dieta e se for incorporada alguma atividade física, é possível perder peso. A manutenção da dieta a longo prazo esbarra no custo de alimentos como o peixe, no tempo de preparo dos pratos e na redução do consumo de doces.
Controle permanente do peso (a abordagem inteligente)	Apoia-se no entendimento da psicologia do processo de comer para ter saúde pelo resto da vida. A meta inicial é anotar os hábitos de alimentação e atividade física. A cada semana são promovidas mudanças parciais na dieta e na atividade física. Ênfase no conhecimento de opções saudáveis de alimentação. O indivíduo define o que vai comer e como vai se exercitar.	Consumo moderado de tudo o que se gosta. Ensina como alterar a dieta para incorporar as opções saudáveis na alimentação diária. Nenhum alimento é completamente "proibido".	Inúmeros estudos científicos aprovam a inclusão de alimentos desejados e o controle gradual do peso.[8] A indicação de não eliminar da dieta determinados alimentos também é aprovada por décadas de pesquisas.[9] A abordagem a longo prazo é apoiada por pesquisas psicológicas e pelo CDC. Ao longo do livro veremos mais pesquisas que aprovam essa proposta.

[7] Knoops, K.T.B.; de Groot, L.C.P.; Kromhout, D.; Perrin, A.; Moreiras-Varela, O.; Menotti, A. e van Staveren, W. A. (2004). "Mediterranean Diet, Lifestyle Factors, And 10-Year Mortality in Elderly European Men and Women". *Journal of the American Medical Association*, 12, 1433-1439.
[8] CDC. (17 ago. 2011). "Healthy Weight — It's Not a Diet, It's a Lifestyle!" Disponível em: <http://www.cdc.gov/healthyweight/losing_weight/index.html>. Acesso em: 11 fev. 2013; US Department of Health and Human Services. (Ago. 2005). *Aim for a healthy weight*. Disponível em: <http://www.nhlbi.nih.gov/health/public/heart/obesity/aim_hwt.pdf>. Acesso em: 10 fev. 2013.
[9] CDC (2011).

Opções radicais

Ao lado das dietas mais populares que acabamos de ver, nos últimos anos surgiram abordagens mais radicais para perda de peso. Descrevo essas alternativas, *não* porque as recomende, mas porque espero que a leitura deste livro mostre como essas visões quase sempre são ineficazes. Para entender o que fazer para manter um peso saudável, é importante que você entenda o que *não deve* ser feito. Com frequência, o que não se deve fazer fica muito popular, por isso vamos analisar algumas das opções mais radicais.

O aumento dos índices de obesidade nos Estados Unidos e no resto do mundo aumentou muito a popularidade das soluções cirúrgicas para tratar o excesso de peso. Existem muitas cirurgias para esse fim, inclusive o bypass gástrico, a gastroplastia de redução do estômago e banda gástrica ajustável. O princípio básico de todos esses procedimentos é a redução do espaço no estômago, impossibilitando o indivíduo de comer a quantidade que comia antes. Os índices de sucesso tornam essas cirurgias uma opção razoável para indivíduos com obesidade grave. Mais ou menos 60% dos obesos e obesos mórbidos conseguem resultados excelentes dentro de até cinco anos.[4] Muitas celebridades e pessoas de presença constante na mídia como Al Roker, Star Jones e, mais recentemente, Chris Christie, tiveram bons resultados com cirurgias bariátricas. Sem dúvida, a espantosa diferença entre fotografias tiradas antes e depois do procedimento leva muita gente a querer fazer essas cirurgias. No entanto, não me sinto segura para recomendar uma solução cirúrgica por duas razões: para começar, em tese as pessoas podem comer menos sem fazer cirurgia; em segundo lugar, esses procedimentos não são totalmente seguros. Segundo a Associação Americana de Cirurgia Bariátrica, aproximadamente 20% dos pacientes operados têm complicações pós-operatórias.[5]

Se uma cirurgia não é uma solução rápida e segura para perder peso, quem sabe exista uma pílula ou poção mágica? Uma opção muito anunciada é um produto chamado Sensa, que é vendido na forma de cristais para polvilhar na comida como se fosse sal; só isso basta para perder peso. A página do Sensa na internet afirma que ele tem respaldo científico e traz um link para um artigo que descreve o teste clínico do produto. O problema dessa pesquisa é a falta de muitos detalhes importantes. Não há menção a um acompanhamento dos participantes do teste para determinar se a perda de peso pelo uso do produto se manteve. Aparentemente, o estudo não levou em conta a possibilidade de outras dietas ou exercícios físicos utilizados pelos participantes, o que poderia afetar a perda de peso. E o artigo não foi publicado em uma revista científica que submeta o trabalho de pesquisa à avaliação de outros cientistas. Ele foi apresentado na forma de um pôster em um congresso realizado em Praga.[6] A título de informação, o nível de exigência para a apresentação de um pôster em um congresso é muito baixo; essa forma de divulgação é mais usada por pesquisadores para apresentar os resultados preliminares de seus estudos antes de publicá-los formalmente em uma revista científica com o aval de seus pares. Além disso, a pesquisa do Sensa também tem falhas éticas porque o principal autor do teste clínico também é quem o vende. Assim, embora a página na internet afirme que "os cristais saborosos e não calóricos polvilhados sobre a comida" diminuem o apetite e o consumo de alimentos e causam perda de peso, tenho muitas dúvidas sobre seus efeitos. O órgão de defesa do consumidor dos Estados Unidos, a Federal Trade Commission, também tem dúvidas e recentemente recebeu 26,5 milhões de dólares de indenização da Sensa ao processar a empresa por propaganda e endossos enganosos. Claro que a maioria das promessas ilusórias das dietas para redução de peso não sofre questionamento. Para não ser vítima desses enganos é preciso se tornar um consumidor consciente.

Outra abordagem "médica" divulgada recentemente na mídia é a dieta da sonda nasogástrica ou tubo de alimentação. É isso mesmo! Um tubo de plástico é inserido pela narina e pelo esôfago do indivíduo. O tubo é ligado a uma bomba, que mantém o fluxo de alimentação ao longo do dia. O paciente não come alimentos sólidos e parece perder peso. O Dr. Oliver DiPietro criou essa dieta "K-E" ou dieta do tubo de alimentação e afirma que esse regime não é drástico.[7] Contudo, a menos que você aceite passar o resto da vida com um tubo inserido na narina, parece óbvio que todo o peso perdido nesse processo será recuperado. Esse tipo de proposta se aproveita de muitas ideias equivocadas sobre perda de peso, inclusive a de que o peso perdido literalmente "desaparece". Porém, perder peso não é como perder uma filmadora no metrô e saber que é quase impossível recuperá-la. O peso perdido pode facilmente voltar. Se o programa de emagrecimento não for mantido, o peso será recuperado. O "tratamento" regular com um tubo de alimentação talvez possa manter a perda de peso, mas parece estranho ter um corpo magro e atraente vivendo com uma sonda de plástico pendurada no nariz.

Talvez um pouco menos radicais que essa solução sejam algumas dietas cada dia mais populares: a dos sucos, a da purificação, a da desintoxicação e a do jejum. Em geral, essas propostas não só prometem fazer emagrecer, mas também afirmam ser um meio de purificar o corpo e melhorar a saúde. Elas preconizam alguns dias sem alimentos sólidos, em que apenas sucos e água são permitidos. Eu só aceito ficar sem comida de verdade se tiver uma colonoscopia marcada para o dia seguinte, com ordens médicas estritas de não comer alimentos sólidos. Além disso, as pessoas parecem se esquecer de que os rins e o fígado existem para remover as toxinas do corpo. Portanto, não precisamos de "desintoxicação" ou "limpeza" porque o corpo faz isso todo dia, naturalmente.

Deixando de lado minha preferência por comida sólida, essa tendência começou a ser considerada atraente a partir dos anos 1990, quando a avó de todas as dietas de purificação, a dieta Master Cleanse, criada em 1940, foi reeditada e vendida por atacado. Muita gente, inclusive algumas celebridades, afirma que um regime de purificação à base de sucos aumenta sua concentração e "vitalidade". Não é preciso ser um gênio da ciência para ver que qualquer um perde peso se consumir uma quantidade muito pequena de calorias. Muitas dietas de purificação exigem a ingestão de menos de mil calorias por dia, durante alguns dias. No entanto, as desvantagens desses regimes de emagrecimento superam em muito seus potenciais benefícios. Para começar, a perda de peso resultante de uma dieta hipocalórica não se mantém depois que o consumo de calorias aumenta. Seja qual for o nome da proposta — sucos, limpeza, desintoxicação —, se você parar de comer 2.500 calorias por dia e passar a ingerir mil calorias por dia de alimentos líquidos, certamente perderá peso. Depois de alguns dias, porém, terá fome e voltará a comer 2.500 calorias por dia, recuperando os quilos perdidos. Em segundo lugar, como o corpo reage a essas flutuações no peso? Em termos simples, o corpo fica com medo de passar fome e desacelera o metabolismo, o que não ajuda a perder peso de forma duradoura; no próximo capítulo estudaremos mais sobre o metabolismo. Em terceiro lugar, quanto mais sofisticado o regime, mais caro ele será. A dieta chamada BluePrint Cleanse custa mais de 55 dólares por dia.[8] Esse dinheiro compra muita comida de verdade, de boa qualidade e nutritiva. Para encerrar, os preparados dessas dietas são tudo menos gostosos. Em um artigo para o *New York Times*, Judith Newman descreveu da seguinte forma o suco verde que tomou ao fazer uma dieta de três dias: "Foi como beber tudo de ruim que me aconteceu no ensino médio."[9]

Talvez algumas dessas propostas lhe pareçam malucas e você pense: "Eu nunca faria isso!" Mas, falando sério, será que elas são muito diferentes de cortar todos os carboidratos da alimentação? Ou de prometer nunca mais comer chocolate? Beber um suco verde e espesso nas três "refeições" do dia durante uma semana é melhor ou pior do que fazer uma dieta hipocalórica? Como psicóloga da saúde, muito consciente do aumento no índice de obesidade do país e da baixa eficiência das dietas, passei muitos anos estudando como se pode perder peso. Para mim, a maior falha das outras abordagens é não oferecer um método razoável que possa ser mantido por muitos anos. Até a cirurgia bariátrica está longe de ser 100% eficaz. Para perder peso e continuar magro, o indivíduo precisa encontrar um esquema que consiga manter até o fim da vida. Em outras palavras, as dietas não funcionam. O que funciona é uma abordagem científica para cuidar do peso a longo prazo.

Não é possível pensar direito, amar direito ou dormir direito se não tivemos um bom jantar.

— Virginia Woolf

Não sinta culpa: comer é bom

Apesar de recomendar que você mude seus hábitos alimentares para melhorar a saúde e perder o excesso de peso, quero que nunca perca de vista o fato de que comer dá prazer. Para muita gente, a comida vira uma fonte de angústia e culpa; é algo que elas preferiam ser capazes de dispensar. E isso é muito triste, porque essas pessoas se privam de desfrutar um dos grandes prazeres da vida: comer! Uma das maiores alegrias da minha infância era cozinhar com minha mãe. Minha mãe e eu fazíamos biscoitos, geleia dos damascos colhidos no quintal e o bolo que eu escolhesse para meu aniversário todo ano. Ela fazia um bolo de cenoura com cobertura de creme simplesmente divino. É pena que, depois de adultos, muitos de nós evitemos essas delícias e, o que é pior, passamos a ter medo delas. Para mim, o medo começou no início da adolescência, quando o bolo de cenoura virou uma concessão que acabava em culpa. Eu jurava passar o dia seguinte todo sem comer. Felizmente, na idade adulta recuperei o prazer de comer coisas gostosas. Eu como e saboreio a comida sem culpa, e compartilho o prazer com minha família e meus amigos. Isso realmente mudou minha vida para melhor e não me deixou mais gorda.

Minha intenção ao escrever este livro não é transformar o ato de comer em trabalho árduo ou sugerir um programa que deixe as pessoas com fome. Na verdade, a pesquisa mostra que se cortarmos completamente os alimentos mais apreciados, comeremos uma quantidade muito maior deles quando cedermos à tentação.[10] Não quero que você julgue algumas comidas como "boas" ou "ruins". Nem sempre o que como é saudável. Na verdade, muitas vezes como coisas que estão na lista dos "vilões" de muita gente. Gosto de comer e tenho certeza de que a comida deve ser fonte de prazer, e não de culpa. A comida não é apenas um pacote de nutrientes; também é a festa em que ela é servida, o bolo que adoça as celebrações e até mesmo o drinque para afogar as mágoas depois de um dia difícil.

É claro que o segredo é desfrutar, sem se empanturrar o tempo todo. Para isso, precisamos mudar nossa visão do que é comer. Já foram propostos os conceitos do "comer consciente" ou "saborear", o que significa comer devagar, prestando atenção no prazer proporcionado pela comida; esses dois conceitos são similares à abordagem sugerida neste livro.[11] Contudo, não vejo necessidade de se ter uma atitude filosófica diante da comida para realmente desfrutá-la. Basta ver como as crianças pequenas comem. Elas quase sempre fazem uma bagunça e terminam com as roupas e tudo ao redor coberto de comida, mas mostram verdadeiro prazer no ato de comer. Apesar de nossa cultura não ver com bons olhos um adulto comer com as mãos e sair da mesa com o cabelo e a roupa cheios de comida, não estamos proibidos de ver o que comemos como algo realmente prazeroso.

Como usar este livro

Alguns capítulos trazem conselhos específicos para comer bem, perder peso e manter um peso saudável (Capítulos 3, 5 e 7). Outros apresentam a fundamentação científica ou a base para os conselhos oferecidos (Capítulos 2, 4, 8, 9 e 10). Os capítulos restantes discutem aspectos importantes e pertinentes como a imagem corporal (Capítulo 4), a prática de atividade física (Capítulo 6) e um quadro completo da manutenção de um peso saudável (Capítulo 10). Os capítulos estão organizados de tal forma que o ideal é lê-los em sequência, mas, mesmo que pule alguns, você ainda conseguirá entender facilmente o que proponho para perder o excesso e manter o peso adequado. Para mim, o que importa é você perceber que este livro é um amálgama das pesquisas de muitos psicólogos e cientistas com a minha vivência no ensino da psicologia alimentar, com minha experiência como pesquisadora de hábitos alimentares e imagem corporal e com as observações práticas realizadas no controle de meu próprio peso. Veja o dia de hoje como o primeiro passo em sua jornada para adquirir um peso saudável em caráter permanente.

- Não pense de forma imediatista se quiser perder peso e não recuperá-lo.
- Os modismos são perigosos; é melhor se concentrar em uma proposta saudável.
- Uma abordagem gradual e saudável do controle de peso, além de ter respaldo científico, tem mais chance de ser fácil e eficaz a longo prazo.
- Um programa simples e comprovado pode lhe proporcionar uma perda de peso permanente.

Continue Esperto

2

Por que as dietas não funcionam

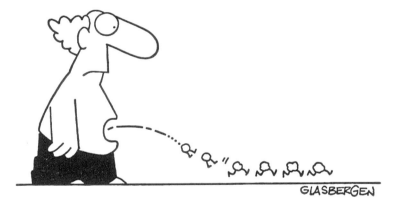

Após duas semanas de dieta, as células de gordura do Larry resolveram sair para comer uma pizza.

A indústria das dietas é o único negócio do mundo que dá lucro apesar de ter um índice de insucesso de 98%.

Federal Trade Comission

Talvez você conheça pessoas que conseguiram perder peso e não tornaram a engordar. Com certeza conhece muitas outras que não tiveram tanto sucesso. Talvez você seja alguém em eterna luta contra os altos e baixos da balança. Nesse caso, não há motivo para se sentir constrangido ou envergonhado — isso acontece nas melhores famílias, porque é muito fácil cair na armadilha das dietas. Temos a impressão de que toda semana sai um novo livro com um novo regime ou programa para perda de peso. Muita gente acha essas estratégias atraentes e até mesmo deliciosas porque elas quase sempre garantem que, se você seguir o esquema prescrito, perder peso não será apenas possível: também será fácil. Embora à primeira vista esses programas pareçam sedutores, não demoramos a perceber que eles não cumprem o prometido.

Meu plano não oferece sete dias de teste grátis nem é um esquema de curta duração para perder peso depressa e sem esforço. No entanto, ele pode prometer o que os outros não prometem: dar certo.

Se você espera que uma dieta seja a solução rápida para perder peso, provavelmente acabará mais gordo e mais infeliz do que quando começou. É por isso que a maioria das dietas não funciona. Décadas de pesquisas sobre elas chegaram à surpreendente conclusão de que esses regimes causam *aumento* de peso com a mesma frequência com que contribuem para o emagrecimento. Sabe qual é um dos fatores de risco mais consistentes de obesidade? Um histórico de dietas!

Fazer dieta não é gostoso

Ainda não encontrei alguém que esteja fazendo dieta e diga "estou adorando!". Mesmo assim as pessoas continuam a tentar. De acordo com minha pesquisa, quase todo mundo faz dieta em algum momento da vida. O fato é que somos motivados pela ideia dos resultados que desejamos e esperamos desesperadamente alcançar: perder alguns quilos. Nós nos imaginamos mais magros, atraentes, saudáveis e felizes. Esses são fatores de motivação muito poderosos e a indústria das dietas sabe disso muito bem. Jenny Craig promete que você vai "se sentir uma nova pessoa. Sentir-se você!". A página da Nutrisystems na internet pergunta: "Você está pronto para dar hoje mesmo os primeiros passos no caminho para ser mais saudável e feliz?"[2] A dieta de 17 dias do Dr. Michael Moreno afirma que você queimará "o dobro das calorias queimadas em média por qualquer pessoa" sem sentir cansaço, fome ou fraqueza.[3] Quem não quer uma coisa dessas? Infelizmente, dietas raramente inspiram sentimentos felizes; pelo contrário, quase sempre conseguem deixar deprimida até a pessoa mais entusiasmada.

Neste capítulo você aprenderá...

- Por que a maioria das dietas não funciona.
- Por que fazer dieta quase sempre é uma experiência deprimente e inútil.
- Por que meu programa para cuidar do peso é um método eficaz para emagrecer, não recuperar o peso perdido e desfrutar a comida.

Fique Esperto

Ao fazer dieta, o que se perde primeiro é o senso de humor.

— **Autor desconhecido**

Dietas causam mau humor

O que acontece quando começamos uma dieta? O mais comum é tomarmos a firme decisão de trocar as comidas prejudiciais por comidas saudáveis. Amanhã, sem falta! Vamos comer cenoura em vez de batata frita. Trocar os churros por uma maçã. Na verdade, vamos parar imediatamente de comer açúcar — para o resto da vida. Também cortaremos todos os carboidratos e as gorduras. Isso parece familiar?

O problema é que você deve gostar tanto de batata frita, doces, carboidratos e gorduras quanto eu gosto! Você não quer abandonar tudo isso e agora que abandonou, está mal-humorado. E com muita fome. A sensação de fome é um sinal biológico que existe para nos lembrar de comer. Quando recebemos esses sinais e queremos comer um hambúrguer, uma saladinha saudável não parecerá suficiente. Por isso você sente fraqueza e fica ainda mais irritado.

Um dos primeiros estudos realizados para analisar a ligação entre a fome e o humor acompanhou um grupo de objetores de consciência* à época da Segunda Guerra Mundial.[4]

Esses indivíduos aceitaram passar seis meses em uma "dieta" que beirava a inanição, com o objetivo de perder 25% do peso corporal. No início do estudo, todos os participantes estavam em excelentes condições físicas e mentais e foram monitorados para garantir que continuassem saudáveis e seguros. Com muito apoio e orientação, todos foram capazes de manter essa dieta hipocalórica. Isso estava dentro das previsões. No entanto, o maior motivo de surpresa foram as alterações psicológicas mostradas pelos participantes em consequência das condições do estudo. Eles ficaram obcecados por comida. Começaram a pensar muito mais em comida do que costumavam fazer antes do estudo. Alguns até mesmo começaram a sonhar com comida. Os participantes relataram dificuldade para se concentrar nas atividades do dia a dia. Também ficaram mais introvertidos, deprimidos e irritados. Perderam o interesse por sexo e pelo menos um admitiu ter praticado automutilação. Ou seja, todos ficaram extremamente irritados.

Poucas pessoas em dieta querem perder 25% do peso corporal em seis meses, mas muitas apresentam efeitos colaterais similares aos vivenciados pelos participantes desse estudo de quase inanição. Quem faz uma dieta muito pobre em calorias, por exemplo, comendo menos de 1.000 calorias

---

* Indivíduos que se recusaram a combater nas Forças Armadas por motivos éticos, morais ou religiosos. [*N. da T.*]

por dia, tem grande chance de sofrer variações de humor e sentir ansiedade, irritabilidade, raiva, frustração, depressão e até mesmo impulsos suicidas.[5] Indivíduos nessas condições cujas condições psicológicas foram acompanhadas por algum estudo contaram que o humor se mantinha razoável nos dias em que podiam "furar" a dieta, mas se transformava em irritação e mau humor quando eles eram obrigados a obedecer à restrição de calorias. Isso soa bem verdadeiro, não é mesmo? Ficamos mal-humorados quando não temos "permissão" para comer à vontade e nos sentimos bem quando o consumo é livre, pelo menos até a culpa se instalar. Portanto, o segredo é perder o peso indesejável sem sentir fome ou mau humor.

O fruto proibido tem um fascínio que o torna infinitamente desejável.

— **Mark Twain**

Quanto mais você pensa em dieta, mais quer comer

Estudos modernos confirmam e ampliam as conclusões daquela pesquisa sobre inanição. Quando alguém acredita que precisa limitar a quantidade ou a variedade do que come, geralmente só quer comer o que foi proibido — e quanto mais, melhor. Portanto, se você decidir não comer macarrão nem pão, em seguida vai desejar um espaguete ao sugo com uma baguete para acompanhar. A preocupação com comida é uma consequência quase inevitável de fazer dieta.[6] Os psicólogos chamam de "processamento irônico" o fenômeno de ficar preso a um pensamento que se tenta suprimir ou evitar. Essa ideia ficou famosa quando Daniel Wegner, um psicólogo social, realizou uma série de estudos que passou a ser conhecida como "efeito do urso branco".[7] Nesses estudos, o cientista pedia aos participantes para não pensarem em um urso branco. Eles deviam tirar da cabeça qualquer imagem ou ideia relacionada com ursos brancos: um desses animais no zoológico, um urso polar, ursos grandes ou pequenos, domesticados ou selvagens, nada disso devia passar por suas mentes. Imagine o que aconteceu: os participantes não conseguiam parar de pensar em ursos brancos! Aposto que quando começou a ler este capítulo, você não estava pensando em um urso branco. No entanto, aposto que está pensando neles neste momento! Agora, tente não pensar em bolo de chocolate. Você está "proibido" de comer bolo de chocolate, portanto apague essa imagem da cabeça. Ou melhor, não pense em nada que tenha chocolate. Consegue fazer isso? Aposto que agora só consegue pensar em comidas com chocolate. Pode ser um bolo enorme e confeitado ou um bolo de caneca. Imagens de barras de chocolate ou bombons agora circulam por sua cabeça e você está salivando. Ou seja, quanto mais tenta não pensar em bolo de chocolate, mais concentra sua energia mental nessa ideia. Não é irônico?

Alguém pode argumentar que muita gente pensa o tempo todo em comida, mesmo quando não está tentando perder peso, porque estamos sempre cercados de ofertas de comidas gostosas e ao alcance da mão: uma pizza, um hambúrguer ou um café expresso com muito chantilly. Em nosso mundo industrializado sempre temos comida por perto. Muita gente, eu inclusive, passa mais tempo do que admite pensando no que vai comer logo mais. E quando tentamos não pensar no assunto e prometemos evitar determinados alimentos, não temos a menor chance de sucesso.

Querer evitar determinados alimentos não é como tentar parar de fumar, beber ou usar drogas. Muitos dependentes químicos conseguem parar de consumir tabaco, álcool e drogas quando procuram evitar todas essas substâncias ao mesmo tempo. A probabilidade de cortar o vício é ainda maior quando se consegue evitar as situações e até mesmo as pessoas que nos induzem a tornar a usar aquelas drogas, mas a comida é diferente. Apesar de algumas pessoas se dizerem viciadas em comida, nossa reação psicológica ao alimento é diferente da reação às drogas. Ninguém pode parar de comer. A comida está em toda a parte e não é opcional, é uma necessidade de sobrevivência. Por mais que se queira parar de pensar em comida, ela não é um urso branco ou um delicioso bolo de chocolate. Não pensar nela é quase impossível.

Um sacrifício breve e sem recompensas

Ao começar uma dieta, a maioria das pessoas acha que a mudança dos hábitos alimentares será temporária; que a falta das comidas "ruins" vai durar pouco, só até o excesso de peso ser perdido. Depois disso, a dieta acaba e podemos voltar a comer o que comíamos antes. Talvez você já tenha pensado "Vou fazer dieta até o início do verão" ou "Quero perder 3kg para ir ao casamento da minha melhor amiga". Estamos focados na perda de peso e subimos na balança todo dia ou toda semana para acompanhar os resultados positivos — ou negativos — da dieta. Se tudo correr bem, mudamos o tipo ou a quantidade de comida que ingerimos e depois de alguns dias ou semanas a balança mostra que perdemos peso. Nesse cenário, o sacrifício de comer menos ou comer outros alimentos recebe uma recompensa quase imediata: um peso menor na balança. No entanto, essa não é uma abordagem estratégica para manter um peso adequado a longo prazo. O sucesso de uma dieta não deve ser medido pela perda de peso depois de uma semana. Talvez isso faça você se sentir muito bem por uns dias, mas como se sentirá quando recuperar tudo o que perdeu porque saiu da dieta no fim de semana? Essa é uma dieta muito deficiente!

Para manter o peso certo é preciso pensar em cuidar dele a longo prazo. Ou seja, pelo resto da vida. Manter o peso não é tarefa para um dia ou mesmo uma semana. Comece a pensar na perda de peso como uma conquista gradual, realizada ao longo de um ano. Eu sei... posso ouvir seus gemidos! Um ano parece tempo demais para chegar ao peso ideal. Mas o que você prefere: emagrecer devagar nos próximos 12 meses e continuar magro pelo resto da vida ou perder 12kg em um mês e recuperar tudo em poucas semanas?

É difícil resistir à recompensa imediata de um emagrecimento rápido. Muitas vezes as pessoas decidem equivocadamente que, ao perder peso, além de entrar em uma calça jeans dois números menor, também vão ganhar na hora mais segurança, felicidade e outras recompensas sociais como um novo namorado ou a admiração dos colegas de trabalho e da família. No entanto, com o tempo, o sobe e desce emocional de perder e ganhar de volta o peso perdido só nos deixa mais deprimidos.[8]

Dietas são deprimentes; prefira se sentir bem

Perder peso é ótimo porque pode aumentar muito a autoestima. Na verdade, em um estudo conduzido pelos fantásticos pesquisadores Janet Polivy e Peter Herman, houve quem afirmasse ter se sentido melhor, mais magro e até mesmo mais alto só por ter decidido fazer dieta, sem ainda ter perdido um grama![9] No entanto, subir na balança e ver o ponteiro marcar um valor maior quase sempre é motivo de desespero. É pena, porque o peso da maioria das pessoas flutua em função de fatores como a hora do dia, alterações hormonais ou retenção de líquido.

Algumas pessoas ficam tão preocupadas com os números da balança que sua "ideia" do peso fica mais importante do que o peso real. Em um estudo, disseram a indivíduos viciados em dieta que eles pesavam 3kg a mais ou a menos do que realmente pesavam.[10] É claro que quem teve o peso diminuído ficou muito feliz. Mas os que ouviram um resultado acima do real ficaram desolados. A insatisfação não se limitou ao peso; eles se sentiram inferiorizados e perderam autoestima. É importante lembrar que esses indivíduos não estavam mais gordos, apenas *pensavam* que estavam. Ou seja, para os sentimentos e a autoestima desses pesquisados, os números na balança eram mais importantes que o verdadeiro volume de seus corpos. As pessoas que vivem de dieta — às vezes chamados de "comedores restritivos" —, além de ter autoestima baixa, também se consideram menos atraentes, menos saudáveis, ruins, fracas, preguiçosas e descontroladas; isso ocorre muito menos com quem não costuma fazer dieta. Essa não é a melhor recomendação para o hábito de fazer dieta!

Se eu ainda não consegui convencer você de que dieta não é a melhor forma de perder peso, experimente o seguinte exercício mental; garanto que ele não envolve ursos nem chocolate. Imagine que, em vez de ler essas páginas em silêncio, você tivesse que lê-las em voz alta para duzentas pessoas. Como se sentiria? Nervoso? Ansioso? Ao falar em público, a maioria das pessoas fica nervosa, com as mãos suadas, o coração acelerado e uma sensação de medo. Em uma situação como essa, os viciados em dietas sentem muito mais ansiedade do que quem não faz dieta habitualmente. O que as dietas têm a ver com falar em público? Quem faz dieta de forma crônica é mais propenso a sofrer de ansiedade e depressão e a ter menos capacidade para lidar com situações que causam ansiedade, como falar em público.[11] Não estou dizendo que você gostará de fazer discursos se abandonar as dietas, mas sua saúde psicológica pode melhorar de várias maneiras; você pode se tornar um indivíduo mais feliz e mais saudável!

Dietas criam falsas esperanças

Em geral, a experiência começa bem. É claro que começamos a dieta na segunda-feira e ficamos satisfeitos porque estamos tentando mudar um aspecto de nossas vidas que não nos agrada: o peso. Contudo, quem faz dieta quase sempre cai em um ciclo que alguns chamam de "síndrome da esperança infundada"; esse fenômeno pode temporariamente causar uma sensação de esperança e bem-estar.[12]

Quando decidimos começar uma dieta, o próximo passo é tomar as providências para pôr em prática o programa de emagrecimento escolhido. Muita gente consegue fazer a transição entre decidir fazer a dieta e realmente promover algumas mudanças comportamentais — comer menos, cortar determinados alimentos —, chegando a perder algum peso. Isso reforça o sentimento de satisfação e a convicção de que emagrecer é possível. Porém, nesse processo há desafios inevitáveis. Somos convidados para uma festa, precisamos fazer uma refeição rápida ou passamos por situações que nos impedem de manter o programa. Então, vem o primeiro passo em falso. Esse retrocesso certamente é garantido, porque todos nós somos muito ocupados e poucos têm um cozinheiro particular que prepare o que querem comer no momento desejado.

Em geral, quem fura o esquema da dieta, seja porque teve um dia difícil, seja simplesmente porque trabalha demais, assume a culpa pelo fracasso: "Se pelo menos eu tivesse resistido naquela festa!" "Se eu tivesse levado uma marmita em vez de entrar na lanchonete..." "Se eu tivesse armado uma ceia de Natal saudável, em vez de preparar os pratos favoritos da família..." Aceitar a responsabilidade pelo fracasso é sempre uma atitude meritória. Porém, quando se trata de dieta, isso nem sempre procede. É quase certo que sua dieta falhou por culpa da própria dieta e não por sua culpa! Se o regime de emagrecimento não for flexível e capaz de absorver as variações em sua rotina e nas circunstâncias atípicas de sua vida, com certeza vai fracassar. Eu sei disso, você sabe e o CDC também sabe; os maiores cientistas que estudam o tema sabem disso. Portanto, trate a si mesmo com tolerância.

Decidir quem é responsável pelo fracasso da dieta é importante. Quase todo mundo se sente culpado e acha que, com mais esforço, a próxima tentativa dará certo. Assim, as pessoas recomeçam um programa de perda de peso. Às vezes repetem a mesma dieta que não deu certo. Outras vezes, procuram outro programa. De uma forma ou de outra, recai-se no ciclo: 1) decidir fazer dieta; 2) obter resultados; 3) fracassar inevitavelmente na dieta; 4) concluir que o fracasso não era inevitável; 5) recomeçar.[13]

Você sabe quem fica mais feliz com esse ciclo de fracasso e recomeço? A indústria das dietas. Se as dietas realmente funcionassem, você só precisaria fazer a primeira. Como o índice de insucesso é de 98%, a indústria das dietas é bilionária. Vamos pensar um pouco sobre esse percentual de fracasso. Imagine que alguém lhe dissesse que um novo modelo de carro passa 98% do tempo com defeito. Você pensaria em comprá-lo? Qualquer empresa que produzisse essa porcaria ia ter o maior prejuízo e fechar bem depressa. No entanto, em 2010, o lucro da indústria das dietas foi estimado em 60,9 bilhões de dólares.[14] Esse resultado é ainda mais chocante porque o mundo estava em plena crise econômica. Além do mais, esse lucro não se deveu a novos consumidores. Essa indústria se alimenta dos mesmos consumidores — gente que decide fazer dieta, consegue alguns resultados, sempre "fracassa" e mesmo assim começa tudo de novo.

A dieta nos faz comer demais

Digamos que você comece uma dieta e resolva parar de comer qualquer tipo de doce — balas, biscoitos, sorvete, bolos e outras delícias. Essa decisão tem o triste efeito de transformar tudo isso em "fruto proibido", mais desejados do que eram antes de resolver cortá-los da dieta. Então, o que acontecerá quando chegar a hora do bolo na festa de aniversário e ele estiver sendo servido, quem sabe, com uma bola de sorvete? Você pode fazer um esforço e não comer essas delícias, ou pode ceder à tentação. Infelizmente, está cientificamente comprovado que, se não puder resistir, você comerá uma quantidade muito maior da gostosura do que comeria se não tivesse decidido que ela é "proibida". Esse comportamento recebeu de alguns pesquisadores um nome muito científico e expressivo: "efeito 'que se dane'".[15]

Se você estiver em dieta, pensar "que se dane" e comer à vontade, com certeza comerá muito mais do que se nunca tivesse tentado restringir o que come. É exatamente por isso que as pessoas passam a comer compulsivamente, ou seja, comer uma quantidade absurda de uma vez.[16] No fundo, o indivíduo decide que, já que sairá da dieta, pode muito bem soltar as amarras. Então, no dia seguinte, ou na próxima segunda-feira, ele vai reafirmar o compromisso de ser "um bom menino" e se privar de tudo aquilo mais uma vez. Parece familiar? Infelizmente, esses episódios de gula descontrolada cancelam todos os benefícios conquistados com a dieta. Um estudo acompanhou homens e mulheres durante dois anos e descobriu que, no final desse período, os que fizeram dietas pesavam mais do que os que não tinham um histórico de dietas.[17] Diante desses resultados, só cabe perguntar: qual é o sentido disso?!

Se a decisão de não comer certos alimentos leva a comê-los em excesso, o que fazer para perder peso? É claro que ninguém consegue comer biscoitos, bolo e sorvete todo dia sem ganhar alguns quilos — além de não ser saudável. Em vez disso, é possível começar a perder peso e não recuperá-lo se pararmos de considerar "proibidos" nossos alimentos favoritos. Reconheça que eles lhe dão prazer e alegria e aceite a ideia de comê-los com moderação. Muita gente se surpreende quando descobre que eu — uma psicóloga da saúde que estuda comportamentos alimentares — como sobremesa toda noite. Mas é verdade. Como sobremesa praticamente toda noite.

Também adoro doces e cortá-los de vez não é uma decisão realista para mim. Portanto, quase toda noite saboreio uma porção moderada de algum doce. Às vezes é sorvete, às vezes bombons, outras vezes *frozen yogurt*. Não tenho prazer somente no sabor da sobremesa, também gosto do ritual. Quando tentei eliminar esse ritual noturno — por exemplo, depois de cada parto, para perder os quilos acumulados na gravidez —, acabei por ganhar peso. Sim, você entendeu bem, quando me privei de uma sobremesa doce no jantar, meu peso aumentou! Dá para imaginar?

Um estudo recente confirma meu conselho de não se privar de comer "coisas proibidas", se tiver necessidade delas.[18] Nesse estudo, metade dos participantes teve permissão para comer 300 calorias no café da manhã, enquanto a outra metade foi autorizada a consumir 600 calorias, entre alimentos saudáveis e também outros alimentos como um donut, um pedaço de chocolate ou um biscoito. O primeiro grupo, privado de doces pela manhã, inicialmente perdeu peso, mas não conseguiu manter o resultado positivo por muito tempo. Enquanto isso, o grupo da "sobremesa no café" começou a emagrecer de forma gradual, mas constante, depois de quatro meses dessa dieta. O primeiro grupo, por outro lado, depois de quatro meses começou a recuperar o peso perdido. Esses resultados não provam que a maneira mais rápida e saudável de perder peso seja comer bolo no café da manhã. Não posso aconselhar um café da manhã farto e com muito açúcar como prática habitual. Esses resultados só indicam que não é necessário cortar completamente alimentos favoritos. Em outras palavras, você pode comer o bolo e também perder peso!

Uma análise rigorosa de 31 estudos prolongados sobre dietas mostrou que a maioria dos participantes recuperou todo o peso perdido e ainda ganhou mais.

— Traci Mann, catedrática de psicologia da UCLA

Dietas podem causar aumento de peso

Então, agora você já sabe que se parar de comer bolo tem mais chance de ganhar peso do que se continuar a comê-lo. Além disso, tentar várias dietas em sucessão pode aumentar seu peso ao longo do tempo! Existe uma justificativa metabólica para a ligação entre fazer dieta e ganhar peso (ver página 49), mas a psicologia explica esse fenômeno de uma forma bem simples.

Digamos que você resolveu fazer dieta. O verão vai começar e a necessidade de usar um biquíni em público pode motivá-la a tentar perder uns 5kg. Por este motivo, você decide cortar a sobremesa e os lanchinhos. Os primeiros dias serão tranquilos. Você se sentirá um poço de virtude por evitar as batatas fritas no meio da tarde e o sorvete depois do jantar. Então, depois de três dias nesse regime, está estressada e cansada. Conclui que um pouco de sorvete depois do jantar melhorará muito seu humor. O que começa como meia xícara logo vira um pote inteiro — você foi apanhada pelo "efeito 'que se dane'". Horas depois, você está infeliz e culpada porque detonou a dieta e jura entrar nos eixos no dia seguinte. É claro que a overdose de sorvete de creme jogou no lixo todos os benefícios dos primeiros dias de restrição. Além disso, furiosa com a própria falta de força de vontade, você tem mais dificuldade para voltar ao programa de emagrecimento. Tem certeza de que mais cedo ou mais tarde vai burlar a dieta de novo. No quarto e no quinto dias tudo vai bem, nenhum alimento processado ou gorduroso passa por seus lábios. Então, o sexto dia é sábado e você tem um jantar maravilhoso com os amigos. Depois de alguns coquetéis, resolve comer o que quiser ("que se dane!"). Essa orgia alimentar detona os benefícios alcançados nos dias anteriores de sacrifício. Você está fazendo dieta há uma semana e ainda não perdeu nem um grama. Na verdade, se subir na balança no domingo de manhã, provavelmente terá mais peso do que quando começou o processo. É claro que tudo isso é muito frustrante.

Essa história descreve uma semana na vida de muita gente que fez dieta, mas também pode ajudar a entender muitos meses da rotina de quem vive de dieta. Alguns conseguem bons resultados durante muitas semanas. Cortam todos os carboidratos para diminuir o consumo de calorias. No entanto, com tantas semanas de restrição, quando finalmente resolvem se premiar com um pouco de bolo, uma barra de chocolate ou um pacote de batatas fritas, eles estão psicologicamente suscetíveis a comer em excesso.[19] Afinal, todo mundo sabe que não dá para passar a vida inteira sem fazer uma concessão ocasional. Procuramos fazer dieta como se fosse possível eliminar de nossas vidas tudo o que mais gostamos de comer. Então, suspendê-la ou encerrá-la nos faz comer grandes quantidades de tudo o que evitamos durante dias, semanas ou meses. Não seria melhor se nos permitíssemos desfrutar pequenas porções dos alimentos favoritos, em vez de oscilar entre privação e exagero? Para muita gente que faz dietas prolongadas, essa ideia parece ao mesmo tempo razoável e totalmente radical.

■ A história de Jolene

> Nos últimos anos, nem sei quantas dietas fiz. Durante algum tempo tentei reduzir ou cortar os carboidratos. As duas abordagens deram bons resultados e perdi peso, mas simplesmente não conseguia ficar mais do que algumas semanas sem comer pão. Gostei da dieta da "barriga chapada", mas essa não durou mais que um mês. Então inventei meu próprio programa, que

chamei de "dieta das cinco coisas". Procurava a cada dia comer só cinco alimentos, por exemplo, uma maçã, um pão, um iogurte e dois pratos de salada verde. Então percebi que a cada dia essas cinco porções ficavam maiores e que um pão pode ser imenso. Cheguei à conclusão de que perco peso com facilidade, mas recupero o que perdi com uma facilidade ainda maior. Depois de tantas dietas, estou mais gorda do que quando comecei. Tanto sofrimento sem resultado é um tremendo desperdício!

Nada disso fazia sentido para mim até que fiz o curso de psicologia alimentar da Dra. Markey. Agora vejo que a indústria de dietas é uma tremenda fraude. Também vejo que emagrecer pode ser muito mais fácil do que a maioria pensa. Parei de fazer dieta e comecei a seguir as recomendações da Dra. Markey. Realmente perdi peso! E sem dificuldade! Saio com meus amigos no fim de semana e não me sinto obrigada a evitar qualquer comida. Faço três refeições por dia e mais uns lanchinhos. Presto atenção ao que como, mas estou aprendendo a não pensar só nisso. Descobri que saboreio muito mais o que como e meus amigos me dizem que pareço mais feliz. Eu só gostaria de ter conhecido muito antes as pesquisas sobre dietas!

— *JOLENE*, 22 ANOS, ESTUDANTE

As dietas prejudicam o metabolismo

A palavra "metabolismo" é muito falada hoje em dia. Muita gente foi convencida de que pessoas com um metabolismo "acelerado" podem comer mais que os outros sem ganhar peso. Por outro lado, um metabolismo "ruim" ou "lento" nos condena a ganhar peso com facilidade. No entanto, nada disso é fato consumado. Nosso processo metabólico não é um mecanismo fixo que opera sempre da mesma forma. É verdade que nem todo mundo tem a mesma "velocidade" metabólica, mas isso não é uma inevitabilidade genética. Os genes e a biologia de alguém certamente afetam esse processo, mas os hábitos alimentares fazem o mesmo.

Nossos corpos foram estruturados para viver no ambiente de nossos ancestrais e não no mundo moderno. Antigamente, o normal era faltar comida; sobrar alimentos era uma raridade. Era preciso gastar muita energia para encontrá-los e era muito frequente não haver nada para comer. Sendo assim, o metabolismo foi programado para ficar mais lento quando o alimento escasseava e o indivíduo comia pouco; esse era o recurso do corpo para evitar um estado de inanição total. Em outras palavras, o corpo foi programado para se adaptar ao ambiente alimentar. Hoje, a maioria tem acesso a uma abundância de alimentos, mas o metabolismo ainda funciona como no passado. Esse funcionamento explica em parte por que parecemos preferir por instinto alimentos que podem nos dar rapidamente uma carga de energia, como os que são ricos em gorduras. Nossa biologia pré-moderna quer que o corpo fique satisfeito rapidamente e comece a armazenar energia que nos permita sobreviver por muito tempo quando for difícil conseguir a próxima refeição.

Portanto, quando comemos menos, o ritmo do metabolismo diminui gradualmente e fica mais fácil ganhar peso. É por essa razão que quem faz muitas dietas reclama que os últimos 2kg são os mais difíceis de perder. Quando o peso diminui, o corpo começa a jogar contra essa tendência porque se prepara para a possibilidade de passar fome. As dietas io-iô ou os padrões de restrição crônica de alimento — ganhar e perder peso de forma cíclica — prejudicam o metabolismo. Pesquisas mostram que essas alterações repetidas do metabolismo criam uma resistência à perda de peso. O corpo entra no estilo de funcionamento do estado de carência![20] Por isso, dietas sucessivas podem reduzir a eficiência de capacidade de metabolização dos alimentos. Pela mesma razão, dietas que propõem uma redução extrema das calorias, mesmo temporária, como as que recomendam jejum, podem se revelar contraproducentes. A popular Dieta de 2 Dias ou Fast Diet recomenda comer "normalmente" durante cinco dias por semana e jejuar nos outros dois dias. Nos dias de jejum, as mulheres devem ingerir no máximo 500 calorias e os homens 600 calorias.[21] Imagino que os dias de jejum não sejam agradáveis, mas o pior é que esse comportamento não promove um processo metabólico saudável. Em outras palavras, com o tempo, esse tipo de dieta só vai trazer de volta os quilos perdidos — e bem depressa!

Dito isso, como é possível perder quilos a mais se o corpo foi programado para manter o peso como defesa contra a desnutrição? A melhor forma de manter o metabolismo feliz é uma abordagem de mudança lenta, gradual e prolongada dos hábitos alimentares. É preciso ser paciente e dar tempo ao processo. Vi esse sistema funcionar com meus alunos, com os colegas de pesquisa e até mesmo com meu marido! Essa abordagem não tem consequências negativas para o metabolismo. Pelo contrário, não restringir alimentos e se alimentar com regularidade durante o dia pode acelerar o metabolismo. Essa é a maior diferença entre a maioria das dietas e o meu programa. Ele não é restritivo. Eu não quero que você sinta fome ou fraqueza; não quero que seu corpo pense que está passando fome e desacelere o metabolismo. Pelo contrário, quero que você forme gradualmente hábitos saudáveis de alimentação e atividade e, dessa forma, consiga melhorar o humor, a forma física e a saúde. Seu metabolismo e a medida de sua cintura agradecerão por essas mudanças em seu estilo de vida.

A maioria das pessoas acha que as dietas são projetos para *perda* de peso. Elas acham que os quilos perdidos vão desaparecer e jamais voltar. Se o corpo funcionasse assim, os programas que restringem drasticamente a ingestão de alimentos, como a Fast Diet, seriam a solução. No entanto, o problema é que o corpo e o metabolismo não funcionam dessa maneira. Podemos fazer uma analogia entre tentar conseguir o peso ideal e tentar conseguir a temperatura ideal dentro de casa. Meu marido e eu nunca chegamos a um acordo sobre a temperatura ideal. Pela manhã, ele quase sempre regula o termostato para baixar a temperatura da casa. Pouco depois, mudo a regulagem para aumentar a temperatura. O problema é que nenhum dos dois fica satisfeito. A temperatura de nossa casa sobe e desce durante todo o dia. Tanto nosso casamento quanto a conta de luz ganhariam se encontrássemos uma maneira de ajustar gradualmente a temperatura para um nível que agradasse aos dois. O peso segue uma dinâmica similar. Se "baixarmos" a quantidade ou a variedade dos alimentos que damos ao corpo, por exemplo, restringindo alimentos ricos em gordura ou calorias, o peso diminuirá. Porém, quando começarmos a comer mais, o peso voltará a subir. Ele começará a subir e descer enquanto ajustamos nosso "termostato interno". Ou seja, precisamos regular o "termostato" do peso para o valor desejado e descobrir uma forma de continuar nesse peso. Podemos consegui-lo se trabalharmos de modo gradual para chegar a um padrão alimentar relativamente saudável e que possa ser mantido. Precisamos descobrir o que funciona para nós. Nossa meta é parar de manipular sempre o termostato do peso. É encontrar um peso corporal em que possamos ter saúde e ficar felizes e então determinar o tipo e a quantidade de alimentos que mantêm essa condição.

> *Uma dieta é um programa quase sempre inútil para reduzir o peso, que testa a força de vontade mas faz muito pouco pela medida da cintura.*
> — **Herbert B. Prochnow, executivo da área bancária e escritor**

A perda de peso que dá certo

Em geral, quando explico a meus alunos os conceitos deste capítulo, pelo menos a metade deles acha essa informação muito deprimente. As dietas não funcionam?! Nesse caso, o que faremos? Quanto mais estudo essas questões, mais me convenço de que essa conclusão é inspiradora. Quer dizer, será que alguém quer mesmo fazer dieta? Na verdade, entender que fazer dieta não resolve e que existe uma abordagem melhor e comprovada pela ciência é um conceito emocionante e até mesmo liberador!

Contudo, entendo por que as pessoas acham dietas atraentes. A maioria dos programas de emagrecimento fornece instruções claras para perder peso em um tempo muito bem definido. Entendo que tanta especificidade pode ser reconfortante. Todos os dias precisamos tomar inúmeras decisões relacionadas com a alimentação, tanto para nós quanto para outras pessoas. Com certeza é muito mais fácil deixar alguém decidir por nós. No entanto, espero já ter convencido meus leitores de que esse tipo de plano não funciona. Em vez disso, uma abordagem personalizada, gradual e saudável para a manutenção do peso é a melhor solução para todo mundo. Nos próximos capítulos, trago orientações para que você comece a pôr em prática essa nova visão. Minha abordagem lhe permitirá alcançar com muita flexibilidade as premissas básicas deste livro. Por isso, esqueça a pessoa que acreditava em dietas e abra espaço para um novo eu mais feliz, mais magro e, para completar, ainda mais saudável!

- As dietas são desagradáveis e não funcionam.
- Com uma dieta, em vez de emagrecer, você tem chance de engordar ainda mais.
- Mas o que você *pode* fazer? Seja esperto. Escolha uma abordagem gradual e saudável.

Continue Esperto

3

FASE UM
Avalie seu peso com honestidade

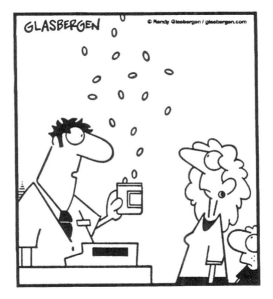

"Tome algumas cápsulas pela manhã, antes de se pesar.
Elas contêm gás hélio."

É impossível alcançar resultados ideais de uma vez; na vida, precisamos ficar felizes por avançar como caminhamos: dando um passo de cada vez.

Samuel Smiles, escritor e reformador social

Talvez você se sinta como eu: tudo o que quero, quero para ontem. A paciência não é a minha maior virtude! Ainda mais quando quero algo que considero importante. E muita gente acha que o peso é importante. Queremos ser magros — imediatamente. No entanto, quando se trata de emagrecer, a paciência é recompensada no futuro. Uma de minhas alunas do semestre passado descreveu muito bem o que pensa a esse respeito: "Existe uma maneira mais fácil de perder peso e não ganhar tudo de volta! Adotar um estilo de vida saudável e ficar firme nele vai me fazer bem. Na verdade, como a Dra. Markey detonou minhas esperanças com as dietas rápidas, fui obrigada a descobrir um jeito melhor de mudar. Eu sei que assim vou economizar dinheiro, tempo, lágrimas e quilos." Quando fala de uma "maneira melhor", ela se refere à abordagem que começa com a Fase 1: medir o peso com honestidade. Entendo que você não queira abandonar a esperança de perder dez quilos em três semanas ou de concretizar as promessas de outra dieta mágica que tentou, mas lembre-se de que aquilo era apenas uma fantasia; não é uma maneira realista de emagrecer sem depois recuperar os quilos perdidos.

Comece já

Não espere pela segunda-feira, pelo início do ano ou pela chegada do verão. Comece já! No entanto, antes de começar, é importante entender que não existe uma solução "tamanho único" para cuidar do peso. Você precisa conhecer seus padrões e suas preferências alimentares e saber quando e por que faz ou não faz exercícios físicos. Veja como se sente com essas rotinas. Vamos falar mais sobre atividade física no Capítulo 6. Talvez seja "mais simples" receber um programa específico; sei que você é muito ocupado. Contudo, também sei que o "mais simples" não funciona; é preciso que você faça uma parte do trabalho! O melhor ponto de partida é monitorar sua alimentação e sua atividade física durante uma semana típica. É importantíssimo ser honesto e realmente tentar conhecer seus hábitos. Todo mundo tem hábitos de que não se orgulha, como o sedentarismo total ou a tendência a todo dia tomar o café da manhã enquanto dirige. Um dos segredos mais bem guardados do controle de peso saudável é chegar a um entendimento com os hábitos prejudiciais para poder mudá-los aos poucos. Hoje é um dia tão bom quanto qualquer outro para começar a entender os elementos positivos e negativos de seus comportamentos diários na alimentação e na atividade física.

Neste capítulo você aprenderá a...

- Medir o peso e a altura atuais e calcular o índice de massa corporal.
- Estabelecer objetivos realistas para a forma física e o peso.
- Anotar o dia a dia do consumo de alimentos e da rotina de atividade física

Fique Esperto

O corpo é a bagagem que precisamos carregar por toda a vida. Quanto mais excesso de bagagem tivermos, mais curta é a viagem.

— Arnold H. Glasgow, empresário e humorista

A primeira pesagem

Vamos começar pelo início: procure uma balança de precisão para medir o peso. Não é preciso sair e comprar uma balança de luxo, porque depois da primeira pesagem ela será pouco usada. Se não tiver uma balança confiável, use a de um amigo, da academia ou do consultório de seu médico. É preciso escolher uma hora do dia e uma condição que possa ser repetida nas pesagens ocasionais; recomendo se pesar no início da manhã, vestido ou sem roupas. É normal passar por flutuações de peso até de alguns quilos de um dia para outro e ao longo do dia, por isso procure fazer o possível para se pesar sempre nas mesmas condições. Não se pese hoje com um casaco de inverno e na semana seguinte com um vestido de verão, pois os 2kg a menos na balança não serão peso perdido.

Só a medida do peso não é uma informação útil para entender seu estado de saúde. Você também precisa medir sua altura. Muita gente acha que sabe quanto mede, mas essa percepção nem sempre é exata, então vale a pena gastar alguns minutos para conferir sua altura. Minha carteira de motorista registra 1,65m, mas sou pelo menos 2cm mais baixa. Nunca tive a intenção de mentir — estava sendo otimista quando tirei a carteira aos 16 anos e nunca pude voltar para corrigir esse dado! Para obter uma medida correta, peça a ajuda de alguém. Em seguida, use os valores de peso e altura para calcular o IMC, ou índice de massa corporal.

Como calcular o Índice de Massa Corporal

O IMC é uma medida da condição de peso. Ele leva em conta o peso e a altura do indivíduo. Calcule seu IMC dividindo seu peso em quilos pelo quadrado da altura em metros.

Fórmula do IMC: peso(kg)/[altura(m)]^2
Exemplo: Peso = 63kg, Altura = 1,62m
Cálculo: [63/(1,62)^2]= 24,01

Depois de calcular seu IMC, você poderá saber o nível de saúde do seu peso, consultando a tabela a seguir. É importante entender que essa medida é um indicador valioso da condição de saúde de alguém, porém é um aferidor parcial.[1] Mais adiante veremos como inúmeros aspectos da saúde, desde o risco de câncer até o risco de diabetes, são afetados pelo que comemos e por nossa categoria de peso. Quem se enquadra nas categorias de sobrepeso e obesidade corre um risco maior de ter problemas de saúde. No entanto, o IMC *não* é um indicador de beleza física. Na verdade, é perfeitamente possível que alguém se encontre na categoria de peso saudável, mas ainda queira emagrecer. A maioria das modelos e celebridades com quem queremos parecer está na categoria de baixo peso. Não estou querendo dizer que uma pessoa comum deva procurar atingir essa categoria. A condição de baixo peso também traz riscos para a saúde como anemia, deficiência de nutrientes, osteoporose, anomalias cardiovasculares, vulnerabilidade a infecções e doenças, cicatrização lenta, infertilidade, falta de energia, complicações no parto e até mesmo depressão.[2] Portanto, quando pensar em suas metas de perda e manutenção do peso, é importante escolher valores dentro da faixa de peso "saudável".

IMC	CLASSIFICAÇÃO DO PESO
Abaixo de 18,5	Baixo peso
18,5 — 24,9	Peso saudável
25,0 — 29,9	Sobrepeso
30,0 ou mais	Obesidade

As tabelas a seguir trazem exemplos de faixas de peso, faixas de IMC e classificação para duas alturas diferentes.

ALTURA	FAIXA DE PESO	IMC	CLASSIFICAÇÃO
1,62m	50 kg ou menos	Abaixo de 18,5	Baixo peso
1,62m	51 a 67,5kg	18,5 - 24,9	Peso saudável
1,62m	68 a 81kg	25,0 - 29,9	Sobrepeso
1,62m	82kg ou mais	30,0 ou mais	Obesidade

ALTURA	FAIXA DE PESO	IMC	CLASSIFICAÇÃO
1,82m	61,7 kg ou menos	Abaixo de 18,5	Baixo peso
1,82m	62 a 83 kg	18,5 - 24,9	Peso saudável
1,82m	83 a 99kg	25,0 - 29,9	Sobrepeso
1,82m	100kg ou mais	30,0 ou mais	Obesidade

Ao ver essas tabelas, talvez você se surpreenda com a amplitude da faixa de peso considerada normal e saudável. É importante que cada um de nós escolha uma faixa de peso que pareça confortável, dentro dos limites considerados saudáveis. Em vez de tentar alcançar um peso fixo ideal, é muito mais saudável ter como objetivo ficar em uma faixa de 2 a 5kg. Por mais que tente, ninguém consegue ter o mesmo peso todo dia. As festas de fim de ano, as flutuações hormonais, qualquer coisa pode causar uma variação do peso. Se puder aceitar isso, você se sentirá menos pressionado pela balança. E, acredite, isso é um grande alívio!

Para entender o IMC

Talvez você ache estranho não haver diferença entre as classificações de índices de massa corporal dos homens e das mulheres. Em geral, os homens são mais fortes e pesam mais que as mulheres. Contudo, os homens também costumam ser mais altos. Apesar disso, a associação entre o IMC e o percentual de gordura corporal é bastante significativa.[3] Muitos atletas profissionais têm um IMC alto porque têm mais massa muscular do que gordura, por isso, costumam ter boa forma apesar do IMC elevado. No entanto, para quem não é atleta profissional, o índice elevado quase sempre indica um risco sério para a saúde.

Em diferentes épocas de minha vida, mudei meu esquema de exercícios físicos e descobri que meu peso *aumentou* em vez de diminuir. Eu me consolava com o dito popular de que "músculos pesam mais que gordura" e partia do princípio de que o aumento na carga de atividade física estava me deixando mais musculosa, e não mais gorda. Porém, essa é uma desculpa furada porque simplifica demais a relação entre exercícios e composição corporal e também mostra um entendimento limitado do IMC. Um quilo é um quilo. É claro que um quilo de gordura parece menos atraente que um quilo de músculo. Mas em geral quem ganha peso não está ganhando músculos. Formar massa muscular dá trabalho e exige exercícios intensos e frequentes durante muitos meses ou anos. Ganhar gordura é relativamente fácil e pode acontecer em poucas semanas. Essa é uma das grandes injustiças da vida. Toda essa argumentação é para você saber que a maioria não pode alegar que tem muita massa muscular para justificar um IMC alto. Se você for atleta ou for uma pessoa extremamente atlética que passa várias horas por dia na academia, não precisa se preocupar com o IMC. Caso contrário, é mais provável que você precise emagrecer se estiver enquadrado no sobrepeso ou na obesidade.

Além do IMC

Eu e muitos outros pesquisadores[4] aprovamos o IMC como um indicador razoável da condição de peso e saúde do indivíduo, mas seria falta de responsabilidade da minha parte deixar de mencionar que nossa condição de saúde também é afetada pela história familiar, por fatores psicológicos e pelas experiências e circunstâncias de nossas vidas.

O IMC é sem dúvida uma medida imperfeita da condição de peso, porém as medidas mais representativas, como o percentual de gordura corporal, em geral são difíceis de obter, complicadas e menos confiáveis. No entanto, um teste bem simples para aferir a saúde geral é a circunferência da cintura. As pessoas que concentram gordura na região do abdome geralmente são classificadas como "tipo maçã" e as que concentram gordura em torno dos quadris são classificadas como "tipo pera"; as primeiras costumam ter um risco mais alto de problemas de saúde como diabetes tipo 2 e doenças cardiovasculares. Portanto, antes de começar um procedimento para emagrecer, é bom medir também a circunferência da cintura, tomando a medida acima da crista ilíaca. Para as mulheres, o risco de problemas de saúde é maior quando a cintura passa de 89cm. Para os homens, o risco é maior se a cintura medir mais que 100cm.[5]

Por fim, antes de mergulhar em um programa de perda de peso, você deve consultar seu médico para verificar se tem alguma vulnerabilidade para doenças cardiovasculares, diabetes, pressão alta ou câncer. Todos os adultos deveriam fazer checkups regulares, mas geralmente só procuramos o médico quando sentimos necessidade de um remédio para algum problema. Aproveite esse programa de emagrecimento para pelo menos verificar a pressão arterial e fazer um exame de sangue para medir o colesterol. Procure também voltar ao médico dentro de um ano e repetir esses exames depois de ter perdido peso — você ficará feliz com a melhora em sua saúde depois de seguir as recomendações deste livro!

Como definir metas

Agora que já conhece sua condição de peso e sabe onde se enquadra, é hora de estabelecer algumas metas. Se o seu peso já estiver na faixa saudável, você realmente não deve ter como objetivo diminuir 20kg, pois dessa forma poderá passar a ter os problemas de saúde causados pelo baixo peso, como osteoporose, anomalias cardiovasculares, imunidade baixa e infertilidade. Se, apesar de ter um peso saudável, você quiser perder muitos quilos, analise criteriosamente os motivos que o levam a ter esse desejo. Se não gosta do seu peso, mesmo sabendo que ele é saudável de acordo com os padrões médicos, pode ser interessante conversar com um terapeuta ou um nutricionista. Uma pessoa magra que se preocupa demais com o peso pode ter ou estar a caminho de ter um distúrbio alimentar. Distúrbios alimentares são doenças graves que prejudicam imensamente o bem-estar, a saúde física e mental do indivíduo. Se você estiver nesse caminho, aconselho que procure sem demora uma ajuda profissional.

É importante lembrar que os conselhos deste livro são fundamentados em pesquisa científica e se aplicam a qualquer pessoa que deseje emagrecer ou manter um corpo saudável. Para perder 2 ou 25kg, os passos para chegar à meta são os mesmos e o resultado final não é só uma aparência melhorada; é também uma saúde melhor. No entanto, se o IMC mostrar que você está com sobrepeso ou obesidade, de acordo com as pesquisas, basta você perder 10% do peso corporal para sua saúde ter uma melhora notável.[6] Dessa forma, se você for uma mulher de 1,62m e pesar 100kg, a perda de 10kg trará uma grande melhora para sua saúde. Talvez você queira perder muito mais, porém é importante reconhecer que essa é uma meta inicial muito boa. Comece com um objetivo razoável. Com o tempo você poderá estabelecer metas mais ambiciosas, porém, no início, busque uma expectativa viável. Lembre-se de que é melhor perder 2kg *permanentemente* do que perder 12kg e recuperá-los três meses depois, com o risco de ganhar até mais do que perdeu. Você pode usar minhas recomendações para revisar periodicamente suas metas, mas é importante que cada objetivo definido seja realista.

Mesmo que vá tirar férias ou tenha uma reunião da turma do colégio em vista, quando começar este programa é importante não impor limites de tempo rígidos e metas excessivas de perda de peso. Lembre-se: você quer se livrar desse peso para sempre — você tem tempo. Aconselho definir uma faixa de peso a ser perdido. Por exemplo: "este mês eu gostaria de perder de 2 a 3kg" ou "eu gostaria de perder de 10 a 12kg nos próximos seis meses". Dependendo do seu peso atual e dos seus padrões de alimentação e atividade, é pouco provável que você consiga perder mais do que meio quilo ou um quilo por semana sem comprometer a saúde; também é pouco provável que consiga sustentar esse ritmo de emagrecimento. Quem estiver na faixa do sobrepeso ou da obesidade poderá emagrecer um pouco mais depressa (de um quilo a um quilo e meio por semana), mas é preciso tomar cuidado com as expectativas exageradas. Entendo que pode ser frustrante decidir perder meio quilo em uma semana, subir na balança no final desse período e descobrir que perdeu... meio quilo. Por isso, é preciso pensar em metas de longo prazo. Defina uma meta para o próximo mês (por exemplo, perder 2kg), para os próximos seis meses (perder dez quilos) ou para o próximo ano (perder um total de 15kg). Outra opção é definir uma meta para um mês — perder um quilo e meio — e então avaliar o resultado deste mês antes de definir metas para o mês seguinte.

Definir objetivos realistas é importante por muitas razões. Sem dúvida é difícil estimar o que é viável para cada pessoa, mas é claro que perder 5kg em um dia ou mesmo em uma semana não é razoável para ninguém.

Lembre-se de que a maioria das dietas acaba por fracassar porque temos uma visão otimista demais da velocidade e da facilidade com que vamos perder peso. Também costumamos ter uma visão utópica das mudanças em nossas vidas depois de perdermos peso.[7] Em um estudo, houve quem afirmasse que perder peso aumentaria suas chances de ganhar na loteria.[8] É claro que essa ideia extrapola a realidade: infelizmente não se pode começar um programa de emagrecimento achando que perder peso é garantia para o sucesso profissional e pessoal. Emagrecer traz diversas vantagens, mas pensar que isso nos fará mais felizes, mais ricos e mais altos — acredite, houve quem esperasse ficar mais alto! — só pode acabar em decepção.

Quando se tenta perder peso, é psicologicamente importante definir objetivos realistas e graduais. Também é fundamental não ser rígido demais com essas metas. Para emagrecer de forma permanente, você não pode se punir cada vez que comer um bombom. É preciso ser flexível e tolerante consigo mesmo. Também não pode se culpar se não alcançar as metas com a velocidade desejada. Eu me lembro de ficar decepcionada por estar perdendo devagar o peso que ganhei na primeira gravidez, apesar de seguir o programa que indico neste livro. Quando consegui vestir uma calça jeans comprada antes da gravidez, aquilo pareceu uma grande realização. No entanto, eu fui a única a perceber que tinha me livrado dos dois últimos quilos — e não fiquei mais rica. Essa foi uma das inúmeras vezes em que constatei um fato: o nosso peso exato é muito mais importante para nós do que para os outros. Podemos esconder nosso peso como se ele fosse um segredo de estado ainda mais vital que nossa idade, mas as outras pessoas não nos veem de forma tão rigorosa quanto nós nos vemos.

Não perca de vista o fato de que não queremos emagrecer para uma ocasião específica; estamos mudando os padrões de alimentação e atividade física para o resto da vida. Comemore seus progressos, mesmo que sejam pequenos. Talvez você tenha perdido apenas meio quilo no último mês. Isso é fantástico! Gratifique-se com um dia praticando algum esporte ou com uma tarde em uma clínica de estética. Pode parecer absurdo recompensar realizações tão "pequenas", mas uma atitude menos rígida e menos punitiva acabará por ajudá-lo a concretizar seu objetivo de se livrar do excesso de peso para sempre.

Comece a anotar e anote tudo

Agora que você conhece sua condição de peso e começou a definir metas sensatas para emagrecer em curto e longo prazo, está na hora de conhecer melhor o que, quanto e de que maneira você come, assim como a quantidade e o tipo de atividade que mantém. É importante saber desde já que você vai anotar essas informações apenas durante uma semana. Sendo assim, mesmo que pareça difícil registrar tudo, só será preciso fazê-lo durante sete dias. Pode usar o formulário de alimentação diária que apresentamos a seguir. Esse é o documento que os participantes de minhas pesquisas utilizem para registrar seus padrões de alimentação e atividade. Você pode fazer cópias desse formulário ou baixá-las da página www.smartpeopledontdiet.com. Também pode reproduzi-lo em um editor de texto. Alguns participantes acharam mais fácil usar um dos inúmeros aplicativos disponíveis para smartphones. Apresentamos algumas sugestões desse tipo de aplicativo mais adiante, neste capítulo. É preciso anotar tudo o que você comeu ou bebeu, até mesmo a água. No entanto, não é preciso contar calorias; adiante explico por quê. Caminhar oitocentos metros para buscar as crianças na escola vale como atividade física, mas subir e descer escadas dentro de casa só conta se você subi--las muitas vezes, de modo programado. O mais importante é ser muito rigoroso e anotar em detalhes tudo o que comeu ou bebeu e a que horas. Anote todas as atividades físicas e como se sentiu física e mentalmente como resultado do que comeu, bebeu ou fez.

Diário de alimentação

HORA	CONSUMO ALIMENTOS / BEBIDAS / ATIVIDADE FÍSICA	IDEIAS/HUMOR
6h		
7h		
8h		
9h		
10h		
11h		
12h		
13h		
14h		
15h		
16h		
17h		
18h		
19h		
20h		
21h		
22h		
23h		
00h		
1h		

Quando peço a meus alunos ou aos participantes de minhas pesquisas para anotar tudo o que comem, eles sempre começam cheios de entusiasmo. Porém, depois de alguns dias, começam a se queixar de que é difícil se lembrar de anotar tudo. Alguns admitem que se sentem mal ao ver no papel tudo o que andaram comendo. Esse exercício não deve causar sentimentos negativos. Encare essa tarefa como uma missão para você se conhecer melhor e comece a pensar em recursos que o ajudem a não se esquecer de anotar o que consumiu e o que fez. Programe o alarme do seu celular para tocar na hora das refeições e lembrá-lo de anotar o que vai comer. Conte a seus companheiros habituais de refeições o que está fazendo e peça a ajuda deles. Melhor ainda é pedir que essas pessoas anotem os próprios hábitos de alimentação e atividade para que vocês possam se lembrar mutuamente da necessidade do registro. Recomendo anotar o que comeu na hora de cada refeição ou lanche porque costumamos "esquecer" detalhes — principalmente os menos saudáveis — se deixarmos para anotá-los mais tarde. Lembre-se: você só fará essas anotações durante uma semana, mas este é um passo fundamental para modificar seus hábitos alimentares e controlar o peso. É preciso levar a sério esse registro se você estiver decidido a emagrecer. Anote tudo, até aquelas duas batatas fritas que comeu "sem perceber".

Recursos tecnológicos

Quando sugiro que você registre tudo o que comeu e todo tipo de atividade que realizou, estou consciente de que às vezes isso pode ser cansativo e difícil. Felizmente você não precisa levar consigo um bloco de anotações para esse fim. A cada momento surgem novos aplicativos, páginas da internet e outros recursos para monitorar hábitos e padrões de alimentação e exercícios físicos. Quando eu terminar de escrever este parágrafo, provavelmente mais um dispositivo ou aplicativo já terá sido criado. Um estudo recente revela que nos Estados Unidos 70% dos adultos monitoram o peso, a dieta, os exercícios físicos e outros aspectos da saúde.[9] Muitos não usam tecnologia, mas espera-se que ela seja cada vez mais útil à medida que os dispositivos e programas forem aperfeiçoados para ficar ainda mais amigáveis. Recentemente, foi lançado um garfo eletrônico, o HAPIfork, com a função de ajudar a controlar o ritmo da alimentação. Toda vez que o usuário começa a comer depressa demais, o garfo vibra.[10] Apesar de não estar convencida de que esse aparelho ajude no controle do peso, outros programas e aplicativos podem ser muito providenciais. O melhor é que ninguém precisa gastar muito tempo e dinheiro para escolher um aplicativo ou um aparelho; não aconselho ninguém a monitorar a ingestão de alimentos em caráter permanente. Depois de adotar alguns hábitos saudáveis e pegar o jeito da minha abordagem, é melhor parar de anotar. Nada prejudica tanto o prazer de comer quanto sentir que isso é um dever de casa que não acaba nunca!

As descrições a seguir mostram como algumas pessoas incorporam a tecnologia em sua estratégia de perda de peso, enquanto outras têm mais dificuldade para integrar esses recursos na vida diária. Cada dispositivo tecnológico agrada a um tipo de pessoa, então examine com cuidado as indicações a seguir e brinque com diversos recursos até encontrar aquele que lhe parece mais eficiente. E se nada disso for a sua praia, tudo bem, também!

> **Eis o que alguns dos meus entrevistados contaram de suas aventuras no território do controle de peso sem dieta e com ajuda tecnológica:**
>
> Eu uso o aplicativo Lose It! e acho ótimo. Ele me mostrou como algumas atitudes podem se somar e que, pelo menos para mim, a diferença entre engordar ou não depende de vigilância. Também me mostrou que ninguém precisa passar fome; devagar e sempre se consegue maravilhas.
> — **Sarah**, 36 anos
>
> Meu namorado detesta quando eu fico anotando os pontos dos Vigilantes do Peso durante o jantar.
> — **Holly**, 32 anos
>
> Meu Fitbit é uma ferramenta incrível que me ajuda a contabilizar dia a dia as calorias que ingeri e queimei e também o peso e a atividade. Ele faz automaticamente a sincronização com meu computador e me ajuda a manter a motivação para alcançar minhas metas pessoais porque tem ferramentas on-line que fazem gráficos da atividade, do peso e das calorias ao longo do tempo. Eu adoro!
> — **Suzana**, 55 anos

SmartenFit. Quando estava estudando dispositivos para esta seção do livro, percebi que existem muitos aplicativos para controlar a saúde, a dieta e a aptidão física, mas nenhum se presta à filosofia deste livro ou fornece todas as características que considero necessárias para seguir meu programa. Por isso criamos o SmartenFit! Em um trabalho de equipe com duas doutoras especializadas em saúde, dieta, psicologia social e experientes no uso de tecnologia, projetei este aplicativo dotado de recursos para calcular e manter o histórico do IMC, registrar um diário alimentar com fotos e texto, definir metas realistas e viáveis, indicar alimentos saudáveis que possam substituir as comidas que adoramos e dar uma visão do controle de peso como um investimento prolongado na saúde. Ele também oferece artigos sobre saúde, textos de motivação e dicas aprovadas por mim e por outros pesquisadores em quem confio. O objetivo do programa é ser uma maneira simples e amigável de seguir as recomendações deste livro e promover a moderação, além de manter um registro geral do processo de modo que o usuário possa mudar o estilo de vida de forma prolongada e sustentável. Não é preciso registrar todos os detalhes nem contar calorias.

> **Vantagem**: É um meio eletrônico extremamente amigável que promove o controle de peso no longo prazo e foi projetado para ajudar a fazer tudo o que é recomendado neste livro. Veja mais informações na página www.smartenfit.com.
> **Desvantagem**: A mesma deste livro; se você estiver procurando um esquema exótico ou rápido de perder peso, não vai encontrá-lo aqui. Sinto muito.

MyFitnessPal. Este é um aplicativo gratuito para iPhone. Também existe uma versão on-line, na página www.myfitnesspal.com.br. Desde que foi lançado, ele está sempre entre os aplicativos mais elogiados.[11] Com ele, você pode definir sua meta de peso e calcular metas de consumo de alimentos e de exercícios físicos adequadas a sua altura e a seu peso atuais. Ele coleta dados sobre os exercícios praticados e transforma esses valores em calorias queimadas. No entanto, a característica mais apreciada pelos usuários é a grande base de dados sobre alimentos que ajuda a manter um registro do que se comeu; a base inclui informações nutricionais de marcas conhecidas de comidas, de cardápios de restaurantes e até mesmo de receitas. Além disso, permite ao usuário incluir novos alimentos que não estejam entre os milhões de itens já catalogados.

> **Vantagem**: Os usuários deste aplicativo afirmam que ele é fácil de usar e rápido, capaz de registrar todas as informações de um dia inteiro em poucos minutos.

Desvantagem: Tem muitos recursos desnecessários e pode obrigar o usuário a fazer um registro muito mais detalhado do que deseja.

Lose It! (em inglês). Esse aplicativo também é gratuito e tem muitos dos atributos positivos do MyFitnessPal. Ele admite a conexão com o site www.loseit.com e calcula as calorias que você perde com exercícios e soma esse valor a sua meta de consumo diário de calorias, ou seja, quanto mais ativo você for, maior é o seu limite de calorias do dia e mais você pode comer. Embora essa seja uma proposta divertida, não recomendo fazer mais exercícios para poder comer mais. A moderação, tanto na atividade física quanto na alimentação, é uma aposta mais segura a longo prazo. O aplicativo também lê o código de barras dos produtos para determinar a informação nutricional.

Vantagem: Tal como o MyFitnessPal, é muito elogiado pelos usuários.
Desvantagem: Manter tantos controles e detalhes pode dar a sensação de estar preso a um projeto escolar que não acaba nunca.

Vigilantes do Peso. O aplicativo dessa organização também é gratuito, mas a inscrição na comunidade virtual ou nas reuniões, não. As recomendações dos Vigilantes do Peso para controle de peso são muito parecidas com o que recomendo neste livro e se concentram na adoção permanente de hábitos saudáveis de alimentação e atividade física. No entanto, esse sistema troca o controle de calorias, gorduras, carboidratos, proteínas e fibras por uma contagem de pontos. Dessa maneira, quando o usuário informa o que consumiu, o aplicativo calcula o "valor em pontos" e indica o número específico de pontos que ainda podem ser consumidos no dia em função da altura, do peso e da meta de perda de peso do usuário.

Vantagem: O sistema de pontos é exclusivo e pode facilitar o cálculo do que é consumido.

Desvantagem: Não aconselho o controle eterno do que se consome; se você já conviveu com um usuário do plano dos Vigilantes do Peso, sabe como é irritante ser constantemente informado dos valores de pontos atribuídos a cada alimento.

Fitbit. O Fitbit custa mais ou menos 100 dólares e pode ser usado sobre o corpo ou levado no bolso. Ele mede o ritmo cardíaco, conta os passos, calcula calorias e até informa quando você dormiu e quantas vezes acordou. O site parceiro (em inglês) é o www.fitbit.com. Quando está sobre seu corpo, o aparelho registra as calorias queimadas em atividade física ao longo do dia sem que você precise fornecer essa informação. O fabricante também criou um dispositivo em forma de pulseira (ver http://www.fitbit.com/flex) que monitora os padrões de atividade e sono e também permite que você acompanhe seu progresso em relação às metas diárias por meio de indicadores luminosos.

Vantagem: Os usuários elogiam o tamanho reduzido, a riqueza de recursos e o fato de permitir sincronização *wireless* com outros aparelhos.
Desvantagem: Além de ser caro, já me disseram que ele não é confiável quando exposto a umidade, o que traz problemas durante qualquer atividade física que cause muita transpiração.
Vantagem e desvantagem: O controle constante do progresso realizado pode ser motivador. No entanto, considero contraproducente receber *tanta informação*. Acredito que, no primeiro momento, o Fitbit pode ser divertido, mas não acho que possa ajudar em uma abordagem para gestão permanente de peso. Afinal, você quer mesmo saber pelo resto da vida, todos os dias, *exatamente* quantas calorias consumiu e queimou?

Nike Fuelband. O Fuelband, a pulseira inteligente da Nike, e a nova versão Nike+ Fuelband SE, são bem semelhantes ao Fitbit: Ver http://www.nike.com/us/en_us/lp/Nikeplus-fuelband. O Fuelband custa aproximadamente 150 dólares e é usado no pulso. O design procurou dar um aspecto atlético e um pouco futurista a ele. O dispositivo mantém o controle da sua atividade em função dos movimentos do corpo. Ele também informa as horas, o que é bom para quem não confia no celular como relógio.

> **Vantagem:** O Fuelband permite que você defina objetivos diários de atividade e informa seu progresso em relação a essas metas por meio de um código de cores. Pode ser sincronizado com o smartphone e o computador e deixa você se conectar com os amigos.
> **Desvantagem:** Os usuários se queixam de que a pulseira é desconfortável e sai do lugar (embora seja resistente a umidade). Minhas dúvidas são semelhantes às mencionadas para o Fitbit: para muita gente, tanta informação pode ser excessiva e levar o usuário a definir compulsivamente objetivos e níveis de atividade impossíveis de manter por muito tempo.

UP. Assim como o Fitbit e o Fuelband, a pulseira UP e sua nova versão, UP24, prometem coletar e guardar dados completos sobre como você "dorme, se movimenta e come — e ajudá-lo a usar essa informação para ficar melhor do que nunca". Esses dispositivos custam uns 150 dólares e podem ser encontrados em https://jawbone.com/up.

> **Vantagem:** Esse aparelho à prova d'água se comunica com o smartphone e, em minha opinião, tem aparência mais arrojada que a dos concorrentes. Você paga caro pelo estilo, mas se isso tornar mais divertido cuidar da saúde, então pode valer o investimento.
> **Desvantagem:** Se você pretende seguir meu conselho e monitorar seus hábitos apenas por uma semana, periodicamente, então todas essas engenhocas podem se revelar despesas desnecessárias. Além disso, um simples aplicativo, como o SmartenFit, lhe dá todas as informações de que você realmente precisa.

Runkeeper e MapMyRun. Se você procura uma solução informatizada, porém mais simples, para monitorar seus objetivos de fitness, é interessante ver os aplicativos encontrados nos sites www.runkeeper.com e www.mapmyrun.com. Tal como indicam seus nomes, esses aplicativos e programas gratuitos são próprios para guardar e comparar o desempenho do usuário em esportes ao ar livre, corridas e caminhadas. Eles também monitoram diversas atividades como patinação e esqui. Meus amigos e eu corremos juntos e os usamos, principalmente quando estamos treinando para uma corrida.

> **Vantagem**: Eles não são sofisticados, mas você pode fazer gráficos para comparar seu progresso com suas metas de adequação física, calcular as calorias queimadas durante o exercício e compartilhar informações com os amigos. É divertido entrar em uma página da web e ver que sua forma física está cada vez melhor.
>
> **Desvantagem**: Em todos os recursos descritos, o monitoramento constante pode concentrar sobre os números de calorias consumidas, calorias queimadas e distâncias percorridas mais atenção do que é realmente necessário.

No Capítulo 6, vou aprofundar a discussão sobre o papel da atividade física no controle do peso e da saúde no longo prazo. No momento é importante lembrar que você está apenas anotando o que *costuma* fazer. Se você é sedentário e não tem dados de atividade física para anotar, não faz mal. Se preferir evitar toda essa parafernália eletrônica e quiser apenas anotar em um diário o que comeu e fez, também está ótimo. A tecnologia está sempre avançando e todo dia surgem novos aplicativos, páginas da web e aparelhos eletrônicos.

Você não precisa ser excelente desde o início, mas precisa buscar a excelência desde o início.

— Zig Ziglar

Quando se trata de dieta, a honestidade é a melhor política

Quando começar a compilar honestamente seus hábitos de alimentação e atividade física, talvez você fique tentado a mudar drasticamente o que come. Não faça isso. Aos poucos, vou sugerir mudanças nesses hábitos, mas ainda não é a hora certa. Por enquanto, só quero que você comece a perceber o que come e quanto se exercita *habitualmente*, observando o que faz em uma semana normal. Procure comentar como se sentiu em diferentes momentos do dia. Comer aveia no café da manhã faz você se sentir disposto a encarar o dia? Jantar no McDonald's é motivo para se sentir culpado? Correr cinco quilômetros depois do trabalho o deixa relaxado? Procure ser totalmente honesto consigo mesmo. A longo prazo, a honestidade é a melhor abordagem para perder peso e não recuperá-lo.

Para ter uma ideia do que é um típico diário de alimentação, veja a seguir as anotações de Julie e Lilly. Elas foram alunas da minha turma de psicologia da alimentação, tinham vinte e poucos anos e peso médio. Queriam perder cerca de 2kg (quem não quer?), mas estavam longe de ser obcecadas pelo peso. Observe o nível de detalhe quanto ao tamanho das porções consumidas. Não é preciso medir e pesar a comida para registrar o que comeu nesta primeira semana. O dado sobre o tamanho da porção pode ser aproximado, mas se não se sentir seguro para estimar medidas, use uma xícara ou medidor ou leia a informação de tamanho das porções na embalagem dos alimentos. O diário de Lilly não detalha muito as porções, mas dá uma boa ideia do que ela comeu na quinta e na sexta-feira. Quando instruo as pessoas a registrar o que comem e refletir sobre isso, sempre peço que comparem os dados de dias úteis e de fim de semana. Portanto, você deve anotar com cuidado pelo menos alguns dias úteis e dias em fins de semana. Por diversas razões, nossos hábitos alimentares tendem a ser diferentes nos dias de trabalho e de folga e é importante perceber essas variações.

Observe como a Julie fez anotações sucintas sobre seu estado de humor ao longo do dia. Essas notas não precisam ser detalhadas e podem ser úteis. Por exemplo, talvez você fique relaxado quando se exercita e culpado cada vez que come batatas fritas. Isso irá ajudá-lo a entender que mudanças em seus padrões de comportamento podem fazê-lo mais feliz e mais saudável!

Todo mundo trapaceia de vez em quando

Depois de ler os diários de Julie e Lilly, talvez você comece a achar difícil manter um relatório preciso e honesto do que comeu e do que fez. Há dezenas de maneiras de trapacear nessa fase de observação. Todo mundo é capaz de falsificar informações, inclusive eu. Vou citar algumas das maneiras em que me pego trapaceando quando começo a monitorar minha dieta e meus exercícios físicos (sim, ainda faço isso; explico por que no Capítulo 8).

- Quando como as sobras dos pratos dos meus filhos, tendo a "esquecer" de contabilizar essas coisinhas. Afinal, se eu não comer os restinhos, terei que jogá-los fora, portanto o certo é comê-los.
- Muitas vezes não anoto o que como enquanto provo a comida que estou preparando. Claro, uma provinha de um molho não é nada de mais e posso deixar para lá. Mas quando pego uma colher e limpo da tigela o resto da massa do bolo de chocolate, isso definitivamente conta.
- Costumamos esquecer o que comemos em pé. Não tenho culpa de ser uma mãe atarefada.
- As calorias das bebidas não podem ser tão ruins quanto as calorias da comida, certo? Afinal, o álcool não pode ter *tantas* calorias assim!
- Na hora de anotar, sempre omito algumas jujubas, mesmo sabendo que é raro comer uma só e que cada jujuba tem dez calorias; ou seja, não são uma boa opção como lanchinho.
- Condimentos não contam. Manteiga é um condimento, não é?
- Correr atrás dos filhos conta como exercício. Embora uma página da web diga que isso queima cerca de 100 calorias em trinta minutos, para ser honesta, o desgaste é mais mental do que físico. Existem exercícios melhores.

Diário da alimentação de Julie, 22 anos

HORA	CONSUMO ALIMENTOS / BEBIDAS / ATIVIDADE FÍSICA	IDEIAS/HUMOR
6h		
7h	Café c/ adoçante e ¼ de xícara de aveia fina (180 cal)	Bem, cansada
8h		
9h	Banana	Mais alerta, bom humor
10h		
11h		
12h	Sanduíche de presunto (2 fatias de pão, 2 fatias de presunto, mostarda e alface); água	Bem
13h		
14h	1 pacote de Doritos sabor cool ranch; Coca diet	Culpa pelo Doritos, mas estava gostoso
15h	30 minutos de caminhada na esteira	Ótimo durante o exercício; relaxada
16h	Maçã com 1 colher sopa manteiga de amendoim; água	Bem
17h		
18h	2 xíc. espaguete ao pesto. Peito de frango grelhado (10 x12 cm). 1 xíc. cenouras. 1 copo vinho branco.	Bem
19h		
20h		
21h	Sorvete sabor cookie com chocolate chip (1 xícara)	Cansada
22h		
23h		
00h		
1h		
Avaliação Geral	Como se sente com relação à ingestão de alimentos e à atividade física realizada/não realizada? *Este foi um dia bem típico com relação ao que costumo comer e fazer. Gostaria de ter podido me exercitar mais, só que não tive tempo. Comi algumas coisas "deletérias" (Doritos, sorvete), mas gostei de comê-las e não tive vontade de escolher comidas diferentes ou melhores.*	

Diário da alimentação de Lilly, 25 anos

QUINTA-FEIRA
Café da manhã
– *Uma xícara de chá inglês com 1 envelope de açúcar cristal*
– *Uma banana média*
– *Uma torrada de trigo integral com 1 colher sopa de Nutella sabor avelã*
– *Um copo médio de café do Dunkin' Donuts, com creme e adoçante*

Almoço
– *Escalopes de peito de frango empanados (2)*
– *Uma porção de batatas fritas do tamanho da batata média do McDonald's*
– *Ketchup*
– *Molho barbecue*
– *Água 150 ml.*

Jantar
– *Quatro anéis de cebola pequenos com maionese*
– *Salada verde com queijo ralado, azeite e vinagre*
– *Duas fatias de pão integral com manteiga light*
– *½ peito de frango com cogumelos refogados e molho madeira*
– *Um cogumelo portobelo com parmesão ralado*
– *Brócolis, abobrinha, cenoura, ervilha e couve-flor cozidos no vapor com sal e pimenta- -do-reino*
– *Água com limão (2 copos)*

Sobremesa
– *Dois bolinhos de café Tastykake*
– *Uma xícara de café extra-forte, 1 envelope de açúcar cristal, 2 colheres de sopa de creme*

SEXTA-FEIRA
Café da manhã
– *Dois waffles com uma colher de chá de margarina e 2 colheres de sopa de xarope de milho*
– *Uma xícara de chá inglês com 1 envelope de açúcar cristal*

Almoço
– *Uma fatia pequena de pizza de muçarela*
– *Água 150 ml*

Lanche
– *2 tangerinas pequenas*

Jantar
- *Batatas (direto da fazenda do meu tio) refogadas com fatias de presunto*
- *Cebola vermelha, pimentão verde, pimentão vermelho e abobrinha amarela assados*
- *Sal e pimenta-do-reino a gosto*
- *Água 150 ml*
- *1 copo de leite desnatado*

Sobremesa
- *Meio pacote pequeno de pipoca com manteiga*
- *2 copos de água*

Você reconhece esse quadro? Você também se ilude dessa maneira? Mesmo aqueles que procuram comer bem nem sempre são tão honestos consigo quanto deveriam. É fácil esquecer ou omitir conscientemente algumas centenas de calorias por dia. No entanto, reconhecer esses hábitos e mudá-los pode ser apenas o que precisamos fazer para começar a perder peso. É exatamente por isso que você precisa anotar *tudo*. Muito do que escolhemos esquecer de anotar em nossa alimentação diária pode ser exatamente o que deveríamos tentar mudar!

Por isso, partiremos do princípio de que Julie e Lilly fizeram uma avaliação correta de seus hábitos alimentares. Examine as notas delas; que alterações dietéticas você aconselharia para melhorar a saúde das duas? Nesses diários, você vê "sinais vermelhos" em termos de más escolhas alimentares? Que escolhas de Julie e Lilly você considera saudáveis? As escolhas delas lhe dão alguma ideia que queira incorporar na sua própria dieta? Eu aprendi com Julie que maçã com manteiga de amendoim é uma combinação incrível! No Capítulo 5 veremos com detalhes como você pode aperfeiçoar sua alimentação diária, mas às vezes acho que é mais fácil ser objetiva quando avaliamos as escolhas alimentares dos outros. Assim, pode valer a pena estudar esses exemplos e ver como melhorar essas dietas.

Pesar-se ou não?

No início deste capítulo, pedimos que você avaliasse sua condição de peso em relação à altura. Embora seja interessante avaliar sua categoria de peso antes de começar um novo esquema de alimentação e exercícios, penso que vale a pena consultar a balança todo mês, mas desaconselho calorosamente pesagens diárias. Essa prática fixa nossa atenção em um único número. Seu sucesso ou insucesso na perda de peso e nos esforços para manter o peso reduzido não deve ser avaliado por meio de um único fator.

Os resultados da pesquisa sobre os benefícios de monitorar o peso por meio de pesagens frequentes são um tanto contraditórios. Pacientes com distúrbios alimentares costumam ser desaconselhados ou até mesmo proibidos de se pesar constantemente porque a meta é manter um peso saudável ao longo do tempo. Conhecer o valor exato do peso a cada dia pode causar muita angústia. No entanto, um estudo recente mostrou que mulheres e homens podem não reagir da mesma forma ao monitoramento frequente do peso.[12] Nesse estudo, as mulheres que se pesavam muitas vezes manifestaram muita preocupação com o peso e a aparência. Elas expressaram maior ansiedade com a forma do que mulheres que não se pesaram com frequência. Por outro lado, os homens que se pesavam frequentemente mostraram mais satisfação com o corpo e avaliaram a própria saúde de modo mais positivo do que homens que não se pesaram com frequência. O procedimento adotado no estudo não nos permite determinar o que veio primeiro: a pesagem frequente ou a avaliação de homens e mulheres sobre seus corpos. No entanto, podemos supor que os homens em boas condições físicas e satisfeitos com a própria aparência se pesavam com mais frequência para fortalecer a autoimagem positiva. Por outro lado, as mulheres insatisfeitas com o peso e a aparência talvez tenham se pesado regularmente na esperança de que um feedback positivo da balança refutasse essa percepção desfavorável. Como quer que interpretemos os achados do presente estudo, é possível que as pesagens frequentes se tornem uma fonte de angústia para algumas pessoas, em especial para mulheres.

Além disso, afirmo que seu sucesso não deve ser avaliado em função de um número na balança. O foco em um número desloca sua atenção do que é realmente importante: como você se sente hoje? Como quer se sentir no futuro? Talvez queira ver suas roupas ficarem largas. Talvez prefira ter mais energia, ou queira se sentir mais saudável. Essas são medidas de sucesso muito melhores que um número mostrado na balança. Quando tiver adotado um padrão mais saudável de alimentação e exercício e já sentir mais confiança na abordagem de longo prazo para gestão de peso, vou convidar você a se pesar uma vez por mês. As pesquisas consideram que, em uma abordagem como a nossa, a pesagem mensal pode ser adequada, mas por enquanto evite a balança.[13] Fico feliz em admitir que, por não ter balança em casa, não sou tentada a conferir meu peso a toda hora. Sei muito bem quando minha roupa fica apertada ou quando aparece uma barriguinha. Se fico curiosa ou preocupada com isso, uso a balança da academia, do consultório médico ou até mesmo do banheiro de uma amiga.

Espero que agora você esteja surpreso com a simplicidade desta abordagem para controle de peso. Na Fase 1 só é preciso que você anote seus hábitos e se conheça melhor — um primeiro passo fundamental. Enquanto segue as instruções da Fase 1, você não deve sentir nenhum tipo de carência nutricional. Na Fase 2 você começará a promover alterações em seu comportamento alimentar. Mas vai gostar de saber que também não deve sentir fome ou carência quando executar as instruções da Fase 2! Porém, antes de você passar para a Fase 2 e embarcar nas alterações que deve introduzir em sua vida, veremos no próximo capítulo outro elemento valioso para o autoconhecimento: a sua imagem corporal.

- Neste capítulo você aprendeu a avaliar sua condição de peso (IMC).
- Agora já sabe como definir metas realistas e viáveis para emagrecer e manter o peso adequado. Ao decidir mudar seus hábitos de alimentação e atividade física, uma das questões mais importantes é definir metas razoáveis!
- Aprendeu a importância de manter durante uma semana, com o máximo de honestidade, um diário do que come e faz, antes de avançar para a Fase 2 (Capítulo 5).

Continue Esperto

4

Ame seu corpo nu

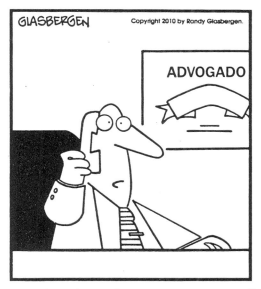

"Bom, minha senhora, podemos tentar, mas, que eu saiba, até hoje ninguém abriu processo contra o espelho da cabine do provador."

Desfrute do seu corpo; use-o de todas as formas possíveis. Não tenha medo dele ou da opinião dos outros a respeito dele; de todos os instrumentos que você terá na vida, seu corpo é o mais importante.

Kurt Vonnegut

Pense na última vez que viu seu corpo nu no espelho, mesmo de relance. (E não finja que nunca fez isso.) Talvez você tenha conferido deliberadamente ou apenas vislumbrado o corpo ao sair do chuveiro. Quem sabe nesse momento de total exposição, você tenha se perguntado: "cara, que bunda é essa?" seguido de "puxa, custava ela ser um pouco menor?". Talvez tenha desejado ter um bíceps um pouco mais definido e uma barriga menor e mais sarada. Alguma vez você já se perguntou de onde vem esta voz e por que você sonha com esses atributos físicos? Talvez algum parceiro romântico tenha lhe dito: "Seria tão bom se você tivesse o bumbum/os braços/a barriga menor." (Se isso aconteceu, espero que tenha sido um ex-parceiro!) Porém é mais provável que ninguém tenha lhe dito explicitamente como você devia ser para parecer atraente. Ou seja, ninguém, a não ser *você mesmo*.

Então, o que é "imagem corporal"? Esse é o termo utilizado para descrever nossa percepção do próprio corpo e os sentimentos que ele desperta em nós. Quem está feliz com o corpo tem o que os pesquisadores chamam de "satisfação corporal." Pouca gente sente satisfação genuína com o próprio corpo. Em vez disso, a maioria experimenta algum nível de *insatisfação com a imagem corporal*. Queríamos ser mais magros, mais altos, mais musculosos, menos musculosos, ter pernas mais longas... você sabe do que estou falando. Entre adolescentes e mulheres, esse fenômeno é tão comum que há muito é conhecido como "descontentamento normativo."[1] Em outras palavras, a insatisfação feminina com a imagem corporal já é considerada "o novo normal." Isso não significa que o fato de muitas mulheres não gostarem do próprio corpo seja normal, mas mostra que infelizmente isso virou a condição mais frequente. A cada dia, mais rapazes e homens também estão insatisfeitos com o corpo. Em minha pesquisa, constatei que até 90% das adolescentes e mulheres e até 75% dos rapazes e homens estão insatisfeitos.[2]

Às vezes, a imagem corporal é avaliada por meio de um gabarito simples como o que mostramos adiante.

Faça uma experiência: examine as figuras humanas e escolha qual você acha mais parecida com você. Em seguida, escolha qual delas você gostaria de ser. Se houver discrepância entre as duas imagens que escolheu, essa é uma primeira indicação, bastante confiável, de insatisfação com o corpo. Minha pesquisa mostrou que em geral as pessoas gostariam de ser uma ou duas imagens menores do que são.[3] Eu não ficaria surpresa nem alarmada se você quisesse vestir roupas um ou dois tamanhos menores.

> **Neste capítulo, você irá aprender...**
> - Como a imagem corporal é importante para a perda e o controle do peso.
> - Como o "mito da transformação" nos leva a sonhar com padrões inatingíveis para nossos corpos.
> - Por que amar o próprio corpo nu e definir para ele metas realistas é fundamental não só para gestão de peso a longo prazo, mas também para a saúde e o bem-estar.

Fique Esperto

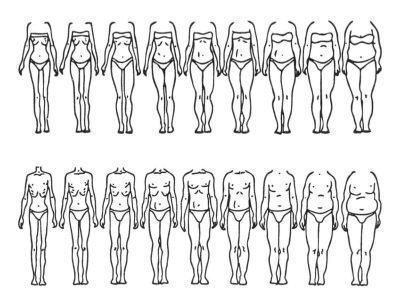

Escala de Silhuetas (Thompson & Gray, 1995)[4]

Isso é muito normal. Porém, se você se identificar com a imagem mais à direita e desejar ser como a imagem mais à esquerda, a sua insatisfação com a imagem corporal é muito alta e espero que preste a máxima atenção no que aconselho neste capítulo (inclusive porque as figuras à esquerda representam pessoas com baixo peso, o que não é necessariamente saudável). A propósito, as imagens não têm cabeça para que os indivíduos em avaliação se concentrem no corpo e não sejam influenciados pelos rostos.

A cintura é uma preocupação terrível.

— **Tom Wilson, cartunista**

Cuidando da imagem

Para controlar o peso a longo prazo, é preciso primeiro adquirir algum grau de satisfação corporal, alguma aceitação do próprio corpo. Todos nós precisamos aceitar o fato de que perder peso não altera certos aspectos de nossos corpos. Se você tem pernas curtas, elas continuarão curtas, não importa o quanto emagreça. Eu sei que isso pode parecer desanimador. Imagino que esteja lendo este livro porque não está feliz com sua aparência e condição de saúde. Por isso, talvez não pareça muito lógico eu aconselhá-lo a melhorar sua imagem corporal e procurar aceitar o peso atual antes de começar um programa de emagrecimento ou, pelo menos tentar incluir essa mudança de ótica no processo de gerenciamento de peso em longo prazo. Mas confie em mim, existe método nessa aparente loucura.

Não deve ser surpresa saber que a insatisfação com o corpo causa preocupação com o peso e isso muitas vezes leva os indivíduos a fazerem dieta.[5] Tenho certeza de que você está pensando: conta uma novidade!

Ninguém faz dieta "por acaso", sem ter primeiro se preocupado com o peso. No entanto, é aí que tudo se complica. Quem se preocupa demais com isso costuma abordar a questão de maneiras inadequadas, recorrendo a soluções drásticas prejudiciais e impossíveis de manter por muito tempo.[6] Nessas condições costumamos pular refeições, eliminar determinados grupos de alimentos, comer descontroladamente e por vezes até provocar vômitos ou diarreia. Essas estratégias talvez funcionem por um tempo e eliminem algum quilo extra. O problema — e você sabia que haveria um, não é mesmo? — é que as pessoas acabam sentindo fome, pois é difícil passar sem o café da manhã todos os dias. Ou sentem falta das batatas fritas, biscoitos e sorvetes que juraram não comer mais e de repente devoram um biscoito... ou dez. O resultado é o aumento do peso *e* das preocupações com o peso.

Décadas de pesquisa já mostraram a correlação entre imagem corporal e peso.[7] O fato é que os indivíduos com níveis mais baixos de satisfação corporal emagrecem com mais dificuldade do que aqueles com níveis mais altos de satisfação corporal. Outras pesquisas mostraram que a melhora da imagem corporal leva a comportamentos mais saudáveis de alimentação e exercícios. Em termos simples, quem tem uma imagem mais positiva de si mesmo se cuida melhor, come bem e pratica exercícios.

A atitude correta com relação à perda de peso e a autoimagem positiva são uma parte importante do meu sistema, seja para perder 2kg, seja para perder 10kg. Para saber até que ponto você está psicologicamente preparado para ter sucesso na perda sustentável de peso, experimente o exercício a seguir. Pode ser totalmente sincero porque ninguém precisa ver suas respostas. Esteja pronto para trabalhar corpo e mente no processo de emagrecer e manter o peso baixo. Mesmo que você não tenha a melhor opinião sobre seu peso, nada impede que sua mente e seu corpo fiquem mais "sarados" à medida que você for aplicando os conselhos dos próximos capítulos.

Avalie suas preocupações com o peso

A Escala de Percepção do Peso é uma ferramenta usada há quase duas décadas em pesquisas psicológicas que procuram avaliar a atitude dos indivíduos diante do próprio peso.[8] Responda ao questionário, calcule sua pontuação e veja mais adiante como interpretar os resultados.

1) Em comparação com outras pessoas da sua idade, quanto você acha que se preocupa com seu peso e sua forma física?

0. Eu me preocupo muito menos que os outros.
1. Eu me preocupo um pouco menos que os outros.
2. Eu me preocupo tanto quanto os outros.
3. Eu me preocupo um pouco mais que os outros.
4. Eu me preocupo muito mais que os outros.

2) Como avalia seu medo de ganhar 1kg?

0. Não tenho medo de 1kg.
1. Tenho pouco de medo de ganhar 1kg.
2. Tenho um medo razoável de ganhar 1kg.
3. Tenho muito medo de ganhar 1kg.
4. Eu tenho pavor de ganhar 1kg.

3) Você já fez alguma dieta?

0. Não.
1. Já fiz dieta uma vez.
2. Já fiz dieta mais de uma vez.

4) Qual a importância do peso para você, em comparação com outras questões em sua vida?

0. Meu peso não é tão importante quanto outras questões na minha vida.
1. Meu peso é um pouco menos importante do que algumas questões na minha vida.
2. Meu peso é tão importante quanto outras questões na minha vida.
3. Meu peso é mais importante do que a maioria das questões na minha vida.
4. Meu peso é a coisa mais importante na minha vida.

5) Alguma vez você se sente gordo/a?

0. Nunca
1. Raramente
2. Às vezes
3. Muitas vezes
4. Sempre

Pontuação: Você deve ter percebido que uma pontuação mais alta indica mais preocupação com o peso. Em uma pesquisa analisando mulheres adultas entre 20 e 40 anos, a pontuação média mais frequente ficou em torno de 8.[9] Não existe um valor empírico acima do qual se possa afirmar que a percepção do indivíduo quanto ao próprio peso é realmente problemática. No entanto, minha opinião profissional é de que a percepção saudável do peso corresponde a um *score* inferior a 6. Sim, esse valor é menor que a média, ou seja, a maior parte das pessoas, pelo menos do sexo feminino, manifesta uma ansiedade pouco saudável com o próprio peso.

O corpo é... um veículo para o despertar da consciência. Cuide dele com amor.

— Buda

Caia na real

Qual foi a sua pontuação na Escala de Percepção do Peso? Mesmo com uma pontuação acima da média, ou seja, com uma preocupação exagerada com o peso, é possível transformar a sua insatisfação em satisfação e aceitar o seu corpo como é. Não vou fingir que isso é fácil; vivemos em uma cultura obcecada com a perfeição física. Eu também não acordo todo dia cheia de amor pelo meu corpo. Não gosto das minhas pernas; quase sempre consigo aceitá-las, mas não ficaria triste se elas fossem mais longas, finas e parecidas com as da Gwyneth Paltrow! Em revistas ou no cinema somos expostos a um número extraordinário de corpos "perfeitos". Se tiver o menor contato com a cultura popular, você já viu celebridades como Ryan Gosling, Brad Pitt, Angelina Jolie ou Jessica Alba quase nuas. Ao ver essas pessoas, não há como não sentir pelo menos um pouco de desânimo com nossos corpos.[10] Para a maioria de nós é praticamente impossível conseguir uma forma física como a dessas celebridades. Não se produz um corpo de celebridade fazendo dieta. Mesmo com cirurgia cosmética dispendiosa, um personal trainer, um chef exclusivo e a melhor abordagem para controle de peso (a deste livro, é claro!), a maioria de nós nunca terá o corpo "perfeito". Na verdade, a maioria das celebridades também não tem o corpo perfeito. Nós os vemos maquiados, produzidos e retocados com Photoshop: o que vemos não é o que eles *realmente* são! Quase ninguém tem um corpo hollywoodiano — nem mesmo as estrelas de Hollywood. Quanto mais cedo aceitarmos esse fato e definirmos metas realistas para a perda de peso, mais felizes seremos.

É verdade, um pouco de autoaceitação pode nos levar muito longe! A maioria das mulheres nunca terá o bumbum da Jennifer Lopez e a maioria dos homens nunca conquistará um tanquinho como o do David Beckham. É claro que se passarmos o dia na academia e controlarmos cada partícula de comida que entra na boca, talvez consigamos chegar perto disso, mas esse estilo de vida não é viável para a maioria. Graças a Deus, porque isso é trabalho e pressão demais! Quase todo mundo estuda, cria filhos, tem uma profissão ou participa de atividades e interesses onde vive. Em suma, temos funções e responsabilidades que nos impedem — ou deveriam impedir — de dedicar a maior parte do tempo a cuidar do corpo e do peso. A vida é curta e cheia demais para ficarmos obcecados com nossos corpos.

Não entre na pilha da mídia

É difícil resistir ao apelo das capas de revistas mostrando famosos enquanto esperamos na fila do supermercado. Sempre há uma celebridade que acabou de perder o peso da gravidez ou ganhou vinte centímetros de bíceps para o novo filme. Muitas vezes eu me pergunto "o que eu tenho a ver com o peso atual da Kim Kardashian?". No entanto, às vezes me surpreendo lendo as manchetes sobre o namorado ou marido dela naquela semana ou sobre quantos gramas ela ganhou ou perdeu nos últimos dias. Gosto de pensar que essas manchetes, imagens e histórias são uma diversão inofensiva, embora não sejam um grande estímulo para o intelecto.

No entanto, as pesquisas da psicologia demonstram de forma convincente que essa visão está errada.[11] A exposição a "imagens midiáticas idealizadas" como as fotos de capas de revistas provoca níveis mais baixos de satisfação com a imagem corporal em adolescentes e adultos.[12] Ainda mais preocupantes são as pesquisas segundo as quais as celebridades influenciam de forma expressiva os sentimentos dos adolescentes sobre seus corpos[13] aumentando nesses jovens a insatisfação corporal, diminuindo a autoestima, alimentando a depressão e agravando o risco de transtornos alimentares.[14]

Não só as revistas, mas os programas de TV também influenciam nossa imagem corporal. Em pesquisa realizada em meu laboratório, constatamos que os programas sobre remodelação física prejudicam a visão dos telespectadores sobre a própria aparência.[15] Por exemplo, os indivíduos que assistiam ao programa *Extreme Makeover*, no qual a aparência física de uma mulher é radicalmente transformada inclusive com uso de cirurgia plástica, mostraram mais propensão a também querer uma cirurgia cosmética! Eles não só queriam modificar os próprios corpos, mas também acreditavam que isso poderia torná-los muito mais atraentes e felizes — como a mulher do *reality show*. Esses resultados foram confirmados por outras pesquisas e mostram claramente que os indivíduos constantemente expostos à mídia estão sendo treinados para acreditar que uma mudança na aparência é a chave do sucesso e da felicidade.

Sendo assim, devemos parar de ler essas revistas e de assistir televisão? Para a maioria, essa não é uma maneira realista de melhorar a imagem corporal. Alguns pesquisadores sugerem que os pais restrinjam o acesso dos filhos a certos meios de comunicação ou usem a mídia para reforçar neles as atitudes e os comportamentos saudáveis sobre os próprios corpos — por exemplo, vendo televisão com eles.[16] Quanto a nós, que somos bombardeados com milhares de anúncios por dia, precisamos nos manter conscientes de que essas imagens podem prejudicar nosso bem-estar.[17] De qualquer modo, o mito de que uma mudança física pode transformar toda a sua vida é só isso: um mito. É um conto da carochinha que nos vendem desde que éramos bem pequenos.

Minha contenda com a Barbie

Embora eu me considere feminista, gosto de fazer "coisas de mulherzinha" com minha filha. Pintamos as unhas juntas, faço penteados nela, compramos roupas uma com a outra. No entanto, o que eu não aceito em nossa casa são Barbies. Minha filha odeia essa regra e tenho certeza de que alguns dos nossos amigos acham isso muito estranho ou absurdo. Mas antes que você jogue em mim seu Ken ou seu Corvette cor-de-rosa, deixe que eu me explique.

As bonecas Barbie são o epítome da imagem que as meninas desejam ter e os meninos querem que as namoradas e futuras esposas tenham. Mas a cinturinha fina e os seios grandes, e mais ainda os pés arqueados e a ausência completa de pelos, deixariam uma mulher de verdade incapaz de ficar de pé ou de desempenhar qualquer função. Já foi calculado que na vida real a Barbie teria 1,80m e pesaria 50kg. No entanto, uma avaliação científica criteriosa concluiu que, se a Barbie tivesse 1,68m de altura, suas medidas de busto-cintura-quadris seriam 81-40-73.[18] Mesmo com implantes de silicone, lipoaspiração e uma boa cinta, poucas mulheres conseguiriam ter essas proporções.[19]

Pesquisas indicam que, tal como as revistas e os filmes, a Barbie também afeta o ideal de magreza e a estima corporal de nossas filhas. A estima corporal é semelhante à imagem corporal, porém com mais ênfase em como as pessoas se *sentem* com relação a seus corpos.[20] Em um estudo, meninas de cinco a oito anos foram expostas a imagens da Barbie, da boneca Emme — cujas medidas correspondem ao tamanho 48 ou GG e foram copiadas da modelo plus-size Emme — ou de nenhuma boneca. As meninas do grupo da Barbie mostraram mais interesse em ser magras e apresentaram menos estima corporal que as meninas dos outros dois grupos.

Minha filha está crescendo e não acho que brincar com uma Barbie de vez em quando possa corromper completamente sua visão da condição feminina. Contudo, diante do que faço para ganhar a vida, preciso firmar uma posição. Afinal, para mim o mais importante é conversarmos com nossos filhos sobre imagem corporal. Eu digo para minha filha que "mulheres de verdade não são como a Barbie"; "Não quero que no futuro você ache que precisa ser como a Barbie"; "Você é linda exatamente como é";

> e "O que você tem no cérebro é mais importante do que sua aparência". Espero que um dia ela olhe para trás, entenda minha regra de banimento e isso traga benefícios para sua imagem corporal. Também pode ser que ela fique tão apaixonada pela boneca proibida que acabe trabalhando na fábrica da Mattel.

O mito da transformação

A maioria das dietas e muitos outros artifícios de embelezamento tiram partido de nossas inseguranças e tentam nos fazer pensar mal de nós mesmos: seus braços são flácidos, seu pênis é pequeno demais, sua barriga é muito grande, seu bumbum é enorme.

O marketing por trás de uma imensidade de produtos como sutiãs, aparelhos para aumentar o pênis e, óbvio, dietas, é muito simples: você é imperfeito e com certeza se sente infeliz, mas nosso produto vai torná-lo mais perfeito e mais feliz. Ele vende o que os especialistas em imagem corporal chamam de "mito da transformação". Se você tentar se transformar fisicamente usando produtos sempre caros e em geral ineficazes, não só ficará mais atraente, mas tudo em sua vida será melhor. A ilusão é muito tentadora e esses produtos proliferam alucinadamente. Todo mundo quer ser mais bonito e mais feliz. O que precisamos é definir metas viáveis de melhoria física e perceber quais produtos estão apenas explorando nossas inseguranças com a aparência física.

Alguma vez você mudou o penteado e achou que ficou maravilhoso? Talvez na primeira semana tenha ouvido elogios. Talvez tenha sentido mais confiança em sua aparência depois de cortar o cabelo. No entanto, é provável que o aumento da autoestima tenha durado pouco. Aposto que o novo penteado não rendeu uma promoção ou um novo emprego. Provavelmente você não conseguiu um novo namorado ou namorada. É quase certo que sua felicidade não tenha durado mais que algumas horas, no máximo alguns dias, se o corte tiver sido de fato espetacular. Os cientistas que acompanham a evolução de pacientes que fizeram cirurgia cosmética também identificam um padrão como esse. Pacientes de plástica de nariz tendem a gostar mais do novo nariz logo após o procedimento e em geral se sentem mais felizes consigo mesmos por alguns meses.[21] Com o tempo, porém, fica mais evidente que "corrigir" o nariz não corrigirá toda a sua vida. Pensar o contrário é sucumbir ao mito da transformação, o mito de que uma mudança física pode mudar toda a sua vida. Ah, se a vida fosse assim tão simples! Até mesmo as celebridades que admiramos têm imperfeições. Quando aceitamos nossas imperfeições, não só evitamos a obsessão com o peso, como ficamos mais felizes. Isso é importante, já que as pesquisas mostram que de qualquer forma uma aparente "perfeição" não garante a felicidade eterna.

Até as modelos que vemos nas revistas gostariam de ser como as próprias imagens.

— Cheri K. Erdman, autora de Nada a perder: como viver feliz no corpo que você tem

---

A grande ilusão

A influência dos meios de comunicação em nossa imagem corporal e na percepção do peso é ainda mais crítica porque as mensagens que a mídia veicula são desonestas. A maioria das imagens que vemos sofreu edições. De fato, os profissionais "do mercado" consideram normal o fato de que as fotografias sejam editadas, retocadas, e, em muitos casos, drasticamente alteradas. Uma cabeça pode ser colocada em um corpo diferente. Um corpo pode ser esticado para parecer mais magro. A manipulação de fotos já se transformou em uma forma de arte em si mesma. No entanto, começamos a reconhecer que essas fotos são enganosas e potencialmente prejudiciais para quem as vê, o que suscitou propostas de que as fotografias manipuladas sejam identificadas como tal.

Em um estudo recente, grupos de mulheres jovens foram apresentadas a fotos de revistas de moda.[22] Algumas mulheres viram as fotos como saíram na revista, enquanto outras mulheres viram as mesmas fotografias com uma advertência de que elas haviam sido alteradas digitalmente. As mulheres do segundo grupo mostraram mais satisfação com a imagem corporal que as mulheres que visualizaram fotos sem a advertência. Constatações como essa levaram a Associação Médica Americana a se manifestar contra o excessivo retoque de fotos, que foi classificado como uma ameaça à saúde pública.[23] Algumas mulheres famosas, como Jamie Lee Curtis, Kate Winslet e Nigella Lawson, já pediram que suas fotos *não sejam* retocadas, na tentativa de combater os efeitos negativos da "falsidade publicitária" nas fotografias.

O uso excessivo de retoque de fotografias levou a National Press Photographers Association, uma associação de fotógrafos dos Estados Unidos, a propor um código de ética que institua a obrigatoriedade de exatidão e fidelidade nas fotos de publicidade.

O código insiste em que os fotógrafos "não manipulem imagens [...] de modo a iludir os espectadores ou apresentar uma imagem falsa do objeto".[24] Infelizmente, nem todos os fotógrafos e anunciantes levaram a sério esse convite à honestidade. Em 2009, um anúncio da Ralph Lauren com a modelo Fillipa Hamilton causou a maior comoção porque a imagem foi tão alterada que a cabeça da moça parecia mais larga que os quadris.[25] No mesmo ano, um anúncio com Twiggy, um ícone da moda, causou ampla discussão no Reino Unido sobre a proibição de retoques em fotos. Em uma campanha de um produto antienvelhecimento, o rosto de Twiggy foi retocado para aparentar que, aos 59 anos, ela praticamente não tinha rugas. Por fim, a Advertising Standards Authority proibiu esse anúncio específico, mas essa ação isolada contra a propaganda enganosa mal abalou a avalanche de imagens falsas a que somos expostos todos os dias.[26]

Entrevista com Eric Bauer, fotógrafo
http://visionsofnature.wix.com/elbweddingphotography

Eric Bauer é um fotógrafo profissional com mais de 15 anos de experiência fotografando arquitetura, produtos, retratos, esportes, eventos corporativos e casamentos. Ele tem mestrado em fotografia pelo prestigioso Brooks Institute of Photography em Santa Barbara, na Califórnia. Mostro a seguir alguns trechos de uma entrevista que fiz com ele.

CM: Quando faz fotos para publicações, você retoca as imagens?

EB: Quase 100% das imagens usadas em revistas são retocadas por um editor profissional. Geralmente, o fotógrafo produz as imagens e as repassa para outro profissional. O que a maioria das pessoas não sabe é que existe gente que ganha a vida editando e retocando fotos.

CM: Em sua opinião profissional, que percentual das fotos publicadas em revistas de grande circulação sofre retoques?

EB: 99,99% dessas fotos são retocadas. Talvez isso só deixe de acontecer quando o objetivo for fazer as pessoas parecerem menos atraentes.

CM: Você acha que as fotos de revistas e anúncios são enganosas? Nesse caso, a situação envolve um problema moral? Você acha que os fotógrafos devem ser obrigados a informar quando as fotografias foram alteradas?

EB: As fotos são alteradas e são enganosas quando alguém quer vender um produto e isso é moralmente errado. Os jovens são os que menos percebem que essas imagens são falsas e isso pode abalar a opinião deles sobre si mesmos. Se um aviso ou ressalva puder proteger a saúde e o bem-estar dos jovens na sociedade, esta poderia ser uma boa ideia. No entanto, não acredito que a indústria vá colaborar com a inclusão de advertências como essa, principalmente na indústria da moda. A situação é diferente quando as fotos são alteradas para criar uma obra de arte. O fotógrafo tem a prerrogativa de tornar mais bonitas as imagens da vida real.

Como vencer a ansiedade com o corpo

Como a mídia nos afoga em mensagens negativas sobre nossos corpos, podemos pensar que esta é uma batalha perdida: como podemos amar nossos corpos nus quando somos tão imperfeitos? Em vez de se olhar no espelho e procurar defeitos, volte sua atenção para detalhes de seu físico que acha bonitos. Você pode ter cabelos maravilhosos, lábios sedutores, pernas bem torneadas, olhos grandes ou pés bem feitos. Sempre que tiver vontade de se criticar, pense nas características físicas de que se orgulha e lembre-se de que ser perfeito é impossível, mas se aceitar é perfeitamente viável.

Deixe-me perguntar uma coisa: nesses anos todos em que você [...] se despiu na frente de um cavalheiro, algum deles a mandou embora? Algum deles foi embora? Não? É porque eles não dão a mínima! Um homem está em um quarto com uma mulher nua! Ele acabou de ganhar na loteria!

— **Elizabeth Gilbert, escritora**

Além de dedicar tempo a manter uma atitude positiva, aqui estão algumas maneiras óbvias e quase sempre cientificamente comprovadas de reduzir a insegurança com a aparência:

- **Faça exercícios.** Dúzias de pesquisas mostram que a atividade física melhora a imagem corporal.[27] Sei por experiência própria que, quando me exercito regularmente, além de me sentir em forma e saudável, também gosto mais do meu corpo. Os exercícios melhoram a aptidão física, mas também nos ajudam a valorizar o corpo porque, além de ficar mais bonito, ele se move com mais agilidade.
- **Fuja do espelho.** Apesar de ser aconselhável ficar algum tempo em frente ao espelho enquanto escova os cabelos, aplica maquiagem etc.,

não é preciso gastar muitas horas por dia diante do espelho. Um exame demorado invariavelmente resulta em críticas como "por que minhas pernas não são mais finas, meu bumbum menor, minha barriga mais definida?", e críticas sempre alimentam a depressão.[28] Portanto, antes de sair se olhe pelo tempo suficiente para ter certeza de que não tem os dentes sujos ou o cabelo arrepiado e volte a atenção para questões mais importantes.

- **Concentre-se em outros atributos.** É importante lembrar que, além dos atributos físicos, você tem muitas outras qualidades. Concentre-se nas qualidades. Se não conseguir identificá-las, peça a ajuda de um amigo ou uma amiga. Tenho uma amiga que está sempre na moda e elegante, mas constantemente preocupada com o peso. Eu tento lhe lembrar que, além de estar sempre bonita, ela também tem muitas outras qualidades que adoro: é divertida, gentil, uma amiga maravilhosa e uma excelente companheira de compras. Este conselho é seguro, pois várias pesquisas constataram que o excesso de atenção no físico nos impede de ver aspectos que poderíamos apreciar muito mais. Por exemplo, um estudo procurou obrigar mulheres jovens a pensar sobre a própria condição física as fazendo experimentar e usar maiôs, enquanto outras participantes experimentavam suéteres. Para testar o "bem-estar" com esses tipos de vestuário, as jovens fizeram uma prova de matemática usando aqueles trajes. As que usavam maiôs tiveram resultados piores na prova de matemática que aquelas que usavam suéteres. Por quê? A sensação de vulnerabilidade e o pensamento constante na aparência física parecem causar muita insegurança. Imagine tudo o que poderíamos realizar se gastássemos menos tempo pensando na aparência![29]

- **Busque boas companhias.** As pessoas com quem andamos têm um papel importante em nossa imagem do corpo e em outros problemas semelhantes. As mulheres preocupadas com o peso levam as amigas a também se preocupar com o peso. Em contrapartida, as mulheres que conversam com as amigas sobre exercícios físicos têm uma imagem corporal mais positiva.[30] Aparentemente podemos concluir que é melhor frequentar pessoas conscientes da importância da saúde, mas não obcecadas com o corpo ou constantemente às voltas com dietas revolucionárias. Não estou sugerindo que você dispense os amigos que não gostam do próprio corpo, mas é bom conhecer os efeitos que eles podem ter sobre você. Amigos nunca são demais, mas é aconselhável procurar gente que tenha uma atitude mais saudável com relação ao próprio corpo.

A aceitação de si é contrária à saúde?

Este livro fala da necessidade de perder peso para ter saúde, mas também da necessidade de aceitar as próprias imperfeições físicas. Essas duas mensagens não são necessariamente contraditórias. Quando você gostar de si, mesmo tendo imperfeições, será muito mais capaz de cuidar de si e aderir a meu esquema para perda de peso.

Um pouco de aceitação e até mesmo por si promove tanto a saúde física quanto a saúde mental. Às vezes digo a meus alunos para "conversarem consigo mesmos com mais carinho" e cuidarem do corpo como cuidariam de um amigo querido. Quem diria a um amigo ou a uma amiga que ele ou ela está muito gordo? Se você gasta muita energia em irritação consigo, em frustração com seu peso ou em raiva de sua aparência, a solução mais lógica é tomar uma atitude drástica para se melhorar. No entanto, a gestão de peso saudável não é drástica; ela é gradual. Para embarcar em um programa duradouro de gestão de peso, você precisa ser paciente consigo mesmo. Não custa nada admitir que o peso é só um aspecto da sua vida e que você deve se valorizar pelas suas inúmeras qualidades e capacidades.

Não vou fingir que é fácil ter paciência consigo e se aceitar. Diariamente, inúmeras mensagens nos falam da necessidade de melhorar alguma parte de nossos corpos. Milhares de produtos, procedimentos e planos de dieta prometem nos tornar perfeitos. Esses milagres instantâneos são atraentes porque oferecem o que tanto queremos conseguir. Mas, se aceitarmos pelo menos um pouco o que somos, não precisaremos desses artifícios.

Valorize seu corpo, valorize sua saúde

Gostar do próprio corpo é física e mentalmente importante.[31] Contudo, para gostar do corpo, precisamos vê-lo como realmente é. Precisamos ser mais gentis conosco do que costumamos ser. Devemos parar de buscar defeitos em nós e começar a nos lembrar do que temos de bom. Tentar valorizar as características pessoais que nos fazem seres diferentes de todos os outros. Há gente de todos os tamanhos e formas.

Isso é uma convocação. Um pedido para você ter complacência, clemência e generosidade consigo mesmo. Da próxima vez que se olhar no espelho, procure esquecer o roteiro segundo o qual você é gorda demais ou inexpressiva demais, muito desbotada ou muito velha, com olhos muito pequenos ou nariz muito grande; simplesmente se olhe no espelho e veja seu rosto. Quando abolimos a crítica, o que vemos é apenas nós mesmos, sem julgamento, e esse é o primeiro passo para transformar nossa experiência do mundo.

— **Oprah Winfrey**

Isso também nos ajuda a ver nossos corpos não apenas como algo que "exibimos" fisicamente. O papel deles não é só estético, também é funcional. Em geral consideramos nossas funcionalidades naturais até que uma lesão ou o envelhecimento nos impedem de realizar atividades que costumavam ser possíveis. Se você já quebrou o pé e ficou impedido de andar, ou tem problemas nas costas e às vezes sente dor, entende o que digo quando afirmo que o aspecto funcional do nosso corpo é muito mais importante do que a aparência física. Às vezes preciso me lembrar de que, apesar de ter muitas imperfeições, hoje posso correr distâncias muito maiores do que em qualquer outra época de minha vida. Com a meia-idade chegando, fico muito feliz em saber que meu corpo é forte e saudável; tenho certeza de que posso superar a Gwyneth Paltrow em qualquer corrida!

 Podemos viver em uma cultura obcecada com a aparência, mas não precisamos deixar o bom senso ser sufocado pela vaidade. O bom senso valoriza mais a saúde e a boa forma do que o visual. Quero ajudar você a amar seu corpo nu, fornecendo-lhe as ferramentas para emagrecer de forma sustentável e para melhorar sua saúde e sua operacionalidade. Quero que você pareça mais atraente, se sinta melhor e tenha mais mobilidade hoje e durante muitos anos.

- Emagrecer pode nos fazer gostar do corpo, mas gostar do corpo também ajuda a emagrecer — tudo depende de definirmos expectativas e metas adequadas.
- Os corpos que usamos como padrão para avaliar os nossos quase sempre são falsos; temos de adotar expectativas realistas para o nosso corpo.
- Este livro não pretende dar a você o corpo "perfeito", pois isso não existe. O objetivo aqui é dar a você um corpo em forma e saudável que você possa amar, vestido ou nu.

Continue Esperto

5

FASE DOIS
Um pouco de cada vez

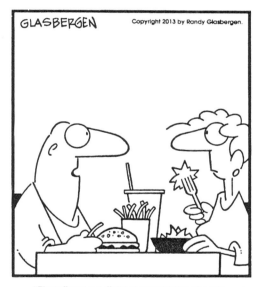

"Ficar firme na dieta requer muita energia. Não dá pra fazer isso com o estômago vazio."

O sucesso é a soma de pequenos esforços repetidos dia a dia.

Robert Collier, escritor

Agora você já se pesou e tem uma visão realista de sua condição. Também já começou o trabalho diário de aceitar quem você é e quanto pesa no momento. Chegou a hora de analisar melhor suas rotinas de alimentação e exercícios e ver como podem ser mudadas para adquirir hábitos mais saudáveis que você queira adotar para toda a vida. Para começar, o que você acha dos seus hábitos alimentares? Quais deles você aprova e quais gostaria de mudar? Pense no que anotou em seu diário quando leu o Capítulo 3 e identifique os alimentos saudáveis — frutas, verduras e legumes — que comeu e as escolhas não muito saudáveis, como batatas fritas ou doces. Avalie também até que ponto você é ativo. Agora se prepare para começar a fazer mudanças!

Com o tempo, cada bocado conta

Nosso objetivo não é eliminar todos os alimentos menos saudáveis; uma vida sem bolo talvez não mereça ser vivida. O objetivo é identificar alimentos saudáveis que possa comer com prazer, regularmente, e localizar atividades físicas que queira adicionar à sua rotina diária ou praticar com mais regularidade. Você precisa formar hábitos saudáveis que seja capaz de manter pelo resto da vida. A propósito, hábitos saudáveis podem incluir um pouco de bolo e até mesmo alguns biscoitos e quantidades moderadas de sorvete e doces. Não é necessário ter uma alimentação "perfeita" para ser saudável. É mais fácil ser feliz e dedicado a um estilo de vida saudável se você trabalhar com expectativas razoáveis.

A ciência comprova que uma boa forma de trocar hábitos prejudiciais por hábitos saudáveis é mudar aos poucos. Para atingir seguramente seus objetivos, você precisa começar estabelecendo metas menos ambiciosas, mas viáveis.[1] Para a maioria das pessoas, cortar de uma vez todos os petiscos ou guloseimas é quase impossível, então é pouco provável que essa meta seja sustentável. Sendo assim, você precisa começar por fazer uma pequena alteração por semana em sua dieta, até ficar satisfeito com o novo regime alimentar. Para alguns pode ser preciso fazer uma pequena alteração por semana durante dez semanas. Outros podem sentir que já estão no caminho certo depois de três ou quatro semanas.

> **Neste capítulo, você irá aprender...**
> - A avaliar sistematicamente seus hábitos de alimentação e atividade física para melhorá-los.
> - A mudar *um hábito por semana*, para emagrecer gradualmente e melhorar a saúde.
> - A entender a importância da paciência, da diligência e da visão de longo prazo ao embarcar na Fase 2. De acordo com a quantidade de peso que você queira perder ou da quantidade de hábitos que deseje alterar, essa fase pode durar três semanas ou três meses; você decide!

Fique Esperto

Você saberá que já "fixou" os novos hábitos quando tiver alcançado seu objetivo realista de peso e se sentir mais saudável e mais feliz. Nosso método não causa um emagrecimento drástico e imediato, mas uma perda de peso com essas características não é sustentável. Lembre-se, as dietas drásticas não funcionam e muitas vezes resultam em ganho de peso, em vez de perda. Não se deixe seduzir e passar pela frustração causada por essas dietas. Você está tentando mudar seus hábitos para *promover perda de peso e melhoria da saúde para o resto da vida.*

Nas próximas páginas você encontrará sugestões de mudanças em seus hábitos alimentares. Ao ler essas sugestões, reveja o diário que elaborou segundo as instruções do Capítulo 3. Pense em seus hábitos alimentares atuais e no que poderia cortar com facilidade em sua rotina diária. Lembre-se: você não tem que suprimir qualquer alimento para sempre, basta remover dos hábitos *diários* algumas opções menos saudáveis. Vou explicar como trocar esses alimentos por alternativas saudáveis durante uma semana. No fim de semana, você deve fazer um exame de consciência e decidir honestamente se consegue viver com tal mudança. Em caso afirmativo, passe para o próximo item. Tenha em mente que isso não é uma corrida. Vá com calma e concentre-se em mudar apenas um item alimentar por semana.

Quero fazer uma advertência: neste capítulo vamos falar sobre calorias, mas esse tema será detalhado no Capítulo 7. Embora eu não recomende que se conte calorias o tempo todo, vale a pena prestar atenção nas informações nutricionais quando começamos a estabelecer bons hábitos alimentares. Às vezes, alimentos que parecem saudáveis escondem um monte de calorias, gorduras, açúcar ou sal e não são nada saudáveis! Quando já souber quais as comidas favoritas que também são boas para sua saúde (e em que quantidade!), não precisará mais se preocupar com as informações nutricionais. Garanto que depois de eliminar de sua dieta os alimentos prejudiciais e de estabelecer uma boa rotina alimentar, você não terá que se preocupar todo dia com os detalhes de sua alimentação!

■ A história de Danielle

Quando comecei a seguir os conselhos da Dra. Markey para perder peso, o que mais mudei em meus hábitos alimentares foi o café da manhã. Eu costumava comer o que aparecesse — um brioche, uma torrada — e sair correndo porta afora. Escolhia o que fosse mais fácil. Agora planejo o café da manhã quando faço compras no supermercado. Procuro ter em casa opções simples, mas saudáveis. Às vezes como um ovo cozido e um muffin. Outras vezes preparo aveia cozida e completo com uma banana. Tenho mais energia e gosto de começar o dia com uma boa refeição.

Mudar o que bebia e lanchava também foi fundamental para minha perda de peso. Eu costumava comer batatas fritas à tarde, mas agora como alguma fruta. Parei de buscar um pacote de batatas fritas e um refrigerante às três da tarde e procuro ter à mão pelo menos uma banana. Também aboli o refrigerante comum. Às vezes ainda tomo uma Coca Zero, mas procuro tanto quanto possível beber apenas água.

Mudar um alimento de cada vez é muito mais simples do que qualquer dieta que fiz no passado. Para mim, o melhor de tudo foi criar uma rotina de comer o que gosto, que seja saudável, tenha um teor relativamente baixo de calorias e seja fácil de preparar. Fiquei maravilhada quando o peso começou a diminuir! Perdi 10kg em pouco mais de dois meses! E mais de um ano depois eu não recuperei o que perdi!

— ***DANIELLE***, 33 ANOS, ENFERMEIRA

Dieta de menos líquidos

A maneira mais fácil e eficaz de reduzir calorias e outros nutrientes indesejáveis como o açúcar é mudar o que se bebe. Se 80% do tempo você bebe água e no tempo restante bebe leite semidesnatado ou desnatado, então pode pular esta seção. Porém, a maioria de nós não consome líquidos dessa forma, portanto sugiro que você continue a ler.

Muita gente não considera as bebidas como uma parte da dieta; o que não é sólido, quase sempre é ignorado e considerado "inocente". No entanto, os maiores culpados pelas calorias vazias na dieta dos norte-americanos são líquidos, principalmente os refrigerantes e outras bebidas que contêm açúcar: sucos, bebidas isotônicas e bebidas energéticas.[2] Admito que a maioria dessas bebidas tem sabor agradável e se você tem o costume de consumi-las, pode ser difícil parar. No entanto, "beber calorias" é uma das maneiras menos gratificantes de consumi-las e é uma das formas mais rápidas de ganhar peso. Estima-se que os refrigerantes e as bebidas com açúcar contribuem mais que quaisquer outros alimentos ou bebidas para o aumento da obesidade.[3] Por essa razão, algumas cidades e estados têm pensado em aumentar a tributação sobre os refrigerantes e até mesmo proibir a venda de muitas dessas bebidas. Trezentos e cinquenta mililitros de refrigerante contêm quase 150 calorias e 39g de açúcar. Também sabemos que a maioria dos refrigerantes não é vendida ou consumida em recipientes de 350ml. Se você comprar um Big Gulp, uma bebida muito popular nos Estados Unidos, levará um litro de refrigerante com quase 400 calorias e mais de 90g de açúcar. Um café da manhã razoável tem cerca de 400 calorias, ou ainda menos no caso da maioria das mulheres. Então, o que você prefere: uma refeição matinal saudável ou um refrigerante grande no almoço? Espero que você não tenha dúvida (dica: café da manhã!).

Infelizmente, os sucos não são muito melhores do que os refrigerantes, pois também contêm açúcar, apesar de muitos fabricantes afirmarem que seus produtos são "naturais". Por exemplo, 250ml ou uma xícara de um dos meus sucos favoritos, oxicoco com uva, contém 140 calorias e 35g de açúcar. Ao contrário dos refrigerantes, os sucos têm algum valor nutricional, mas a informação sobre nutrientes no rótulo de alguns deles é extremamente enganosa; muitos têm uma quantidade de fruta bem menor do que a publicidade quer nos fazer acreditar. O suco de oxicoco é conhecido pelos benefícios para a bexiga, mas essa alegação é apenas parcialmente verdadeira. Os ingredientes encontrados no suco puro dessa fruta, ou seja, sem açúcar, ajudam a evitar que as bactérias se fixem nas paredes da bexiga, diminuindo a probabilidade de infecção. De fato, a acidez da fruta faz a bexiga precisar ser esvaziada regularmente. Uma bexiga sensível ou com lesões será prejudicada pelo consumo desse suco. Mas a maioria dos sucos industriais de oxicoco contém açúcar e traz benefícios quase nulos para a saúde. Também o suco de laranja, que contém altas doses de vitaminas C e B e às vezes é fortificado com cálcio, contém mais ou menos 110 calorias e 22g de açúcar em 250ml. É muito melhor beber um copo de água e comer uma laranja de verdade e com isso ingerir 60 calorias, 12g de açúcar e ainda uma quantidade de fibras, para completar!

Bebidas alcoólicas e café também são fontes de calorias desnecessárias. Muita gente não sabe que uma taça de vinho de 150ml vale 120 calorias. Que 250ml de cerveja podem ser uma delicia, mas também valem cerca de 150 calorias. Um martini em uma taça de 150ml pode variar de 120 a 300 calorias, dependendo dos ingredientes usados. Da mesma forma, para tristeza dessa amante de margaritas, o teor calórico desse primo da caipirinha é de 150 a 300 calorias, dependendo dos ingredientes e do tamanho da porção. E o café diário na Starbucks? Um copo pequeno de café sem creme de leite ou açúcar pode ter apenas 5 calorias. Mas um Café Chocolate Branco de 470ml contém 417 calorias.

O refrigerante magro

Nos últimos anos, talvez nenhuma substância que possa ser ingerida e seja legal tenha sido tão pesquisada, comentada e regulamentada quanto os refrigerantes. Essa atenção parece ser justificada. Estima-se que cerca de metade da população dos Estados Unidos com mais de dois anos de idade consome refrigerante diariamente.[4] Na verdade, é provável que quase 10% da ingestão calórica dessa parcela da população corresponda a esse tipo de bebida.[5] O consumo de refrigerantes foi associado ao aumento nos índices de obesidade nos Estados Unidos e parece também estar relacionado com o recente aumento do diabetes tipo 2.[6]

Centenas de estudos analisaram a correlação entre o consumo de refrigerantes e o peso. Um estudo com 500 mil adolescentes da Califórnia encontrou uma forte ligação entre as taxas de obesidade dos estudantes e a distância entre a escola e um restaurante de *fast-food*.[7] Qual é a importância dos refrigerantes nesse quadro? Adolescentes que tinham fácil acesso ao McDonald's, ao Taco Bell ou a restaurantes do mesmo tipo mostraram menos interesse por frutas e legumes e muito mais propensão a tomar refrigerante. O responsável pela obesidade dos adolescentes não era a comida; era o refrigerante! Nem mesmo quem consome refrigerante diet está imune aos efeitos negativos dessas bebidas. Um estudo recente que cobriu um período de dez anos encontrou uma ligação clara entre o consumo de refrigerante diet e a ocorrência de derrames, infartos do miocárdio e morte vascular, ou seja, de doenças cardiovasculares e suas decorrências.[8] Então, o que fazer quando se adora refrigerantes? Esses estudos não são fortes recomendações pelo consumo dessas bebidas, mesmo do tipo diet, mas mostram como são complexas as descobertas das pesquisas sobre elas.

Quando analisamos uma vasta gama de estudos, vemos claramente que o consumo de refrigerantes está associado com inúmeras consequências negativas. Isso parece ser mais verdadeiro para os refrigerantes comuns. Este livro quer trazer essas informações científicas, explicá-las, e aplicá-las à sua vida. Às vezes ciência tem tudo a ver com o bom senso; você provavelmente já sabia que refrigerantes comuns não contêm ingredientes nutritivos e têm alta concentração de açúcar e calorias. No entanto, às vezes a ciência revela achados surpreendentes, como a potencial ligação entre as bebidas diet e

> certos problemas de saúde. Sabemos que os refrigerantes não são a bebida ideal. Apesar disso, não afirmamos que você nunca deva bebê-los! Eu acho que no cinema não há nada mais gostoso que pipoca e Coca-Cola e não tenho a menor intenção de me abster de todo desse prazer absurdamente caro.

Beba menos calorias

Diante disso, como lidar com todas essas calorias sem valor nutricional? Vejamos: na primeira semana de modificação dietética, tente fazer uma simples alteração no que bebe. Se você costuma tomar um café com chocolate branco todo dia, troque-o por um expresso regular ou mesmo por um Latte desnatado, aromatizado e sem açúcar, que tem 90 calorias no copo de 470ml, em vez das 400 calorias do seu café favorito. A ideia não é se privar de bebidas que você gosta de tomar, mas consumir regularmente opções mais saudáveis. Compre sucos 100% naturais, em vez de escolher os que fornecem 10% de polpa de frutas e 90% de açúcar! Se puder, pare de comprar sucos e passe a comprar água mineral com gás (zero calorias) ou misturar o suco com água mineral e dessa forma cortar pela metade o consumo de calorias. Troque o refrigerante comum pelo diet. Se não suportar o sabor, misture meio a meio o diet e o comum. Aos poucos, tente parar totalmente de beber os dois tipos. É sério, refrigerantes não são nada saudáveis. Também esqueça o copo de vinho à noite; guarde-o para os fins de semana ou para ocasiões especiais.

Quando estiver mudando seus hábitos de consumo tome cuidado para não abandonar um hábito prejudicial e adquirir outro igualmente ruim. Por exemplo, se você parar de beber vinho durante a semana e começar a beber cinco taças aos sábados, jogará fora o esforço realizado! Comece os cortes de uma forma sustentável e vá observando como se sente.

Meu objetivo é levá-lo a parar de consumir cerca de 200 calorias por dia ao cortar as bebidas que não alimentam — ou até mais, se você costuma beber muitos líquidos diferentes de água ou leite. O leite semidesnatado e o desnatado, bem como outros tipos de leite animal ou vegetal que não tenham sido adoçados com açúcar são aceitáveis porque são bastante nutritivos e pouco calóricos. Lembre-se de que esse trabalho promove uma mudança gradual e prolongada, logo você deve procurar alterações que consiga manter. Use o bom senso. Essas mudanças dietéticas não precisam torná-lo inflexível. Se na quarta-feira você souber que foi promovido, saia e desfrute de um bom jantar e um copo de vinho para comemorar. Contudo, não encontre um motivo para celebrar toda quarta-feira. Se seu dia parecer deprimente sem a recompensa de um copo de vinho à noite, abolir esse hábito pode não ser uma mudança sustentável para você. Talvez você possa cortar o segundo copo de vinho ou eliminar outra bebida que consuma com frequência. Se, depois de avaliar as bebidas que consome, concluir que não há nada a mudar desse lado, ótimo, você terá menos trabalho para fazer. No entanto, para a maioria das pessoas é relativamente fácil e eficaz começar por mudar uma bebida de consumo diário como primeiro passo para melhorar o comportamento alimentar. Se você tiver muito a melhorar nessa área, se todo dia consome muitos cafés sofisticados, copos de vinho ou sucos, tente fazer mais de uma mudança no capítulo bebidas — só que durante uma semana.

Rich foi aluno em um dos meus cursos e eu trabalhei com ele durante algumas semanas para mudar seus hábitos dietéticos. Ele começou por eliminar as duas cervejas que tomava em quase todo jantar nos dias úteis. Ele continuou a beber um pouco nos fins de semana, mas conseguiu eliminar cerca de 1.000 calorias por semana ao cortar o álcool e trocar os refrigerantes comuns por água e refrigerantes diet. Da mesma forma, Jane, uma conhecida minha, parou de comprar sucos e chás engarrafados. Ela também eliminou cerca de 1.000 calorias por semana com o corte de uma dessas bebidas por dia. Ela mudou para água mineral com gás, não sentiu falta das bebidas de antes e acabou usando vestidos alguns números menores.

Embora a relação entre a comida e nosso peso envolva uma ciência complexa de nutrição, a aritmética pode mostrar como a eliminação de um único refrigerante por dia pode nos fazer economizar calorias e nos livrar de alguns quilos. A figura adiante mostra quantos quilos se pode evitar ao abandonar uma lata de refrigerante por dia, considerando-se diversos intervalos de tempo. Como você pode ver, deixar de beber uma lata de refrigerante em um único dia quase não faz diferença — você iria perder no máximo 18 gramas, mais ou menos o peso de três moedas. No entanto, se você mantiver essa prática durante um mês, poderá perder 600 gramas. Nada mal! Se conseguir perder o desejo por essa poção xaroposa, *você pode perder cerca de 7kg ou 53 mil calorias em um ano!*

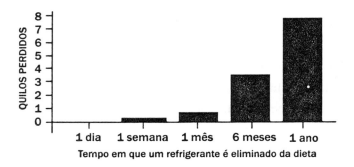
Tempo em que um refrigerante é eliminado da dieta

É claro que estamos supondo que você não trocou o refrigerante por outra bebida ou alimento pouco saudável. No entanto, é incrível como uma latinha de refrigerante pode afetar tanto a nossa saúde ao longo da vida.

Cortar calorias evitando uma bebida de cada vez pode parecer um processo lento demais para perder peso. A maioria tem vontade de cortar *agora mesmo* todos os hábitos insalubres e perder dois quilos *esta semana*. Você quer subir na balança daqui a uma semana e ver que tem um peso visivelmente menor. Embora isso possa parecer um progresso notável, meu conselho é seguir devagar e sempre. Resista à tentação de avançar mais depressa do que recomendo. Lembre-se de que você já fez dietas drásticas antes e não teve sucesso. Dessa vez, experimente ter paciência. Garanto que paciência e persistência são o segredo para mudar definitivamente seus hábitos e seu peso. Respire fundo e continue a leitura.

Cortar as guloseimas

Depois de reduzir a quantidade de calorias das bebidas durante uma semana, pelo menos, ou algumas semanas, se fez muitas alterações na sua dieta, vamos avaliar seus lanchinhos. Você é do tipo que ao longo do dia come um punhado de nozes aqui, um pacote de batatas fritas ali, uma média com pão antes da reunião da tarde? Embora muita gente ache que é preciso eliminar os lanchinhos para perder peso, nem sempre isso é verdade; basta manter as guloseimas sob controle! Um estudo recente constatou que porções pequenas de petiscos podem ser tão gratificantes quanto as porções maiores.⁹ À primeira vista isso talvez não pareça muito lógico, mas acontece que nossas mentes são tão responsáveis pela sensação de fome quanto nossos estômagos. Em outras palavras, a saciedade, aquela sensação de estômago cheio, é principalmente psicológica. Às vezes, só precisamos de uma guloseima, portanto, ela não é necessariamente ruim.

No entanto, o maior problema é que a maioria come bobagens quando ainda não está com fome. Embora se possa comer um pouco várias vezes ao dia, a hora mais tradicional para lanchar é o meio da tarde. Nesse período do dia, nossos níveis de energia começam a baixar e apelamos para a comida buscando um pouco de vigor e inspiração. Lanches podem ser um mecanismo psicológico e nutricional importante, mas o segredo é escolhê-los com sabedoria. As guloseimas vendidas em máquinas ou na cantina podem ser muito tentadoras — batata frita, biscoitos, barras de chocolate e bebidas energéticas ricas em açúcar. Como você pode imaginar, essas não são opções sensatas. Um pacote pequeno de batatas fritas contém cerca de 150 calorias, 60% das quais resultantes de gordura. Um saquinho de amendoins M&Ms tem 278 calorias, sendo 46% provenientes de gordura. Quatro biscoitos de chocolate recheados têm 160 calorias, 38% das quais de gorduras; observe que a maioria dos pacotes de biscoitos Oreo traz pelo menos oito biscoitos — ou seja, pelo menos 320 calorias. Embora o conteúdo calórico desses lanches não seja excessivo, o teor de gordura é alto, e quatro Oreo não vão satisfazer a fome por muito tempo. Por outro lado, uma banana ou uma maçã têm menos de 100 calorias e nenhuma gordura; enchem mais o estômago, levam mais tempo para serem digeridas e são mais nutritivas.

Lembre-se: comer um saquinho de amendoim M&Ms de vez em quando não deve ser motivo de preocupação e todo mundo às vezes quer um pouco de doçura! Minha meta é ver você trocar os petiscos deletérios que come *regularmente* por opções mais saudáveis. As melhores opções são as frutas, os legumes e as verduras. A maioria dos norte-americanos não inclui a quantidade necessária de frutas e legumes na alimentação diária.[10] Na verdade, muitas vezes desafio as pessoas a tentar comer frutas, legumes e verduras em excesso. Essa façanha é quase impossível, mas atenção: não aceite esse desafio se for diabético! A maioria das frutas e hortaliças têm baixo teor calórico e alto valor nutricional. Coma quanto quiser, sempre que quiser; é muito pouco provável que seu peso aumente. Se à tarde você começar a ficar louco por uma batata frita, escolha algum dos itens da lista que apresentamos a seguir. Existem outras opções que não estão na lista, mas tentei incluir apenas as que são ricas em nutrientes e relativamente pobres em calorias.

Como você pode ver, as melhores opções para lanche não podem ser encontradas na cantina da empresa e muitas vezes pedem alguma preparação. No início, pode parecer desgastante ter que planejar merendinhas para ter à mão. No entanto, depois que se acostumar a ter por perto uma maçã ou um pacote de castanhas, você ficará feliz por não ter que correr atrás de um lanche quando sentir fome. Além disso, se sentirá muito melhor depois de comer um pêssego, algumas amêndoas ou mesmo um pretzel, em vez de devorar alguns Cheetos. Para sempre fazer lanches saudáveis, você deve comprar comidinhas de que goste e mantê-las estrategicamente no carro, no escritório ou na bolsa, pasta ou mochila. Sempre tenho em meu escritório algumas barrinhas de cereais orgânicos ou um pacote de pipoca de micro-ondas com uma porção individual. Essas podem não ser as *melhores* opções de lanche, mas têm um tamanho controlado, não estragam, são gostosas, são pouco calóricas, já me sustentaram durante muitas tardes e não deixam meus dedos cobertos daquele pó alaranjado dos Cheetos. A propósito, o que será aquilo?

Como sugere a tabela a seguir, mudar seus lanches significa comprar novas opções de alimentação e parar de comprar algumas das antigas. Não compre batatas fritas se souber que não conseguirá deixar de comê-las se estiverem à mão. Se você costuma comprar chips de tortilha e não quiser abandoná-las de vez, tente comprar a versão de forno, em vez de comprar as fritas. Tal como no caso das bebidas, você deve começar por mudar um hábito de cada vez. Espere até se sentir tranquilo com a perda de um lanche menos saudável antes de passar para o próximo.

SUPER LANCHES

Sugestão	Tamanho da porção	Calorias	Gorduras (g)	Fibras (g)	Proteínas (g)	Açúcares (g)
Aipo picado	1 xíc. (101g)	16	0,2	1,6	0,7	1,8
Amêndoas	porção de 28g	163	4,6	0,9	2	0,4
Aveia instantânea pura	½ xíc. (40 g)	153	5,3	8,2	10,6	0,8
Banana	1 média (118 g)	105	0,4	3,1	1,3	14,4
Cenoura	1 média (61 g)	25	0,1	1,7	0,6	2,9
Chips de tortilha assadas	10 chips (16g)	74	2,4	0,9	1,4	0,1
Crackers de batata	18 chips	80	1,5	2	1	2
Damasco	1 inteiro (35g)	79	0,1	0,7	0,5	3,2
Edamame (vagem de soja verde)	1 xíc. (155g)	155	8,1	8,1	16,9	3,4
Ervilha torta	30g	12	0,1	0,8	0,9	1,1
Granola	½ xíc. (122g)	140	29,4	11	18,1	24,4
Iogurte grego natural	1 copo (245g)	100	0	0	18	7
Laranja	1 grande (184g)	86	0,2	4,4	1,7	17,2
Maçã	1 média (182 g)	95	0,3	4,4	0,5	18,9
Manteiga de amendoim	30g	146	9,5	1,5	7,3	2,6
Mirtilos	1 xíc. (148g)	84	0,5	3,6	1,1	14,7

Morango em pedaços	1 xíc. (152g)	49	0,5	3	1	7,4
Néctar de maçã com pecãs	1 xíc. néctar de maçã (244g) / 30g pecãs	297	78,7	5,4	3	23
Ovo cozido	1 ovo (50 g)	77	5,3	0	6,3	0,6
Pasta de grão-de-bico	1 colher sopa (15g)	25	1,4	0,9	1,2	0
Pepino (rodelas)	1 xíc. (119g)	14	0,2	0,8	0,7	1,6
Pera	1 grande (230g)	133	0,3	7,1	0,9	22,5
Pipoca sem manteiga	1 porção individual (24g)	93	0,4	1,2	1,0	0,1
Pretzels	30g	106	0,7	0,8	2,9	0,8
Quadrados de cereais com fibra	3/4 xíc. (30g)	80	1	10	1	3
Queijo cottage	113g	111	4,9	0	12,6	3
Queijo de cabra	30g	80	6	0	6	0
Sorbet	1/2 xíc., a maioria dos sabores (97g)	100	0	0	0	19
Uva	1 xíc. (92g)	62	0,3	0,8	0,6	14,9
Uvas passa	1 caixinha (14 g)	42	0,1	0,5	0,4	8,3

Nota: Todos os valores nutricionais fornecidos na tabela são estimativas exatas, mas os detalhes podem variar de acordo com as marcas dos produtos industriais ou o tamanho das frutas, verduras ou legumes.

Se toda tarde você costumar se pegar em flagrante correndo para a lanchonete da esquina, leve um lanche de casa e tente manter distância da lanchonete por uma semana. Em caso de dúvida, inclua frutas ou legumes no lanche. É provável que você possa comer uma banana, uma maçã e algumas frutas silvestres em vez de um alimento processado e com isso consumir menos calorias e obter mais benefícios em forma de nutrientes. O segredo é encontrar petiscos que você aprecie e queira comer — e que também sejam bons para sua saúde. Crie o hábito de comer essas novas opções a maior parte do tempo. Queremos que você se concentre em mudar seu comportamento alimentar para um formato que consiga manter pelo resto da vida, e não apenas até começar a temporada de praia.

Nicole foi minha aluna no curso de psicologia alimentar e sugeri que ela trocasse a barra de chocolate recheado (anunciada como um lanche que "realmente satisfaz") consumida toda tarde por uma barra de granola. A troca rendeu-lhe uma redução de cerca de 150 calorias ingeridas por dia. A mudança de um único lanche tirou 1.050 calorias da quota da semana e Nicole ficava plenamente satisfeita! Outro aluno, Rob, que adora frutas, ficou feliz por eliminar os chips da rotina matinal, substituindo-os por uma maçã *e* uma laranja. Esta simples alteração cortou algumas centenas de calorias por semana, mas aumentou significativamente a ingestão semanal de nutrientes. Vemos que *retirar 150 calorias de sua dieta diária* — um pacote de batatas fritas — vai livrá-lo de ingerir 4.500 calorias em um mês. Por ano, seriam 54 mil calorias, mais de *7kg*. A ideia é fazer modificações relativamente pequenas em sua dieta habitual sem lhe dar a sensação constante de controlar o que come. Ou seja, pare de contar calorias, gordura ou carboidrato assim que começar a formar bons hábitos. Porém, para estabelecer esses hábitos saudáveis, você precisará conhecer a informação nutricional dos alimentos.

Corte os doces... ou quase

A essa altura você provavelmente já está mudando sua alimentação há três, quatro ou até cinco semanas. Talvez já esteja até mesmo começando a ver diferença em seu corpo. Talvez não. Se já tiver começado esse processo há algumas semanas e a sua calça ainda estiver apertada, não se desespere! Isso não é a prova dos cem metros rasos, é uma maratona. Lembre-se de que o objetivo é fazer uma mudança de estilo por semana. Isso pode não resultar em rápida perda de peso. Você precisa ser paciente e continuar a introduzir modificações que se sinta capaz de manter por toda a vida. Sei que isso pode parecer complicado e lento demais, porém funciona! Fique firme e assim que tiver chegado a um entendimento com as bebidas e os lanchinhos menos saudáveis, comece a trabalhar sua paixão por açúcar. Não é necessário suprimir os doces da sua dieta, principalmente se gostar muito deles. No entanto, os doces costumam ter muito pouco valor nutricional e ser muito ricos em açúcar, gordura e calorias. Vale a pena tentar qualquer redução na quantidade ou no tipo de doces que você consome.

Quando se trata de doces, sempre é possível encontrar um ponto de equilíbrio entre quantidade e qualidade. Você pode se permitir uma porção pequena de um sorvete mais cremoso (200 calorias em 1/2 xícara, sendo 110 calorias de gordura) ou uma porção maior de um sorvete mais light que tenha menos calorias e gordura. Eu sempre prefiro um sorvete mais cremoso, mas é fundamental controlar a quantidade e é muito fácil perder essa batalha. Por um tempo, meu marido e eu comprávamos para a sobremesa caixinhas com porções de aproximadamente meia xícara de sorvete. Então, decidimos que isso era muito pouco para satisfazer a nossa fissura por doce, então comecei a comprar caixas adicionais com meio litro de sorvete para acrescentarmos mais um pouquinho de sorvete em cima da porção habitual. A quem estávamos tentando enganar? Um dia, meu marido olhou a porção de sorvete que tinha servido e morreu de rir. Era claro que estávamos remando contra o objetivo do controle das porções; tínhamos que consumir porções menores do "artigo de qualidade" ou comprar outro sorvete que pudéssemos comer em quantidades mais generosas. Não digo que você nunca deva saborear um banana-split gigante. Mas é preciso aceitar o fato de que você pode comer alguns doces regularmente, desde que não se acostume a extrapolar na quantidade. Quero dizer, se pudesse, eu comeria toda noite uma caixa inteira do melhor sorvete! Sei que não sou a única a se sentir dessa forma; muita gente quer comer um monte de doces. Não faz mal se proporcionar um doce muito calórico de vez em quando, mas fazer isso sempre não é a melhor receita para perder peso e manter a forma em longo prazo.

Acredite, existem muitas opções de doces com poucas calorias e até com pouca gordura que você pode comer com frequência. Por exemplo, meia xícara de sorbet Häagen-Dazs de framboesa tem 110 calorias e zero gramas de gordura. Esta é uma opção mais saudável que sorvete e muitos acham igualmente saborosa. Embora quase sem valor nutricional, os picolés são gostosos e têm poucas calorias. Como são congelados, temos que comê--los devagar e eles parecem muito maiores do que são na realidade. Por exemplo, um picolé de frutas naturais tem de 80 a 100 calorias e costuma ter fruta de verdade. Se quiser algo doce com mais valor nutricional, experimente fazer vitaminas. Uma vitamina com frutas, leite semidesnatado e até mesmo uma colher de sopa de sorvete tipo italiano, além de iogurte — o grego tem mais proteínas —, é uma maneira excelente de consumir alimentos relativamente saudáveis em uma bebida doce. Sempre preparo vitaminas para os meus filhos, como forma de fazê-los comer mais frutas e satisfazer a carência de açúcar. As vitaminas podem servir como lanche ou sobremesa ou reforçar o café da manhã, o almoço ou o jantar. As sobras podem ser congeladas como picolés caseiros e servidas mais tarde como um lanchinho extra.

Mulheres que participaram de minhas pesquisas declararam que conseguiram mudar o consumo de doces passando a comê-los somente como sobremesa, em vez de consumi-los no lanche da tarde ou no café da manhã. Outras participantes afirmaram que comprar doces diet foi a solução mais fácil para elas. Elas ainda comiam doces quase todo dia, mas escolheram opções melhores. Na tabela a seguir apresentamos ideias doces que vale a pena experimentar.

DOCES DELICIOSOS

Sobremesa	Tamanho da porção	Calorias	Gorduras (g)	Fibras (g)	Proteínas (g)	Açúcar (g)
Bolo de claras	1 fatia de 30g	130	0,2	0,4	1,7	12
Pretzels c/ chocolate	3 médios (33g)	122	6	0,9	2	12
Passas cobertas c/ chocolate	1/4 xíc. (50g)	133	89	8,2	2,2	30
Barra de cereais c/ morango	1 barra (100g)	130	0	3,1	0	15
Frozen Yogurt (sem chocolate)	1/2 xíc. (87g)	130	3,1	1,7	2,6	18,7
Chocolate Snickers	1 barra (15g)	160	3,6	0,9	1,1	7,6
Sorvete de baunilha	1 barra (18g)	143	3,4	2	1	8,3
Jujubas	1/2 xíc. (66g)	153	6	0,7	0	21,6
Pasta de avelã e chocolate	11 unidades	144	0	8,1	2	14
Ervilha torta	2 col. sopa (37g)	10	11	0,8	2	20
Hershey's Kisses	9 bombons	200	12	11	3	23
Gelatina de morango	1/8 pacote (2g)	200	0	0	1	0
Cookies c/ mant. amendoim	2 cookies (30g)	100	7	4,4	2,8	9,6
Pudim de chocolate	108g	157	5	4,4	2,3	18,5
Pudim de baunilha	110g	83	4,2	1,5	1,6	18,7
Sorvete tipo Eskibon	1 barra	71	9	2	2	13

Brownies sem gordura	1 brownie	110,5	0	1	3	21
Sorbet de framboesa	1/2 xícara	70	0,7	1	0	25
Balas de alcaçuz	4 pedaços (38g)	211	0,9	0	1	15,1
Sorvete italiano	1 xíc. (232g)	150	0	0	0	30
Passas c/ capa de iogurte	1/4 xíc	72	5	1	1	19

Nota: Todos os valores nutricionais nesta tabela são estimados, mas os detalhes podem variar de acordo com a marca dos produtos industriais ou com o tamanho das frutas.

Os livros mais vendidos são os de receitas, seguidos pelos de dietas: ou como não comer o que você acabou de aprender a cozinhar.

— Andy Rooney

E as refeições?

Lembre-se de que só se perde peso quando se gasta mais energia do que entra. Mas de quanta energia, ou seja, alimentos e bebidas, realmente precisamos? É mais fácil reduzir a ingestão de calorias sem valor que vêm na forma de bebidas, guloseimas e doces, e é por isso que recomendo começar por esses alimentos. No entanto, se quiser emagrecer e manter para sempre um peso saudável que o deixe feliz, provavelmente será necessário modificar também suas refeições.

Em geral, para manter o peso, os homens precisam de aproximadamente 2.300 calorias enquanto as mulheres precisam de cerca de 1.800 calorias.[11]

No entanto, essas estimativas genéricas não levam em conta a idade, a altura, o peso atual, a ingestão calórica habitual e o nível de atividade das pessoas. Se você quiser determinar quantas calorias deve consumir por dia para manter um peso saudável ou perder peso, recomendo uma consulta à página da internet chamada ChooseMyPlate.gov (em inglês); é preciso informar sua altura, peso e idade. Essa é uma questão em que a maioria dos planos e livros de dieta são extremamente equivocados; quase sempre eles recomendam quantas calorias e que alimentos você deve comer para perder peso. Mas eles não levam em conta as características individuais. Por exemplo, se você é mulher e consome, em média, 1.600 calorias por dia, aumentar o seu aporte calórico para 1.800 calorias levaria você a ganhar peso, em vez de perdê-lo.

O tamanho de cada refeição e o respectivo número de calorias será um pouco diferente para cada pessoa, dependendo dos hábitos alimentares e de atividade física no início do processo. Por essa razão nós começamos por conhecer seus hábitos. No entanto, se for obrigada a fazer uma recomendação genérica, indico para os homens um café da manhã de 400 calorias, um almoço de 500 calorias e um jantar de 900 calorias, além de 500 calorias de lanches, bebidas ou doces consumidos fora das principais refeições. Somando tudo obtemos 2.300 calorias por dia (400 + 500 + 900 + 500), o que a fisiologia masculina geralmente requer para manter um peso saudável. Como as necessidades energéticas das mulheres são menores, o que sem dúvida é uma das maiores injustiças deste mundo, minha diretriz geral para elas é 300 calorias no café da manhã, 400 calorias no almoço, 700 calorias no jantar e mais 400 calorias de lanches, bebidas ou doces consumidos fora das principais refeições. Isso equivale a cerca de 1.800 calorias por dia (300 + 400 + 700 + 400), o que as mulheres geralmente necessitam para manter o peso. Lembre-se: essa recomendação deve ser analisada em conjunto com seus hábitos atuais! Se esse valor superar sua ingestão calórica habitual, você irá ganhar peso, em vez de perder.

Para começar a emagrecer, veja a seguir algumas sugestões de mudanças em suas refeições. O resultado será melhor se você modificar seus hábitos atuais sem fazer alterações drásticas. Se não gosta de comer muito pela manhã ou sai de casa cedo e às pressas, pode comer menos no início do dia. Vamos falar mais sobre o café da manhã no Capítulo 7. Se essa é sua rotina, forçar-se a preparar um café da manhã elaborado não será uma mudança passível de manter em longo prazo. É fundamental que você pense em termos de duração, do seu estilo de vida e de suas preferências ao iniciar qualquer mudança na dieta ou na atividade física.

Café da manhã

Às vezes essa refeição é considerada a mais importante do dia, mas muita gente se limita a consumir grandes quantidades de café pela manhã. Não estou condenando o consumo de café; neste capítulo, já mencionei que muitas bebidas com café são relativamente pobres em calorias e segundo algumas pesquisas, a cafeína melhora o humor e capacidade de concentração.[12] Tenho quase certeza de que não teria sido capaz de escrever este livro sem café! No entanto, para ter mais saúde, bem-estar, e até mesmo capacidade de concentração, é recomendável consumir alguns alimentos nutritivos junto com o café. Para isso, é preciso planejar o café da manhã na noite anterior. É difícil pensar com clareza quando estamos sonolentos, cansados e tentando sair pela manhã. Os fabricantes de alimentos matinais sabem que nesse horário nossa mente não funciona a plena carga e se aproveitam muito bem desse fato!

Tente incluir frutas na sua refeição matinal. Pessoalmente, considero a banana uma excelente adição: ela vem na própria "embalagem orgânica", pode ser comida enquanto caminhamos, além de ter altos teores de fibra, potássio, magnésio, vitamina B6 e vitamina C. Contudo, é pouco provável que uma fruta consiga sustentá-lo por muito tempo. Também precisamos de um pouco de carboidratos mais complexos para conseguir a energia necessária para começar o dia. Cereais, aveia, torradas ou um pãozinho podem ser boas escolhas. Antes de transformar qualquer alimento em um hábito diário, tome o cuidado de conferir a quantidade de calorias, fibra e açúcar que ele contém; atenção aos flocos de cereais, que tendem a ter muito açúcar.

Uma xícara de Cheerios contém 100 calorias, 1 grama de açúcar e 3 gramas de fibra, mas esses são os valores nutricionais do cereal sem leite. Sempre preste atenção na letra miúda quando ler rótulos de produtos alimentícios. Outra marca, a Lucky Charms, tem teores mais elevados: uma xícara contém 142 calorias, 14 gramas de açúcar e 1,6 grama de fibra. Se você escolher o cereal mais saudável, poderá proteger a saúde e ainda comer mais. Um café da manhã razoável pode consistir de uma xícara de Cheerios com leite desnatado — cerca de 150 calorias—, uma banana — 100 calorias — e um café com todo o creme que quiser — cerca de 50 calorias. Outra opção é um ovo cozido com 75 calorias, um pãozinho tipo muffin com 100 calorias, uma banana com 100 calorias e um café com adoçante e pouco creme.

Um iogurte grego, que geralmente tem mais proteínas e menos calorias do que os outros tipos (em torno de 100 calorias) ou uma vitamina de frutas, iogurte e leite desnatado também podem ser boas opções de café da manhã. Alguns ingredientes podem ser batidos no liquidificador à noite e refrigerados, bastando misturá-los pela manhã. Uma vez que comece a conhecer o valor nutricional dos alimentos matinais que prefere, você não precisará gastar mais tempo lendo a informação das embalagens ou calculando seu teor calórico.

Comer uma refeição nutritiva pela manhã é um bom ponto de partida para comer bem durante todo o dia. Para muitas pessoas, modificar o café da manhã implica *acrescentar* alimentos saudáveis como uma fruta ou trocar um cereal relativamente saudável por outro mais nutritivo e com menos calorias e gorduras. No entanto, é fácil cair em certas armadilhas. Muitos costumam comer alimentos de baixa qualidade ou industrializados e essa não é a melhor maneira de começar o dia. Muitos alimentos típicos do café da manhã, como bolinhos ou biscoitos, são na verdade sobremesas disfarçadas pelo valor nutricional e calórico e pelo teor de açúcar. Eu adoro donuts, mas sei muito bem que não devo comê-los na primeira refeição do dia. Ao avaliar seus hábitos na refeição matinal, seja absolutamente honesto e não coma um doce só porque é vendido no mesmo lugar onde você compra seu café.

Almoço

Nos Estados Unidos, a maioria das crianças come sanduíches de geleia com manteiga de amendoim na hora do almoço. Quando criança, eu não gostava desse sanduíche, nem da maioria dos sanduíches. Assim, a minha abordagem nada tradicional para o almoço começou há muito tempo atrás. Até hoje eu não como um "prato principal" no almoço; prefiro comer uma variedade de alimentos na própria mesa de trabalho: um pouco de fruta, um pedaço de queijo, nozes, legumes, pipoca. Embora algumas pesquisas afirmem que não é bom comer enquanto trabalha, essa prática tem sido a mais adequada a meu estilo de vida.[13] Mas você talvez prefira comer um sanduíche e aproveitar o almoço para fazer uma pausa no meio do dia. É bom prestar atenção no que come e desfrutar a refeição, ou seja, não comer enquanto trabalha. Muita gente acaba por comer menos quando se concentra na refeição, em vez de comer distraidamente.[14] De qualquer forma, se quiser um almoço saudável, você terá que investir tempo na preparação.

Depois de promover mudanças graduais nas bebidas, nos lanches, nos doces e no café da manhã, comece a alterar seu almoço. Digamos que você leva ou compra um sanduíche e um pacote de batatas fritas para acompanhar, onde estiver na hora do almoço: em casa, na escola, no trabalho, no shopping. Troque as batatas fritas por alguns pedaços de fruta. Eu sei, uma fruta não é tão gostosa quanto uns Doritos e é perecível, o que pede planejamento e traz complicações. No entanto, acredito que deve haver *algum* tipo de fruta de que você goste muito. Talvez algo mais exótico que maçãs, bananas e laranjas de sempre. Que tal morango, melão, ou manga? Com um pouco de esforço você poderá encontrar opções de frutas durante todo o ano. Você pode até comprá-las pela internet! Se achar que vai amassar o pêssego ou esmagar os morangos no transporte, lembre-se de que não há nada que um recipiente de plástico não consiga proteger! Se você não gostar de frutas, crie o hábito de comer legumes durante o almoço. Os supermercados têm muitos legumes prontos para consumo, não só cenouras, e a salada que sobrou do jantar da noite anterior pode ser um ótimo almoço no dia seguinte. Prometa a si mesmo investir energia para se abastecer das frutas e dos legumes que gosta de comer.

Se você estiver procurando mais calorias que possa cortar para tornar o almoço mais saudável, dê uma olhada no que há dentro do seu sanduíche ou em cima da sua salada. Condimentos podem arruinar qualquer alimento saudável por conterem óleo, gordura e açúcar. É certo que o sabor que adoramos nos alimentos é o das coisas oleosas, gordurosas e adocicadas. Quer dizer, quem quer comer alface sem um molho para salada? Meus filhos sempre me dizem que alface só tem gosto de folha e precisa de um pouco de ajuda para ser palatável. Contudo, molho de salada e maionese podem ter mais calorias do que parece possível em uma porção tão pequena. Duas colheres de sopa de molho Caesar contêm cerca de 150 calorias. Um molho italiano light contém menos da metade disso. Se você realmente preferir o primeiro, tente misturá-lo com o molho light para "diluir" as calorias e gorduras sem perder todo o sabor. Da mesma forma, uma colher de sopa de maionese contém cerca de 100 calorias. Vale a pena preferir uma maionese light, que contém cerca de 35 calorias por colher de sopa.

Se estiver pensando "será que eu gastei dinheiro nesse livro só para saber que eu deveria comer maionese light? Isso é o óbvio!", eu concordo com você, mas isso não é o que realmente quero dizer. A chave desta abordagem para controle de peso é fazer escolhas inteligentes, programadas e sensatas sobre o que come e estabelecer novos hábitos saudáveis que possa manter indefinidamente. Eu poderia lhe dizer o que comer no almoço, mas se você não gostasse de minhas sugestões, não seguiria meu parecer. Em vez disso, quero que observe o que costuma comer e mude seu cardápio para torná-lo mais saudável. Talvez você goste de maionese de verdade e não queira deixar de usá-la no seu sanduíche. Tudo bem; encontre outra coisa para modificar. Ou, talvez, você descubra que molho de mel e mostarda, com cerca de 30 calorias por colher e sem gordura, é uma delícia e pode substituir a maionese. Tome cuidado para não ser enganado pela publicidade e pelas embalagens que procuram nos convencer de que esse ou aquele produto é saudável, light ou diet. Leia os rótulos cuidadosamente antes de estabelecer novos hábitos. E antes de fazer qualquer alteração no seu almoço, pergunte: "Essa é uma escolha que posso adotar pelo resto da vida?"

Entrevistei mais de uma centena de pessoas para ver quais os alimentos saudáveis que gostariam de comer no almoço. Adiante você encontrará um resumo de algumas das escolhas delas, com informações sobre o valor calórico de cada uma. Lembre-se de que estas são apenas sugestões. Você precisa criar um plano personalizado de almoço que considere nutritivo e gostoso, ou não será capaz de manter a nova programação por muito tempo.

SUGESTÕES PARA O ALMOÇO	CALORIAS
Iogurte grego desnatado	120
¼ de xícara amêndoas picadas	+150
1 maçã	+80
1 laranja	+50
	400
Sanduíche de manteiga de amendoim com:	200
2 fatias de pão integral	+100
1 col. sopa manteiga de amendoim	+100
1 banana	400
Salada grega	330
½ xícara de amoras	+50
	380
2 ovos mexidos c/ pouco óleo	150
¼ de xícara queijo ralado	+100
1 muffin c/ pouca manteiga	+140
	390
Sanduíche de peito de peru com:	200
2 fatias de pão integral	+100
3 fatias finas de peito de peru	+30
Mostarda, alface e tomate	+100
1 banana	430
Canja c/ legumes e macarrão (2 xíc.)	180
10 biscoitos cream cracker	+120
1 xícara de morangos	+90
	390
1 hambúrguer vegetariano	120
1 pão integral	+180
Mostarda, alface e tomate	+30
1 laranja	+50
	380

Jantar

Você é do tipo que come qualquer coisa às pressas pela manhã, faz uma refeição relativamente saudável no meio do dia e esquece o controle na hora do jantar? Tenho que admitir, isso muitas vezes me descreve. Apesar de considerar o café da manhã e o almoço agradáveis e necessários, o jantar é a refeição que acho mais relaxante. Gosto de me sentar com minha família no fim do dia e comer, conversar... e comer mais.

Às vezes alguém derrama leite, as crianças gritam uma com a outra e ouço reclamações sobre minha comida porque estudar os alimentos não faz de mim uma chef premiada. Algumas vezes, o jantar não é uma experiência perfeita, mas mesmo assim gosto de uma boa refeição no final do dia. Jantar com os amigos em um restaurante ou sair com o meu marido para namorar no fim de semana pode compensar todo o estresse da semana. Para mim e para muitas outras pessoas, o segredo é comer bem durante o dia para que o jantar não precise ser um banquete. O importante é não estar com muita fome na hora de jantar para não fazer bobagem.

O que você costuma jantar? Infelizmente, a "dieta americana típica" inclui alguns dos mais alimentos menos saudáveis que se pode encontrar e muitos deles acabam nos pratos da refeição da noite.[15] Essas receitas indigestas contêm gorduras de origem animal, gorduras saturadas, além de alimentos com pouca fibra, altamente processados e pobres em carboidratos complexos. Alimentos de origem vegetal como as frutas, os legumes e as verduras são escassos. Se o seu jantar é um hambúrguer de pão branco com maionese e ketchup, acompanhado de batatas fritas, você consome alguns elementos favoritos da dieta de mais baixa qualidade: carne de hambúrguer com altos níveis de gordura, um pão sem carboidratos complexos e fibras, condimentos adocicados e oleosos, batatas industrializadas e gordurosas. A refeição poderia melhorar muito se o hambúrguer de carne fosse trocado por um peito de frango ou um hambúrguer vegetal, cortando um pouco da gordura animal e das calorias. Adicione alface e tomate e esqueça a maionese e o ketchup. Troque as batatas fritas por frutas e uma salada. Ou, pelo menos, reduza a porção de batatas fritas ou experimente batatas chips de forno. Batatas fritas caseiras são mais baratas, saudáveis, fáceis de preparar e deliciosas. Podemos descascar e cortar as batatas em cinco minutos e fritá-las no azeite em quinze minutos, o mesmo tempo que se leva para colocar no forno um pacote de batatas fritas congeladas.

Embora eu não tenha a intenção de lhe dizer exatamente o que comer e prefira vê-lo escolher por si mesmo opções saudáveis, ou menos prejudiciais, para as refeições, você deve incluir em seu jantar pelo menos um legume ou verdura. Melhor ainda é incluir também algumas frutas. Mas o ideal mesmo é preferir algum tipo de proteína magra, como peixe, frango, ou feijão. Uma maneira fácil de aumentar o valor nutricional de uma refeição é cortar os pães e incluir frutas e legumes. Na minha infância, minha família sempre teve pão como alimento básico. Eu adoro pão e nunca recomendaria parar de comê-lo, mas a menos que seja um tipo com farinhas e grãos nutritivos, ele contribuirá muito pouco para tornar sua refeição saudável.

Por outro lado, qualquer fruta ou legume trará para a sua refeição não só massa alimentícia, mas também uma variedade de nutrientes necessários. Sempre fico impressionada com a quantidade de produtos vegetais que minha família consegue comer no jantar, mas é claro que meus filhos não ajudam muito nessa questão. No entanto, vegetais como brócolis, feijão verde, soja verde cozida, cenoura ou couve-flor têm poucas calorias e consumi-los em massa tem muitas vantagens e poucos inconvenientes. O principal é lembrar que as mudanças dietéticas devem ser passíveis de manter em longo prazo; ou seja, para sempre. Pequenas mudanças ocasionais, como não comer pão no jantar de sábado, não conseguem diminuir seu manequim, mas se evitar a cesta de pão puder ser a regra, em poucos meses você talvez já entre em um jeans skinny e seja capaz de continuar a usá-lo durante anos. Se você *reduzir 200 calorias por dia de sua dieta*, o equivalente a um pão de hambúrguer, deixará de comer 6 mil calorias por mês. Em um ano, serão 72 mil calorias, ou uma redução de *mais de dez quilos*. Sim, esse tipo de perda de peso pode ser lento, mas não faz sofrer e o peso perdido não volta, pois é o resultado de mudanças comportamentais benéficas. E não será preciso esperar um ano inteiro para se sentir melhor. Em poucas semanas você começará a notar que sua calça parece mais larga.

Um exemplo

Mesmo com tudo o que você aprendeu neste livro até agora, pode ser difícil avaliar de forma objetiva e honesta suas escolhas alimentares. Então, vamos rever o diário alimentar de Julie, apresentado no Capítulo 3. Ao analisar as escolhas alimentares de outra pessoa e pensar em formas de melhorar aqueles hábitos, você pode ter inspiração para fazer as próprias escolhas de bebidas, lanches, doces e refeições.

Não há muito a melhorar no consumo de bebidas da Julie, constituído principalmente de água, café e Coca Diet. O refrigerante diet pode não ser a melhor escolha para a saúde, mas é pouco provável que aumente o peso. Água é a melhor opção, mas pode não dar o pique de energia que buscamos ao meio-dia. Julie pode tentar cortar o copo de vinho do jantar reduzindo aproximadamente 120 calorias de sua dieta. Leite é uma excelente bebida ao jantar, pois tem cálcio, vitamina D e outros nutrientes.

Em seguida, vamos avaliar os lanches. Julie comeu uma banana no lanche da manhã, uma excelente opção, o que também vale para a maçã com manteiga de amendoim do lanche da tarde. No entanto, um pacote de Doritos não é um bom lanche diário. Temos alternativas mais saudáveis como pipoca, frutas ou algumas das outras opções da tabela encontrada no início deste capítulo. Comer frutas no lanche da tarde pode permitir jantar uma refeição mais leve, portanto, a ideia não é esquecer o lanche, mas trocá-lo por algo mais saudável.

O consumo de doces de Julie consistiu em sorvete para sobremesa — exatamente a sobremesa que gosto de desfrutar. Lembre-se: não é nosso objetivo eliminar os doces. No entanto, algumas noites ela pode reduzir o tamanho da porção ou tomar sorvete de frutas, que tem menos gordura e calorias. Uma porção pequena de sorvete de baunilha com algumas framboesas ou outras frutas, mesmo congeladas, é mais nutritiva que apenas sorvete, mas a sobremesa não é necessariamente uma fonte de vitaminas, minerais ou nutrientes necessários. A comida deve ser um prazer e não uma tarefa árdua!

Diário da alimentação de Julie

HORA	CONSUMO ALIMENTOS / BEBIDAS / ATIVIDADE FÍSICA	IDEIAS/HUMOR
6h		
7h	Café c/ adoçante e ¼ de xícara de aveia fina (180 cal)	Bem, cansada
8h		
9h	Banana	Mais alerta, bom humor
10h		
11h		
12h	Sanduíche de presunto (2 fatias de pão, 2 fatias de presunto, mostarda e alface); água	Bem
13h		
14h	1 pacote de Doritos sabor cool ranch; Coca Diet	Culpa pelo Doritos, mas estava gostoso
15h	30 minutos de caminhada na esteira	Ótimo durante o exercício; relaxada
16h	Maçã com 1 colher sopa manteiga de amendoim; água	Bem
17h		
18h	2 xíc. espaguete ao pesto. Peito de frango grelhado (10x12 cm).1 xíc. cenouras. 1 copo vinho branco.	Bem
19h		
20h		
21h	Sorvete sabor cookie com chocolate chip (1 xícara)	Cansada
22h		
23h		
00h		
1h		

O café da manhã é bastante típico e também é uma escolha razoável. No entanto, a aveia instantânea às vezes tem muito açúcar; pode ser mais saudável comer outro tipo de cereal ou torradas. Também vale a pena incluir frutas no café da manhã. O almoço e jantar de Julie têm mais potencial de melhoria. Um sanduíche de presunto como almoço não é uma má ideia, principalmente se for caseiro. As porções são sempre maiores quando comemos fora, por isso vale a pena levar o almoço de casa. O pão de trigo integral é mais forte e nutritivo que o pão branco e também é importante limitar o uso de molhos e condimentos. Além disso, a adição de vegetais como tomate, picles ou pimentão aumenta o valor nutricional do sanduíche. A escolha de frango e cenoura para o jantar foi excelente. O macarrão já não é tão ideal, pois se não for de farinha integral, é pouco nutritivo, e o molho *pesto* pode ter muitas calorias e gordura. Então, uma maneira de melhorar esta refeição seria reduzir a quantidade de massa para uma xícara e acrescentar outro legume ou verdura.

Vemos que Julie já tem cuidado com o que come e investe algum tempo e energia no planejamento e preparo das refeições. Por exemplo, ela levou uma banana para o lanche da manhã. As modificações que sugeri em nosso exemplo não são extremas; na verdade, são bastante sutis. No entanto, se mudar os hábitos alimentares diários segundo recomendei, ela pode tirar cerca de 400 calorias da ingestão diária de alimentos. Se essas pequenas mudanças forem mantidas, ela perderá peso e se sentirá melhor. Se as alterações forem mantidas durante um ano, ela poderá perder cerca de 20 quilos! Observe que ela não afirmou se sentir bem quando comeu batatas fritas ou sorvete. Os hábitos alimentares de Julie, tal como os nossos, devem ser vistos como um processo evolutivo. O objetivo é analisar o que comemos e alterar de modo gradual nossos hábitos, além de estudar com mais atenção as nossas escolhas. A ideia não é fazer um jejum absoluto ou abandonar qualquer grupo ou item alimentar favorito. Queremos fazer alterações práticas e realistas ao longo do tempo para melhorar a saúde, reduzir o peso e ter bem-estar físico e psicológico. Não complique o processo sem necessidade. Lembre-se: comida é prazer.

- Modificar pouco a pouco o que se come é a melhor maneira de perder peso em longo prazo.
- Comece a avaliar e mudar nesta ordem: as bebidas, os lanches, as sobremesas e só então as refeições.
- Esta fase mostra os princípios básicos de uma alimentação saudável e vai na contracorrente das propostas da maioria dos planos, que em geral envolvem restrições severas no início da dieta e o retorno gradual dos alimentos suprimidos. A maneira esperta de abordar o emagrecimento faz toda a diferença para quem quer perder peso e não recuperá-lo!

Continue Esperto

6

Mexa-se

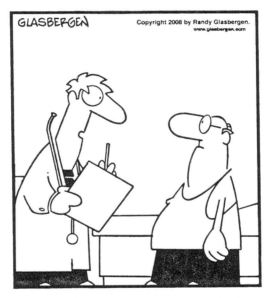

"O que você prefere incluir na sua agenda lotada: uma hora malhando ou 24 horas morto?"

É mais fácil acordar toda manhã e malhar do que se olhar no espelho todo dia e não gostar do que vê.

Jayne Cox, treinadora de atletas femininas

Alguns meses antes de completar 40 anos, meu marido começou a prestar mais atenção ao que comia e a fazer exercícios físicos. Depois de quase 15 anos vivendo comigo e quase sempre fazendo o possível para fugir de atividades físicas, ele finalmente mudou seus hábitos de saúde. Só posso dizer que ele é tão teimoso quanto a maioria dos homens, mas após o nascimento de nosso segundo filho, entendeu que precisava ter saúde e viver uma vida longa! Quando começou a perder peso e as pessoas lhe perguntavam o que estava fazendo para emagrecer, ele dizia: "Ah, eu só comecei a correr." Eu acho que ele não queria atribuir a perda de peso a algo que pudesse parecer dieta e era machista demais para falar sobre exercícios. Nos dois últimos anos, ele tem malhado quase todos os dias. Este é um cara que costumava dizer "Por que correr quando você pode dirigir?". Meu sedentário profissional está na melhor forma de sua vida: perdeu 17 quilos em oito meses e vem mantendo um bom peso há anos. Eu adoro ter companhia para correr e acho que ele é um exemplo interessante e inspirador de como até os mais refratários a exercícios podem ficar fisicamente aptos. Não estou dizendo que isso aconteceu da noite para o dia. Na verdade, ele começou a sair da inércia aos poucos e com relutância.

Mas se ele conseguiu, qualquer um consegue!

Aptidão física é um elemento importante na equação do controle de peso. Não se pode pensar em emagrecer e manter um peso saudável sem incorporar algum tipo de atividade física na rotina diária. Dito isso, cabe comentar que é improvável atingir o peso desejado só pela prática de exercícios. É importante pensar *tanto* na comida *quanto* na atividade física. Um ajuda o outro. Espero que você tenha anotado sua atividade física quando anotou o consumo de alimentos. Se você é como a maioria dos norte-americanos, não teve muito a anotar. Talvez você já venha tentando fazer exercícios regularmente, seja uma vez por semana, seja todo dia. Talvez você não tenha tempo ou simplesmente não sinta motivação. Incluir uma rotina de exercício na vida diária não é uma coisa simples. Neste capítulo, vamos ensinar como ser esperto quando se trata de exercícios, porque nenhuma abordagem sensata ao controle de peso pode negligenciar a importância de mexer o corpo!

> Neste capítulo, você irá conhecer...
> - Os importantes benefícios físicos e psicológicos da atividade física regular.
> - O fato de permanecer fisicamente ativo pode ajudá-lo a perder peso e manter essa conquista em longo prazo.
> - Ideias para ajudá-lo a começar ou melhorar a rotina de exercício e manter a motivação nos anos vindouros.

Fique Esperto

Os exercícios físicos são um dos melhores meios de conter o rápido crescimento da obesidade nos Estados Unidos.

— Lee Haney, fisiculturista e Mr. Olympia

Um país inativo

Às vezes acordo cedo para malhar e não consigo deixar de pensar "por que estou fazendo isso?". Sei que a maioria dos norte-americanos não pratica muita atividade física. Na verdade, menos de metade da população dos Estados Unidos faz exercícios suficientes para manter a saúde. Um em cada três norte-americanos é totalmente sedentário! Os homens são mais propensos que as mulheres a ser fisicamente ativos, mas a maioria dos homens e mulheres deveria se exercitar mais. Ainda mais grave é o fato de que quase a metade das crianças norte-americanas não faz a quantidade de exercício necessária para manter a saúde.[1] Os adolescentes parecem estar sempre em movimento, mas apenas dois em dez estão fazendo a quantidade recomendada de exercícios. Incrível, não? Apenas três adolescentes em dez têm na escola algum tipo de educação física diária; isso com certeza contribui para as taxas reduzidas de exercícios.[2]

Há diferenças regionais no nível de atividade física nos Estados Unidos: a população da Costa Oeste, do Colorado, de Minnesota e de partes do Nordeste costuma ser mais ativa. Comecei por atribuir essas diferenças regionais ao clima, pois sei que no inverno é mais fácil correr na Califórnia do que na Pensilvânia; no entanto, os estados mais ativos têm climas muito diversos. Os estados com as menores taxas de atividade, também conhecidas como taxas mais altas de "inatividade física no tempo livre", estão no Sul. De fato, se compararmos o mapa das taxas de inatividade física nos Estados Unidos, apresentado a seguir, com o mapa dos índices de obesidade, apresentado no Capítulo 10, veremos semelhanças inquestionáveis.[3]

A insanidade eletrônica

É claro que vou incentivá-los a ser mais ativos. No entanto, primeiro é preciso conhecer o perfil de sua *inatividade* — em outras palavras, de seu comportamento sedentário. Os avanços modernos nos permitem ser incrivelmente sedentários. Essa é uma mudança radical em relação ao estado de coisas de alguns séculos atrás. Não há muito tempo, as pessoas gordas eram consideradas bonitas porque a gordura era um indicador de riqueza. Não precisar ser fisicamente ativo para conseguir comida e ter recursos para adquirir alimentos suficientes para engordar era um luxo.[4] Hoje em dia, para a maioria da população do mundo industrializado, conseguir comida é muito fácil. Fazer exercícios dá muito mais trabalho.

Um dos maiores inimigos do exercício é o "tempo de exposição à mídia eletrônica". O relatório de uma pesquisa recente, realizada com crianças e jovens de 8 a 18 anos, mostrou que em metade dos lares a TV fica ligada "a maior parte do tempo". Se somarmos a isso os jogos eletrônicos, os computadores, os iPads e outros tipos de tela, nossos filhos passam mais de sete horas por dia, ou 53 horas por semana, sentados e concentrados, em vez de estarem em movimento.

Os adultos têm sorte quando ficam diante de uma tela apenas sete horas por dia. O trabalho nos obriga cada vez mais a nos conectar eletronicamente a pessoas em todo o mundo e, por isso, o tempo de exposição dos adultos a essa condição, só em computadores, irá superar o das crianças. A utilização de tecnologia é a razão pela qual, nos últimos 50 anos, os adultos quase sempre passam o dia sentados no trabalho. Tradução: em média, queimamos por dia 150 calorias a menos do que a geração anterior, cujo trabalho era mais ativo. Os pais e as mães que não trabalham também estão se tornando mais sedentários e passando mais tempo diante de uma tela do que antigamente. No século XXI, todo dia eles queimam aproximadamente 360 calorias a menos do que faziam os pais e as mães nos anos 1960.[5]

Todo este tempo de exposição a telas está direta ou indiretamente relacionado com a obesidade. Quem está sentado vendo televisão não está se exercitando e muito provavelmente está comendo. É uma catástrofe em dobro. Menos atividade física e mais guloseimas, geralmente sem nutrientes e muito calóricas, são uma forma rápida de acumular quilos. O pior é que as pesquisas mostram que as pessoas não só comem enquanto veem TV, mas comem os alimentos anunciados intensivamente — pela própria televisão![6]

Embora pareça uma medida singela, a definição de limites para a exposição a telas realmente reduz o tempo dedicado a atividades sedentárias. Talvez seja preciso estabelecer para si ou para a família regras como não ligar a TV de manhã, antes do trabalho ou da escola, não ver TV na cama à noite ou não comer na frente da TV, o que também pode aumentar a duração do sofá. Limitar as horas diárias de acesso a aparelhos eletrovisuais nos ajuda a dispor de tempo para atividades físicas. Um recente estudo acompanhou 240 mil adultos durante mais de oito anos e concluiu que níveis elevados de consumo de televisão estão associados a maiores taxas de mortalidade. No mínimo pense em fazer exercícios enquanto assiste à TV ou usa seu aparelho eletrônico favorito.

Comece a se mexer!

Então, agora que você desligou o televisor, vamos falar de partir para a ação. Há muitas formas diferentes de se exercitar e ser fisicamente ativo. Você deve ter notado que uso os termos "atividade física" e "exercício" como se fossem sinônimos. Tenho certeza que os especialistas no assunto vão torcer o nariz porque não estou diferenciando esses conceitos. Segundo estes cientistas, a prática de atividade física se refere a qualquer tipo de... atividade física. Tudo o que exige movimento e trabalho muscular, fazendo o coração bater mais rápido, é atividade física. Você pode suar quando faz jardinagem ou ficar ofegante depois de horas correndo atrás do filho de 2 anos. Talvez você se sinta cansada depois de limpar a casa ou subir e descer escadas no trabalho. Tudo isto constitui atividade física.

A palavra exercício, por outro lado, costuma descrever atividade física com objetivo mais definido, como fazer ginástica na academia. Podemos começar um programa de exercícios para entrar em forma ou para perder peso. Se você está treinando para uma maratona, está se exercitando. Em outras palavras, o exercício é sempre uma atividade física, mas nem toda atividade física é exercício. Este geralmente é mais intensivo do que a atividade física. Fazer compras no shopping ou ter relações sexuais em geral se qualifica como atividade física, mas conheço poucas pessoas que considerem isso um exercício. Embora os termos sejam distintos, neste capítulo deliberadamente procuro atenuar essa diferença. Faço isso por um motivo: não quero que você pense em exercício como algo que sempre tenha que ser planejado ou voltado para um resultado específico. Quero que você se concentre em ser tão ativo quanto possível, não importa como, quando ou por quê. O nome atribuído ao que fazemos não é importante para a saúde ou a perda de peso. Embora o exercício programado seja uma técnica eficiente para perder peso, a atividade física diária, ou seja, não se limitar a ficar sentado no sofá ou em um escritório o dia todo, também é importante. Em outras palavras, mexa-se! É essencial que você não só adquira energia na forma de calorias, mas que também gaste regularmente parte desta energia por meio do movimento.[7]

O faço-ginástica-quando-tenho-tempo

Então, de quanto tempo você precisa para se exercitar? Entendo que você já tem uma vida cheia: provavelmente tem um emprego ou mais de um; talvez esteja estudando; é possível que responda por tarefas em benefício de outras pessoas — seus filhos, colegas de trabalho, amigos ou pais idosos. Reservar tempo para malhar muitas vezes parece um luxo inacessível à maioria. Mas, se eu lhe dissesse que bastam trinta minutos de exercícios, isso seria viável para você?

Para atingir um bom condicionamento físico verdadeiro e benefícios para a saúde, um adulto precisa fazer 150 minutos de exercício por semana, ou seja, duas horas e meia.[8] Os adultos também precisam praticar atividades aeróbicas como caminhada acelerada, jogging ou corrida, bem como atividades de fortalecimento muscular como flexões e abdominais. As crianças devem ser fisicamente ativas por aproximadamente uma hora por dia. Isso é importante não só para o controle de peso, mas para o desenvolvimento. Por exemplo, o exercício ajuda a fortalecer os ossos em crescimento. Michelle Obama sabe muito bem disso e criou uma campanha para fazer com que todas as crianças tenham 60 minutos de ginástica por dia.[9] Com empresas como a Nike patrocinando o programa com recursos avaliados em 50 milhões de dólares e com o objetivo de atender a 50 mil escolas, só podemos esperar que esta geração de crianças passe mais tempo em ginásios de esportes que em consultórios médicos.

Para se exercitar durante duas horas e meia por semana, você precisa de 30 minutos de exercícios, cinco dias por semana. Se este compromisso for maior do que você quer ou pode assumir, não se preocupe, não é preciso chegar a isso imediatamente. Assim como agimos para adotar uma abordagem de alimentação mais inteligente e saudável, as alterações em suas atividades físicas também podem ser graduais, realistas e moderadas. Se não tiver trinta minutos, cinco dias por semana, quem sabe você possa dispor de trinta minutos uma vez por semana? Ou de 60 minutos para uma aula semanal de ginástica? Ouça o que digo agora: *qualquer atividade física é melhor do que nenhuma*. Ademais, é perfeitamente possível que praticar até mesmo um pouco de exercícios por semana possa inspirá-lo a tentar fazer mais. Alguns especialistas recomendam tentar fazer três caminhadas de dez minutos por dia, cinco dias por semana.[10] Você pode ir a pé para o trabalho, levar os filhos para brincar na pracinha, passear com o cachorro de manhã e de tarde ou caminhar dez minutos no horário de almoço. Embora isto possa parecer uma quantidade enorme de passeios para administrar, com um pouco de disciplina você pode chegar a duas horas e meia por semana sem sentir que está "se exercitando."[11] A abordagem oposta também é recomendada por alguns: uma "atividade vigorosa" durante 20 minutos, três dias por semana, pode dar os mesmos resultados que mais tempo de exercícios de menor intensidade.[12] Além disso, alguns estudos recentes sugerem que quatro treinos por semana podem ser melhores que seis. Segundo essas pesquisas, o corpo pode queimar calorias com mais eficiência se você fizer uma quantidade moderada de exercícios por semana e *não malhar* todos os dias.[13]

Embora não haja um consenso claro sobre a duração, a frequência e a intensidade de exercícios por semana, qualquer atividade física é melhor do que nenhuma. Nem todos podem ser maratonistas e nem todos podem ter um abdome "tanquinho". No entanto, todo mundo quer ser capaz de subir um lance de escadas sem perder o fôlego. Quanto mais nos mexermos, melhor será a nossa saúde e mais soltinha ficará a nossa calça.

■ A história de Megan

> Entrei para uma academia da rede crossfit há pouco mais de dois anos, mas levei quase um ano para começar a frequentar regularmente. Agora, posso dizer honestamente que essa foi uma das melhores adições à minha vida. Desde que saí da escola, passei muitos anos tentando encontrar algum exercício interessante, que me desse vontade de não parar. O crossfit faz isso por mim. No começo eu ia cerca de uma vez por semana. Então caí em mim e comecei a ir três vezes por semana. Acho que percebi como ficava feliz depois de uma aula daquele método, o que realmente mudou meu comportamento. Fui aumentando o número de dias de aula e agora vou lá cinco ou seis vezes por semana.
>
> Também descobri que existe uma relação entre fazer exercícios e comer bem. Acho que percebi que nunca vou perder o peso desejado ou "me sentir melhor" se adotar apenas uma dessas duas abordagens. Decidi que tinha de fazer as duas coisas. Finalmente cheguei ao nível de exercícios

que quero manter e agora estou concentrando mais atenção no objetivo de comer melhor. Como agora vejo o crossfit como parte de minha vida, não preciso mais me obrigar a fazê-lo. Não é mais uma tarefa árdua, é apenas uma parte da minha rotina diária.

— *MEGAN*, 24 ANOS, ESTUDANTE

Como os exercícios me ajudam a perder peso?

A quantidade de exercício que você precisa para emagrecer depende de quantos minutos ou horas você dedica, da intensidade e da frequência ou número de dias por semana. Nos últimos dois anos, aumentei a dedicação à corrida, de 25 quilômetros por semana para mais de 30, além de nadar em torno de duas horas por semana. Quanto peso que eu perdi? Nenhum, nadinha, zero! Quando aumentei a intensidade dos exercícios, não estava tentando perder peso; minhas metas eram melhorar o condicionamento e a saúde e controlar o estresse. Mas por que não perdi peso? Simples: quanto mais eu me exercito, mais como; toda essa atividade me dá fome! Estou contando esse caso pessoal não para desencorajar você, mas para ajudá-lo a compreender que o exercício, por si só, não é suficiente para reduzir o peso e manter a perda em longo prazo; ele precisa fazer parte de uma abordagem saudável de manutenção da forma. Se você quer *emagrecer*, precisa manter os hábitos alimentares estáveis ou reduzir a ingestão de alimentos enquanto *aumenta* a atividade.

Se você mantiver os mesmos hábitos alimentares e fizer apenas 15 minutos de exercícios por dia, queimando cerca de 100 calorias diárias, não irá notar uma rápida mudança no seu peso. No entanto, se persistir nessa rotina diária de exercício, em um ano terá queimado umas 36.500 calorias — ou perdido cerca de cinco quilos. Nada mal para 15 minutos! A maioria dos aparelhos de ginástica fornece estimativas da quantidade de calorias queimadas. Mas cuidado: são apenas estimativas! Então, se no momento você for totalmente sedentário e começar a se exercitar regularmente, poderá monitorar o gasto energético em relação à ingestão de calorias. Mas não fique ligado demais nos números. Perda de peso e controle de peso não devem ser uma operação matemática infinita! O mais importante é que, depois de estabelecer novos hábitos alimentares e uma rotina de exercício, você nunca mais deve se preocupar com os números. Não queime calorias para poder comer mais! A proposta é ser ativo e não comer mais.

O fato é que exercícios definitivamente podem ajudar a perder peso, mas você também precisa cuidar do que come. Lamento, mas o exercício não é um passe livre para o bufê. Procure digerir o seguinte: as pessoas que se exercitam regularmente passam a ter mais interesse em comer bem e mostram mais empenho na manutenção da saúde. Em outras palavras, quanto mais você se exercita, mais *quer* comer coisas saudáveis. Na verdade, ir à academia ou caminhar com regularidade provavelmente fará com que você deseje alimentos mais benéficos. Acredite! E quanto mais você se exercitar e comer de forma inteligente, mais fácil será manter um corpo esbelto. É mais fácil comer uma imensa fatia de bolo de chocolate naquela festa e não ganhar peso se você queima regularmente algumas calorias. Se você assumir o compromisso de alterar seu estilo de vida, perder peso e controlá-lo em longo prazo, logo verá os benefícios de incluir alguma atividade física em sua rotina semanal.

Outro exercício excelente para melhorar a forma é apoiar as duas mãos na borda da mesa e empurrá-la para longe.

— Robert Quillen, escritor

Exercite o corpo todo

A atividade física traz muito mais benefícios do que apenas ajudar a emagrecer ou manter o peso desejado. Ela está associada a mais saúde física e mental. Por exemplo, quem faz ginástica com regularidade tem menos risco de doenças cardíacas, acidente vascular encefálico e alguns tipos de câncer.[14] Um estudo publicado recentemente na conceituada revista *British Medical Journal* conclui que um programa estruturado de exercícios preserva a saúde cardiovascular com mais eficiência do que os medicamentos de uso contínuo.[15] Os exercícios também ajudam a evitar a hipertensão, o colesterol alto e o diabetes tipo 2.[16] Eles melhoram a digestão, fortalecem os ossos e reduzem o risco de osteoporose.[17] Com o tempo, eles também melhoram o regime de sono e podem até mesmo ter benefícios ao nível do DNA.[18] Mas a melhor notícia é que quem pratica exercícios de modo regular vive mais do que as pessoas sedentárias.[19]

Se todos esses benefícios para a saúde não bastam para motivá-lo e você tiver um cromossomo Y, talvez encontre inspiração em um novo estudo que associa a atividade física com a contagem de espermatozoides.[20] Os homens que praticam exercícios regularmente têm uma contagem de espermatozoides 73% maior do que os homens menos ativos. Mais espermatozoides significam mais fecundidade. Ao que parece, quando um homem tem um condicionamento físico melhor, seu corpo fica mais preparado para produzir bebês; afinal, não seria bom para a evolução da espécie se os menos aptos pudessem se reproduzir com tanta facilidade quanto os mais aptos, não é mesmo?

Talvez você esperasse ser lembrado dos benefícios físicos dos exercícios, mas sabia que um corpo em movimento também pode beneficiar a saúde psicológica? Talvez você já tenha ouvido falar do "barato da corrida" ou da sensação de "exaltação" causado pelos exercícios físicos. O fato é que isso tem razão de ser; as pessoas que se exercitam regularmente são menos sujeitas a depressão do que as que passam o dia sentadas no sofá.[21] A atividade física também alivia a ansiedade e melhora o humor. Existem razões biológicas e psicológicas para essa relação entre exercício e saúde mental. Os exercícios físicos afetam o funcionamento do cérebro, liberando neurotransmissores e endorfinas, as substâncias químicas que melhoram o humor. A prática de exercícios também diminui a produção pelo sistema imunológico de substâncias químicas que podem causar impacto negativo sobre o humor. Pensa-se que até mesmo o aumento da temperatura corporal resultante do exercício pode ter um efeito calmante que melhora indiretamente o estado de espírito.

Em um nível mais psicológico, o exercício físico é uma boa maneira de tirar a atenção de experiências e pensamentos negativos. Eu adoro nadar porque ninguém pode me incomodar quando minha cabeça está embaixo d'água e não consigo ouvir nada! O exercício é um mecanismo saudável para enfrentar as dificuldades. Quando nos sentimos tristes ou ansiosos, podemos ter o impulso de pegar uma cerveja ou um copo de vinho, mas caminhar ou correr também ajuda a melhorar o humor. Até mesmo as crianças experimentam os benefícios do exercício na redução do estresse: as fisicamente ativas têm respostas hormonais mais saudáveis em situações de estresse que as menos ativas.[22]

A prática de exercícios também aumenta a autoestima, principalmente porque nos dá uma oportunidade de definir metas pessoais e realizá-las. Ao promover a perda de peso, também colabora para nos sentirmos melhor com nossa aparência. Por fim, o exercício proporciona uma oportunidade para interação social. Gosto muito mais de correr com os amigos do que de correr sozinha. Não dá para agendar trinta minutos para correr com amigos todo dia, ainda mais às 6 da manhã! Contudo, quando corro com eles, não só nos exercitamos, como conversamos sobre qualquer assunto, desde o melhor lugar para comprar legumes até tudo e mais um pouco sobre nossos filhos ou a existência de Deus — mas nem sempre falamos de tudo isso na mesma corrida! Tenho certeza que essa conversa aleatória traz tanto benefício psicológico quanto uma boa terapia — e é muito mais barata![23]

Totalmente sem gás?

A primeira lei de Newton estabelece que "um corpo permanece em repouso a menos que seja afetado por uma força externa". Além de explicar o movimento dos corpos celestes, essa lei traz uma analogia para explicar por que muita gente não consegue começar um programa de exercícios. Se seu corpo passou anos em repouso, pode achar impossível encontrar motivação para se mexer. Diante disso, como você pode encontrar gás para começar a fazer atividade física se não tem a motivação necessária para estabelecer uma rotina de exercícios? O segredo é o mesmo da comida: começar aos poucos. Uma boa forma de começar é fazer modificações em sua rotina diária. A seguir temos uma lista de atividades que você talvez goste de incluir em seu dia. Como você verá, ser ativo não precisa envolver uma academia de ginástica; pode envolver apenas modificações mínimas em sua rotina diária.

Dez hábitos que você pode adquirir já para aumentar sua atividade física

1. Esqueça o elevador, use as escadas.
2. Estacione mais longe e caminhe cinco minutos até o seu destino.
3. Quando buscar a correspondência, dê uma volta no quarteirão enquanto lê o que recebeu.
4. Ataque uma tarefa doméstica que vem evitando: passar o aspirador, arrumar um armário ou lavar algumas janelas.
5. Carregue as compras, pacotes ou crianças pequenas em vez de usar um carrinho de supermercado ou de bebê.
6. Faça 20 abdominais e 20 flexões enquanto vê televisão. Se não sentir o esforço, repita a dose.
7. Faça uma pausa no trabalho ou nas tarefas e tire dez minutos para caminhar enquanto ouve música ou um audiolivro.
8. Lave o carro.
9. Trabalhe no jardim: arranque as ervas daninhas, plante flores ou corte a grama.
10. Dance enquanto estuda, lava a louça ou brinca com seus filhos.

Essas são atividades simples, rápidas e podem exercer um impacto gradual e notável sobre sua saúde e seu condicionamento físico. De fato, se fizer um pouco dessas coisas todos os dias, é provável que você queime cerca de 100 calorias extras ou até mais. Quando começar essas pequenas mudanças em seu nível de atividade, perceberá que fica motivado a aumentá-lo ainda mais. No entanto, lembre-se de avançar sem pressa — por enquanto, não se inscreva em uma maratona! Algumas pessoas, é claro, gostam mesmo de se exercitar. Às vezes eu até entendo isso. Às vezes, não. Gosto da forma como me sinto *depois* do exercício físico, mas muitas vezes não acho o processo divertido. De certa forma, ainda sou muito viciada na atividade física. Algumas pesquisas mostram que pode ser motivador se estimular verbalmente durante o exercício. Pode parecer maluquice, mas dizer para si mesmo que não está cansado ou fazer o que os pesquisadores chamam de "automotivação verbal", pensando "isso é fantástico" ou "ainda não estou cansada", pode nos fazer malhar por mais tempo.[24] Um dos meus truques é me manter entretida. Ouço música, escuto audiolivros ou converso com outras pessoas. Parece que não estou sozinha: meus colegas de academia levam todos os tipos de dispositivos eletrônicos modernos como iPads, iPhones, tablets, etc. Também existem aplicativos bastante úteis, alguns dos quais são descritos no Capítulo 3. Um novo aplicativo para iPhone chamado Cruise Control permite que as pessoas "coordenem o ritmo da atividade com as listas de reprodução."[25] Músicas pode nos ajudar a caminhar, correr ou pedalar mais rápido. Às vezes até continuo o exercício um pouco mais porque gosto da música que estou ouvindo.

Pedalar em uma bicicleta ergométrica ou fazer uma caminhada são excelentes formas de começar ou aumentar sua atividade cotidiana. Conheço pessoas que trazem um iPad para a academia e assistem a programas de TV ou filmes enquanto pedalam. Um pouco de planejamento para baixar um vídeo com antecedência pode dar a impressão de que 30 minutos de bicicleta passaram muito rápido; essa é exatamente a duração de uma série de TV. Tenho um vizinho que começou a se levantar uma hora mais cedo todas as manhãs para caminhar na esteira da academia. Ele escuta os podcasts do *New York Times* pela manhã e vai a pé para a academia como aquecimento. Sua rotina virou uma maneira relaxante, informativa e saudável de começar o dia.

Se ciclismo, corrida ou caminhada não são sua praia, pense sobre o que realmente gostaria de fazer. Estou convencida de que todos podem encontrar alguma atividade física de que gostem. Talvez um esporte coletivo, a dança ou a nova modalidade de corrida em escadas. Sim, esse esporte está ficando popular e sem dúvida é um modo intensivo e rápido de fazer algum exercício. Por isso, se você não tiver muito tempo, tente subir e descer correndo as escadas do edifício em que trabalha, nos 15 minutos antes de voltar para casa. Sem sentir o esforço, você talvez venha a ser um dos milhares de indivíduos que disputam a corrida até o topo do Empire State Building no evento anual Empire State Building Run Up. São 86 lances de escada![26]

Se você não tem a menor esperança de correr até o topo do Empire State Building, aulas de ginástica podem ser uma excelente forma de socializar e fazer exercícios ao mesmo tempo. O fato de ter a duração e o local bem-definidos pode ser útil. Definir objetivos como "vou para a zumba às 6, quando sair do trabalho" pode ser muito motivador. No entanto, quando estamos fora de forma ou não conhecemos os exercícios apresentados na aula, é fácil perder o estímulo. Felizmente, alguns empresários inteligentes sabem a importância de nos sentirmos bem em um ambiente fitness, mesmo quando ainda não estamos "sarados". Centros para atender a uma clientela relutante ou inexperiente estão surgindo às dúzias. Eles procuram deixar os usuários à vontade e motivados para o exercício, mesmo que não saibam muito bem o que estão fazendo. Se este tipo de ambiente lhe parece melhor do que uma academia cheia de gente suada com tops apertados e bíceps monumentais, faça uma pesquisa na web para saber o que existe em sua região em matéria de estúdio de ginástica para principiantes.[27]

■ A história de Samantha

> Sou uma mãe de 42 anos que trabalha fora, então, não tenho muito tempo livre para fazer exercícios físicos. No entanto, com o passar do tempo tomei consciência de que preciso cuidar da forma para continuar saudável e em condições de cuidar da minha família por mais tempo. Sei que o exercício sozinho não me fará perder muito peso, por isso tenho cuidado com o que como. Mas sei que ele é a chave para continuar apta e ativa, mesmo envelhecendo. Isso me ajudará a manter a flexibilidade e a saúde do coração.

Para mim, o mais importante foi encontrar o exercício CERTO. Eu odeio os métodos predefinidos em que os instrutores mandam correr tantos quilômetros por semana ou ir à academia para fazer o circuito A ou B. Talvez isso funcione para algumas pessoas, mas não para mim. Eu preciso amar o que estou fazendo, ou não vou continuar a fazê-lo. Preciso de uma atividade que me deixe esquecer que estou me exercitando. É por esta razão que faço aulas de jazz pelo menos três vezes por semana.

Adoro dançar, e as coreografias desafiam o corpo e também o cérebro. Saio de cada aula coberta de suor, com um sorriso no rosto. Quando preciso faltar a uma aula por causa de um compromisso, eu *sinto falta* de verdade. Não vejo a hora de voltar lá e rodar pelo salão. Se você detesta sua rotina de exercícios, não vai continuar fazendo aquilo por muito tempo. Sempre digo aos meus amigos que procurem encontrar algo que gostem de fazer e se dediquem de fato. Acabo de conhecer duas mulheres em meu estúdio de jazz que fazem aulas uma há 37 e a outra, há 25 anos. Isso realmente diz alguma coisa. Elas não fariam isso por tanto tempo se não fosse divertido!!!

— *SAMANTHA*, 42 ANOS, CONSULTORA

Aceite ajuda

À medida que incorpora mais atividade física em sua vida, não se sinta obrigado a fazer isso sozinho. Uma das melhores maneiras de alterar qualquer hábito é pedir ajuda. Diga às pessoas que está começando um programa de exercícios e peça que avaliem seu progresso. Convide sua mãe ou sua melhor amiga para lhe perguntar como vai seu programa de exercícios toda vez que você falar com elas. Esse sentimento de "responsabilidade" para com os outros pode ser uma ferramenta muito poderosa. Ninguém quer admitir que abandonou um objetivo que considerava importante. Também não custa nada para as pessoas que gostam de você procurar encorajá-lo ou ajudá-lo a seguir um regime de exercício.

Meu marido e eu muitas vezes fazemos acordos de ajuda mútua para possibilitar a ambos uma prática regular de exercícios. Durante um tempo, eu me encarreguei de colocar nossos filhos na cama para que ele pudesse sair para a academia. Qualquer pai ou mãe com filhos pequenos sabe que a hora de fazê-los dormir não é a mais divertida do dia. É preciso dar banho e ler histórias para eles. "Escapar" dessa parte do dia e só pedalar uma bicicleta ergométrica ouvindo um pouco de música é um forte incentivo para a prática de atividade física. Muitas vezes, meu marido veste as crianças e lhes dá o café da manhã para que eu possa correr. Por mais que amemos nossos filhos, todos os pais sabem que organizar a vida de modo a atender a uma carreira exigente, ser bons pais e cuidar da própria saúde requer planejamento estratégico e muita ajuda!

Talvez uma das melhores maneiras de manter um programa de exercícios seja compartilhá-lo com alguém. Combine com um amigo uma aula de ginástica ou uma caminhada uma ou duas vezes por semana. Se não tiver um amigo para malhar com você, convide conhecidos. Pergunte a um colega de trabalho ou conhecido se ele ou ela gostaria de fazer uma aula ou conhecer um novo centro de fitness. Já tive surpresas agradáveis com a receptividade das pessoas ante a ideia de colaboração para atingir objetivos de condicionamento físico. A maioria das pessoas sabe das dificuldades de fazer exercícios regularmente e acha ótimo ter alguém que a ajude a conquistar uma forma melhor. Na verdade ganhei muitas amigas fantásticas porque decidimos malhar juntas; elas enriqueceram muito a minha vida, além de me ajudarem a me manter fiel a um regime de exercício.

A tecnologia também pode nos ajudar a encontrar parceiros de treino. Por exemplo, na Rutgers University foi criado recentemente um programa chamado Workout with Me. Com ele, os alunos têm meios de se conectar com outros estudantes pelo Facebook ou pelo Twitter e convidá-los a malhar juntos na academia de ginástica do campus.[28] Os inscritos no grupo podem publicar sua agenda de exercícios, principalmente quando não têm ninguém com quem fazer essas atividades e gostariam de ter. O objetivo do programa é fazer os alunos se incentivarem a malhar e ainda se divertirem e socializarem enquanto se exercitam. Não há nenhuma razão para nós, que não somos mais estudantes, deixarmos de usar o Facebook, o Twitter ou simples mensagens de texto para tentar encontrar parceiros de exercícios e encorajarmos nossos parentes e amigos a alcançar suas metas de atividade física, sejam elas correr duas vezes por semana ou treinar para um triatlo.

Vá para o exterior

Talvez você se sinta claustrofóbico em uma sala de academia e uma parede de espelhos é um triste lembrete de como estamos longe de ter o peso e a forma ideais. Bem, tenho uma boa notícia para você. A cada dia temos mais provas de que as pessoas se exercitam com mais regularidade e por mais tempo quando fazem isso ao ar livre.[29] Nos espaços abertos também trabalhamos os músculos de forma diferente e gastamos mais energia do que quando corremos em uma esteira ou pedalamos em uma bicicleta ergométrica. Há ainda indicações de que o exercício ao ar livre diminui os hormônios do estresse e a luz do sol melhora o humor. Também é de graça, sem taxas de matrícula ou mensalidades; além disso, ninguém fica olhando enquanto você tenta entender como usar o equipamento e nenhum estranho repara no resultado de sua tentativa de usar lycra. O único problema é o clima. Se estiver muito quente ou muito frio, é difícil fazer exercícios ao ar livre. Mas existem roupas próprias para o exercício em todos os terrenos e climas, o que ajuda. Existem equipamentos feitos especificamente para o exercício ao ar livre à noite. Tenho a sorte de ter acumulado uma quantidade deles nos últimos anos. Tenho certeza de que muita gente me acha maluca porque saio para correr na neve, com uma lanterna de cabeça e um colete refletor. Meus filhos adoram mexer comigo por causa dessa produção. No entanto, só respondo que eles vão ficar felizes porque a mãe não estacionou o bumbum em uma cadeira e trabalhou para manter a saúde e eles não precisarão cuidar dela no futuro.

No entanto, não digo que o clima não consiga criar desafios até para os atletas mais dedicados. E eu não me importo de admitir que gente muito mais motivada do que eu consegue realizar façanhas esportivas com as quais nem sonho. Pode valer a pena buscar motivação com os atletas profissionais. Às vezes, observar os profissionais me deixa maravilhada com a capacidade do corpo humano. Isso me dá vontade de levar meu corpo a seu máximo potencial.

Uma entrevista com Tara Lipinski, medalha de ouro em patinação artística e comentarista esportiva

---

Tara Lipinski ficou famosa em 1998 quando, aos 15 anos, tornou-se a patinadora artística mais jovem a ganhar uma medalha de ouro nos Jogos Olímpicos de Inverno. Ela começou a patinar aos 6 anos e parou de competir pouco depois dos Jogos Olímpicos, passando a fazer turnês como patinadora profissional. Hoje, ela tem uma carreira de sucesso como comentarista esportiva de patinação no gelo do canal de TV Universal Sports, no qual comentou os Jogos Olímpicos de Inverno de 2014. Entrevistei Tara para este livro porque sua história pessoal é inspiradora e ela é um exemplo para todos nós, que tentamos entrar em forma e manter o condicionamento físico. Mostramos a seguir alguns momentos desta entrevista.

CM: Que conselhos você dá para uma pessoa comum sobre a melhor maneira de permanecer fisicamente ativa?

TL: Agora que não estou treinando para competição, faço ginástica e me mantenho ativa por prazer e para me sentir bem. Às vezes é mais fácil ficar motivada e outras vezes não. Quando não me exercito regularmente fico sujeita a essas fases. No entanto, sempre volto a me exercitar porque me sinto saudável e em forma depois de um bom treino. Posso precisar de uma semana ou duas para recuperar o hábito dos exercícios, mas assim que a gente começa a se sentir bem, essa sensação agradável nos mantém em movimento. A atividade física pode realmente fazer a gente se sentir mais viva — basta adquirir o hábito. Acho que meu conselho é persistir; depois de algum tempo, você vai ver e sentir os resultados do exercício. É importante não perder de vista as metas que são fundamentais para você. A atividade física pode fazer a gente se sentir realizada e saudável; é fácil se viciar nessa sensação.

CM: Quando você participava de competições, como conseguia manter a motivação para aguentar tantas horas de treinamento?
TL: Isso vira uma rotina. Eu sempre tinha novos objetivos e novas coisas para trabalhar. Patinação no gelo é um esporte muito físico e eu sempre queria estar preparada para as competições.
CM: Durante a sua carreira você sofreu algumas lesões do quadril. Tem algum conselho sobre a melhor forma de permanecer ativo, saudável e evitar lesões?
TL: Acho que é importante conhecer o próprio corpo e descobrir o que é bom para você. Eu acho que aprendi muito cedo o que meu corpo era capaz de fazer e o que me dava prazer. Também aprendi que existe uma "dor boa" que você aguentar sem interromper o trabalho e o tipo de dor e lesão que exige atenção e cuidados.
CM: Quando era atleta, qual era sua visão sobre condicionamento físico, saúde e nutrição? Ainda muito jovem você já estava sob a atenção constante da mídia. Você se preocupava com o peso?
TL: A patinação artística é um esporte estético, mas também é atlético e eu precisava ser forte e musculosa para ter bons resultados. Cresci querendo ser forte; eu sabia que não podia ser um palito se quisesse ter sucesso. Depois que minha carreira competitiva terminou, procurei uma nutricionista para me informar sobre alimentação saudável de modo a manter minha carreira profissional, mas o meu foco sempre foi em condicionamento físico, força e saúde. *Nunca fiz dieta.*

Devagar se vai longe

Quando incorporar exercícios físicos a sua rotina e encontrar quem possa ajudá-lo a manter os novos hábitos, lembre-se de que mudar o padrão de atividade física deve ser um processo gradual. Vá com calma e seja tolerante consigo mesmo, caso contrário você poderá quebrar alguma coisa. A paciência é a chave de tudo. Seu objetivo é criar hábitos que seja capaz de manter *pelo resto da vida.* Além disso, tentar fazer muito de uma vez geralmente causa estresse e acaba por nos impedir de realizar qualquer coisa. Para que as novas práticas sejam sustentáveis, você precisa gostar delas ou encontrar nelas algum valor. Não precisa amar o exercício em si, mas pode apreciar o tempo que passa consigo mesmo. Talvez goste de se encontrar com um amigo e vê-lo uma vez por semana. Ou simplesmente pode se sentir bem após os exercícios e isso ser um fator de motivação.

Uma vez tendo revisado seu diário de alimentação e atividades, avalie seu nível de atividade e veja em que dias pode incluir atividades adicionais. Infelizmente, para muita gente uma atividade regular exige acordar mais cedo. Porém você não deve deixar de dormir o suficiente. A maioria dos adultos precisa de sete horas de sono, ou mais, não só para a saúde, mas também para a gestão de peso.[30] No entanto, talvez precise ir para a cama mais cedo ou cortar 30 minutos de tempo sedentário em frente à TV para dispor de 30 minutos de tempo em atividade.

Se no momento você não faz nenhum tipo de exercício e não está muito animado com a ideia, comece se tornando mais ativo fisicamente durante o dia. Em seguida, tente adicionar dois períodos de 30 minutos de exercício por semana. Caminhe na rua ou em uma esteira ou pedale uma bicicleta ergométrica. Comece aos poucos e veja como se sente. Se deixar de fazer exercícios em um dos dois dias, tente trabalhar 60 minutos de uma vez naquela semana. Depois de algumas semanas, talvez você já esteja pronto para aumentar um pouco a atividade. Nesse caso, experimente correr por alguns minutos, em vez de apenas caminhar. Ou intensificar o exercício na bicicleta. Escolha algo que queira continuar a fazer e que ache relaxante, divertido ou viável em sua rotina.

Comece gradualmente o seu programa novo ou aprimorado de exercícios, mas procure definir metas para os próximos meses. Inscreva-se para participar de uma caminhada de 5 quilômetros ou faça planos para trabalhar algum tempo no transporte. Use esses objetivos como motivação para se exercitar regularmente. Quando meus filhos eram pequenos, eu não conseguia me exercitar mais do que duas vezes por semana. Não dava para espremer mais nada na rotina e eu estava voltando à atividade depois de alguns anos parada porque meus bebês ficavam acordados a maior parte da noite. Depois de um ano nessa rotina suave, acrescentei um terceiro dia por semana. No ano seguinte, acrescentei um quarto dia. Precisei de mais de três anos, mas agora provavelmente estou na melhor forma que já tive na vida. Com isso não estou dizendo que a maior parte das pessoas precise de três ou quatro anos para estabilizar um regime satisfatório de exercícios. Espero que o horário da maioria das pessoas seja um pouco mais flexível e que elas possam começar com períodos de pelo menos 20 a 30 minutos em dois ou três dias por semana. No entanto, se o prazo deste "projeto" for muito longo para você, não vejo problemas.

O importante é se lembrar de ser tão ativo quanto puder, sem fazer disso uma condição estressante em sua rotina. É bom ter disciplina, mas também é essencial tornar o exercício divertido e sustentável. Para colher benefícios físicos e psicológicos, não é preciso correr maratonas ou investir muito tempo. E ninguém deve se sentir um fracasso se não conseguir fazer mais do que uma ou duas visitas semanais à academia. Mantenha o foco na criação de hábitos que funcionem para você e sejam favoráveis à manutenção de sua saúde.

O importante não é o resultado... O importante é se mexer.
— **Kilian Jornet Burgada, considerado o atleta de esportes de resistência mais importante de sua geração**

O fator decisivo

Se fosse preciso fazer uma única mudança para perder peso, sem dúvida eu escolheria mudar os hábitos alimentares. É mais fácil ingerir menos calorias do que queimá-las. No entanto, há muitas alterações que você pode e deve fazer, a partir de hoje, para aumentar a sua atividade física. Os exercícios são um excelente complemento à boa alimentação quando nosso objetivo é controlar o peso em longo prazo. Devemos emagrecer não só para melhorar a aparência, mas para manter a saúde e até mesmo para viver mais, porque nos cuidamos melhor.

Um pensamento final: você pode até descobrir que gosta de se exercitar. Eu me lembro de ter dito a meu marido há alguns anos que tinha pena dele porque era sedentário e não sabia como uma boa malhação pode ser incrível. Ele passou mais de uma década me vendo fazer atividade física antes de decidir tentar. Agora, ele jura que nunca mais vai parar.

- Os exercícios físicos trazem benefícios imensos para a saúde física e psicológica.
- Qualquer atividade física é melhor do que nenhuma.
- Devemos começar ou intensificar um regime de exercícios incorporando gradualmente ao cotidiano atividades que consideremos agradáveis.
- Os exercícios são um componente importante para cuidar do peso de forma duradoura; depois de alcançar o peso desejado, você não recuperará o que perdeu!

Continue
Esperto

7

FASE TRÊS
Comer com inteligência

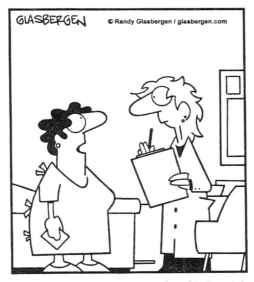

"Qual é a 'dieta sensata' que você está indicando? Eu encontrei 123.942 na Internet!"

O que comemos tanto pode ser o remédio mais seguro e mais eficiente quanto pode ser o veneno de ação mais lenta.

Amy Wigmore, terapeuta holística

Você já percorreu um longo caminho — parabéns! Você agora entende o que levei mais de vinte anos para perceber: não existe uma dieta mágica e imediata que mantenha a perda de peso em longo prazo. No entanto, comer para ter saúde e perder peso é muito mais fácil que fazer dieta constantemente! Quando consultei uma nutricionista pela primeira vez, eu tinha 16 anos. Depois de muitos anos de balé e muitas dietas catastróficas, tinha uma necessidade desesperada de conselhos sobre nutrição. A especialista começou a me explicar um pouco da ciência de controle de peso encontrada neste livro. Desde então, os nutricionistas que atuaram em minhas pesquisas apenas reiteraram o ponto principal daquele primeiro aconselhamento: comer bem não é complicado, mas você precisa saber o que está fazendo. Se tiver as noções básicas, poderá achar seu caminho em meio a todas as informações confusas sobre calorias, gorduras, carboidratos, açúcar, além do que ajuda ou prejudica a perda e o controle do peso. Este capítulo fornece ainda informações adicionais sobre *como pôr em prática* uma abordagem gradual para gestão do peso, de modo a ser bem-sucedido hoje, amanhã e pelo resto da vida!

A desconstrução das calorias

Vamos falar sobre as calorias. Não apenas sobre a quantidade maior ou menor para perdermos peso, mas principalmente sobre o que vem a ser uma caloria. Você talvez tenha aprendido na aula de química do ensino médio que a caloria é uma unidade de medida da energia potencial de uma substância. Mais especificamente, a caloria da aula de química é a medida da energia equivalente ao calor necessário para fazer a temperatura de um grama de água aumentar um grau Celsius. Por outro lado, a caloria da nutrição é, na verdade, uma quilocaloria, a energia que aumenta em um grau Celsius a temperatura de um quilo de água. Nós comemos aproximadamente 2.000 dessas calorias por dia. Ao longo deste livro, vou chamar a caloria da nutrição simplesmente de caloria, como todo mundo faz.

> **Neste capítulo, você aprenderá...**
> - As noções básicas e suficientes sobre nutrição: o que são calorias, gorduras, carboidratos, açúcar, sal, proteínas e fibras. Assim poderá comer bem, perder peso e não recuperar o que perdeu.
> - O que influencia a perda e o controle de peso: quando comer, quanto dormir e até mesmo em que tipo de prato comer.
> - Como utilizar os conselhos oferecidos nos Capítulos 3 e 5 ao conhecer os tipos de alimento que deve remover e ou incluir em sua rotina alimentar.

Fique Esperto

Mas, no que se refere à relação entre calorias e controle de peso, você só precisa lembrar que ganha peso sempre que ingere mais calorias do que gasta. Resumindo, se quiser perder peso, você deve reduzir a quantidade de calorias que consome e queimar mais energia por meio do exercício.

Parece bastante simples, mas as calorias podem ser traiçoeiras. Para perder peso e mantê-lo onde deseja, você precisa saber quantas calorias consome e quantas queima via exercícios em uma semana típica. Lembra-se do diário alimentar do Capítulo 3? Uma vez tendo essa compreensão básica e tendo ajustado seus hábitos de alimentação e exercícios, você não terá mais necessidade de contar as calorias! A quantidade de calorias que você queima por dia, sem contar a atividade física, mas contando o que consome durante o sono, é a sua taxa metabólica basal (TMB) ou "metabolismo"; para saber mais sobre metabolismo, consulte o Capítulo 2. A maior parte das pessoas queima entre 1.000 e 2.000 calorias por dia só com as atividades necessárias para manter a vida: respirar, equilibrar a temperatura do corpo, manter o coração batendo e digerir os alimentos. Em geral, os homens se enquadram na extremidade mais alta dessa faixa e as mulheres na extremidade mais baixa. Às calorias queimadas pela TMB se somam as calorias usadas nas atividades físicas. Em geral, um indivíduo sedentário usa mais ou menos

30% da TMB para mover os músculos necessários para uma atividade física muito leve — como pegar o controle remoto. Quem tem atividade moderada — caminha e faz algum exercício físico — usa para isso o equivalente a 80% da TMB. A soma das calorias da TMB com as da atividade física e as de uma categoria muito pequena chamada efeito térmico dos alimentos recebe o nome de gasto energético total (GET). Esta é a quantidade de calorias que você precisa consumir para equilibrar exatamente o total de calorias queimadas a cada dia.

Para saber quantas calorias pode consumir diariamente para manter o peso, você pode calcular a sua TMB e o GET. Na web temos programas que fazem esse cálculo; alguns aplicativos também fornecem estimativas razoáveis. No entanto, tenha em mente que estas são *estimativas* (experimente choosemyplate.org ou http://www.myfitnesspal.com/tools/bmr-calculator[1]). Não deixe de ler todos os detalhes quando usar uma calculadora de gasto de energia. Esses cálculos quase sempre computam as calorias que você queima se não fizer nada o dia inteiro, apenas ficar sentado no sofá, dormir ou ficar em frente ao computador sem nunca se levantar. No entanto, se você quiser perder peso e uma dessas calculadoras lhe disser que você pode consumir *mais calorias* por dia do que já consome, é provável que a estimativa esteja errada ou você tem um metabolismo relativamente "lento" — sorte sua.

Agora, antes de decidir remover grandes quantidades de calorias de seu prato, lembre-se do que vimos no Capítulo 5: cortar apenas 100 calorias por dia pode levar a uma perda de 5kg em um ano.[2] Cem calorias são menos que as encontradas em um copo de suco, um pacote de batatas fritas, ou uma barrinha de cereais. Dito isto, não se esqueça de que acontece o mesmo na direção oposta: aumentar 100 calorias por dia em sua dieta pode fazê-lo usar calças dois tamanhos maiores depois de um ano. As pesquisas mostram que costumamos comer o mesmo volume de alimentos na maioria dos dias. Mas o volume não determina o teor calórico dos alimentos. Em outras palavras, muitos alimentos, especialmente as frutas e os legumes, são semelhantes em peso, mas têm menos calorias do que os petiscos e salgadinhos menos saudáveis. Se você trocar o pacote de Doritos que geralmente come por um alimento como uma maçã ou um pacote de pipocas, que tem o mesmo peso, mas menos calorias, é provável que fique igualmente satisfeito ingerindo menos calorias. Em minha opinião, esta é uma troca bastante vantajosa.

Você notará que meu plano não indica uma quantidade definida de calorias que você deve ou não consumir regularmente. É importante entender o que são calorias e adquirir o hábito de fazer boas escolhas alimentares, mas "contar as calorias" não é uma parte necessária da perda e do controle de peso. Em vez de pedir que você faça mil cálculos toda vez que se sentar à mesa, minha recomendação é a seguinte: se quer perder peso, coma menos do que come atualmente. Para isso, é claro que você precisa saber como se alimenta atualmente para decidir como comer melhor. Se tiver seguido meus conselhos dos Capítulos 3 e 5, você já começou a reduzir sua ingestão calórica diária em *pelo menos* cem calorias, pela simples mudança de algumas bebidas e opções de lanche. Dessa forma você reduzirá gradualmente o consumo de calorias e não precisa calcular sua ingestão calórica ao longo do dia. Depois de saber quais são as bebidas, os lanches, as sobremesas e as refeições com maior teor calórico, procure na maioria dos dias escolher um repertório de alimentos e bebidas saudáveis. Estabelecer alguns hábitos, por exemplo, para o café da manhã ou os lanches que queira ter à mão, facilita muito a compra de comida e dispensa a necessidade de controlar os valores nutricionais de tudo o que comer. Ter que controlar todas as calorias que consumimos não é a melhor abordagem para gestão de peso em longo prazo. Comer deve ser agradável; não deve parecer um dever de casa de matemática.

Entrevista com uma nutricionista

Para escrever este livro, consultei meus colegas do departamento de ciências da nutrição da Rutgers University, principalmente o Dr. Joseph Dixon e a Dra. Peggy Policastro. Peggy concordou em ser entrevistada sobre alguns aspectos da nutrição que podem parecer confusos para os leigos. Peggy é especializada em dietas, dá aulas de nutrição e é pesquisadora na Rutgers. Ela também usa sua experiência para prestar consultoria ao serviço de restaurante do campus.

CM: Para quem se interessa por "controlar" ou "calcular" o consumo de um fator específico como carboidratos, calorias, açúcar ou gordura como recurso para perder peso, em que você recomenda que essas pessoas se concentrem e por quê?

PP: Todos os alimentos devem fazer parte da nossa dieta... com moderação. Até a gordura tem um papel, pois nos faz sentir saciedade por mais tempo. Se tentarmos excluir um nutriente, sentiremos falta dele e acabaremos por voltar a comê-lo — em excesso. Porém, o recurso de maior sucesso para manter o peso em longo prazo é reduzir a ingestão calórica.

CM: Qualquer caloria é só caloria? Ou algumas calorias, como as provenientes da gordura, são piores que as outras?

PP: Sim, uma caloria é só uma caloria. Algumas calorias têm má fama, mas o corpo trata todas elas da mesma forma. Todos os nutrientes são fracionados até virarem glicose ou ácidos graxos livres para "alimentar" o cérebro e os músculos. Em termos de regulação do peso, uma caloria da gordura não é diferente de uma caloria proveniente de carboidratos. Embora algumas pesquisas busquem analisar as formas específicas pelas quais o corpo utiliza os carboidratos, as gorduras ou os açúcares, não existem estudos de longo prazo que comprovem que as calorias de um tipo de nutriente agem de forma diferente das de outros nutrientes na perda ou no ganho de peso. Na verdade, no final dos anos 1800 e início dos 1900, os primeiros nutricionistas comprovaram inúmeras vezes que não há diferença.

CM: Por que as dietas que restringem os carboidratos são tão populares?

PP: Antes da dieta Atkins e outras abordagens com redução de carboidratos, os programas de emagrecimento indicavam a supressão de alimentos como carnes vermelhas e sorvete. Então veio a dieta Atkins e disse que podemos comer essas coisas e ainda perder peso. Essa foi uma ótima desculpa para quem queria comer proteínas e gorduras e não o fazia por sentir culpa. O resultado foi que as pessoas começaram a vilanizar os carboidratos. Logo que paramos de comer carboidratos, podemos perder peso rapidamente, pois esses nutrientes retêm líquidos. Perder rapidamente alguns quilos resultantes da água não é o mesmo que perder uma quantidade "real" de peso de forma duradoura. No entanto, essas modas vão e vêm. Não há mágica em qualquer dieta. Quem quer perder peso deve comer menos, isto é, diminuir a ingestão de calorias, e fazer mais exercício físico; gastar mais calorias.

CM: Qual é a jogada do açúcar hoje em dia? O açúcar e os adoçantes artificiais estão sempre sendo acusados de fazer mal à saúde. Isso é verdade?

PP: Para mim, o principal problema dos adoçantes artificiais é não ter calorias, porque isso parece desligar nossa capacidade de controlar quantas calorias consumimos. Nós nos acostumamos a consumir doces sem calorias e logo estamos às voltas com o açúcar de verdade, que tem um monte de calorias por grama, e perdemos o autocontrole que precisamos ter com o açúcar comum.

A moderação é importante para qualquer alimento, obviamente. Mesmo os refrigerantes zero, adoçados artificialmente, devem ser consumidos com moderação. A água ou o leite com baixo teor de gordura são opções mais saudáveis. Não é bom substituir os alimentos mais nutritivos por alimentos adoçados artificialmente.

CM: Qual é a sua opinião sobre os planos de dieta mais populares atualmente?

PP: Se o consumo calórico total diminuir, você perderá peso. Não é uma boa ideia fazer jejum, embora alguns dos programas novos recomendem isso. É normal comer mais em alguns dias e menos em outros, mas pular refeições ou restringir drasticamente a ingestão calórica causará fraqueza e cansaço. É impossível de ser fisicamente ativo sem comer. É como tentar dirigir um carro sem combustível.

Em geral, as regras que sugiro são: todo dia tomar café da manhã, comer cinco porções de frutas, verduras e legumes, tentar fazer exercícios e limitar o tempo em frente à TV e outras telas. Esse talvez não seja um "plano de dieta" emocionante, mas pode efetivamente ajudar as pessoas a gerir seu peso.

CM: Você tem um conselho final para quem quer perder peso e não recuperá-lo?

PP: O que eu recomendo a quem quer perder peso nem sempre é sedutor, mas funciona. Os livros sobre dieta mudam; a maioria desaparece porque suas propostas não funcionam. Para ser saudável e perder peso, você tem que mudar seus hábitos. Você também tem que entender por que está comendo. Questões de ordem prática, hábitos e emoções são fatores fundamentais em nossas escolhas alimentares. Se parássemos de comer quando o estômago está cheio e seguíssemos algumas orientações nutricionais, não estaríamos no meio de uma epidemia de obesidade.

Fatos sobre as gorduras

Durante a década de 1990, os alimentos com baixo teor de gordura ficaram muito populares. Produtos que vão desde molhos para salada até pães traziam na embalagem a expressão "0% de gordura". Com isso, muitas pessoas passaram a consumir esses produtos livremente, com pouca ou nenhuma culpa. O resultado foi uma situação que Michael Pollan chamou de "Fenômeno Snackwell's".[3] O nome Snackwell's pertence a uma marca de bolos, biscoitos e outros doces e guloseimas pouco nutritivos que ficaram muito populares porque tiraram proveito desse recurso de marketing. O fenômeno Snackwell's descreve o fato de que as pessoas tendem a comer mais quando acham que os alimentos não têm gordura ou não provocam culpa por qualquer motivo. No entanto, digamos que você coma dois cookies Snackwell's de pelo menos 150 calorias cada um porque eles não têm gordura. Seria muito melhor e mais satisfatório comer um cookie de 200 calorias que contenha gordura! Não ter gordura não é o mesmo que não ter calorias. Lembre-se que, para perder peso, o teor de gordura dos alimentos não é tão importante quanto o teor calórico. O que aumenta o peso é o excesso de calorias.

Mas se o teor de gordura dos alimentos não é tão importante quanto as calorias, por que a gordura é ruim? Um grama de gordura tem mais calorias que um grama de outros nutrientes como carboidrato ou proteína. Alimentos gordurosos nos deixam sem fome por mais tempo e pesquisas indicam que fomos "programados" para desejar comer gordura. Há milhares de anos, era natural que os seres humanos quisessem comer alimentos gordurosos porque a comida era escassa. Comer algo calórico e nutritivo era lógico em um ambiente alimentar em que não se sabia quando ou de onde viria a próxima refeição. Vamos avançar a fita para o ambiente alimentar de hoje: ele é muito diferente do que era há mil ou até mesmo há cinquenta anos. Hoje, alimentos com alto teor de gorduras estão em toda parte: pizza, hambúrgueres, batatas fritas e creme no café. Tudo o que é processado ou frito certamente tem um alto teor de gordura. E com certeza não preciso dizer como é fácil ingerir calorias demais se você comer alimentos ricos em gordura. Quer dizer, quem consegue parar na primeira fatia de pizza ou em um punhado de batatas fritas? Mas lembre-se, o que nos faz ganhar peso não é a gordura; o problema é que a gordura é rica em calorias.

É importante entender que existem diferentes tipos de gordura e que algumas delas fazem bem. Por exemplo, talvez você tenha ouvido falar que as nozes ou o abacate contêm "gordura boa". Esses alimentos têm gorduras insaturadas, cujo efeito sobre o colesterol e a saúde do coração é diferente do efeito das gorduras saturadas. As gorduras saturadas aumentam o colesterol no sangue. Limitar a ingestão de alimentos ricos em gorduras saturadas, como as carnes, os laticínios e o leite integral, pode reduzir o colesterol no sangue. O consumo de gordura também está associado com outros problemas de saúde, inclusive doenças cardíacas e alguns tipos de câncer.[4]

Conclusão: você precisa ficar atento à quantidade de gorduras que consome, principalmente gorduras saturadas, mas deve consumir alguma gordura! As gorduras por si só não vão aumentar seu peso. Por exemplo, se você costuma comer 2.000 calorias por dia e 200 vêm das gorduras, seu peso não vai mudar se você aumentar as calorias da gordura para 400, mas mantiver o total de 2.000 calorias. Isso explica porque algumas pessoas podem ser magras apesar de comerem sanduíche de manteiga de amendoim regularmente. Esse sanduíche tem um alto teor de gorduras insaturadas, mas se a ingestão calórica total for baixa, o peso também permanecerá baixo.

Os açúcares e o sal ocultos

Quase todos os alimentos processados contêm açúcar e sal, ou seja, todos os alimentos que não estão *in natura* como as frutas, os legumes ou os ovos. Não me refiro apenas aos doces ou às batatas fritas claramente salgadas. Leia os rótulos do pão, dos cereais, das barrinhas de cereais, dos condimentos, dos nuggets de frango, das sopas industriais e de frutas, verduras e legumes enlatados e congelados. Com frequência, o açúcar e o sal são chamados por outros nomes. O sal pode aparecer como cloreto de sódio e age como conservante em muitos alimentos, além de melhorar o sabor; portanto, é onipresente. Uma típica fatia de pão contém entre 100 e 200 miligramas de sal. Diversas refeições prontas do Vigilantes do Peso contêm quase 900 miligramas de sal. A American Heart Association, a associação de cardiologia dos EUA, recomenda consumir no máximo 2.400 miligramas de sal por dia.[5] Isso corresponde a apenas uma colher de chá de sal! A maioria das pessoas consome 3.400 miligramas diários. Então, não é uma má ideia reduzir em cerca de 1.000 miligramas a sua ingestão diária de sal. Na verdade, a American Heart Association até mesmo aconselha os idosos, as pessoas de meia-idade, os afrodescendentes e outros membros de grupos de alto risco a consumir apenas de 1.500 miligramas de sal por dia. O sal em si não aumenta o peso, mas contribui para a retenção de líquidos e a constipação. Nada disso é fator de bem-estar. Precisamos controlar a quantidade de sal que consumimos para evitar seus efeitos nocivos para a saúde em geral.

O açúcar pode ser chamado por nomes como xarope de frutose de milho, açúcar de cana, dextrose, suco de frutas concentrado e mais uma dezena de designações. Assim como o sal, o açúcar melhora o sabor dos alimentos. Estamos ficando tão habituados com alimentos doces que não gostamos mais de pão, sopa enlatada, nuggets de frango ou flocos de cereal que não tenham açúcar. Os fabricantes sabem disso e enchem seus produtos de sal e açúcar para torná-los mais apetitosos. O objetivo da indústria não é melhorar a nossa saúde, mas levar-nos a comprar aqueles produtos. Algumas pesquisas recentes até sugerem que podemos ficar "viciados", ou seja, criar dependência desses alimentos açucarados e salgados; quanto mais nos expomos a eles, mais queremos consumi-los.[6]

Nos últimos anos, o açúcar tem sido ainda mais demonizado que o sal. Pesquisas mostram que o corpo metaboliza o açúcar mais depressa do que digere os outros produtos alimentícios, o que torna o consumo de açúcar especialmente prejudicial.[7] A ingestão de açúcar está diretamente associada com o aumento da ocorrência de diabetes na última década. Alguns pesquisadores até mesmo afirmam que o real causador dos problemas de saúde pública nas últimas décadas não é a obesidade, mas o aumento do consumo de açúcar.[8] No entanto, ainda não temos provas conclusivas que sustentem essas afirmações; um estudo recente não conseguiu encontrar uma ligação entre o consumo de doces e a obesidade, a pressão alta e os níveis de colesterol (aleluia!).[9] De qualquer forma, hábitos alimentares que limitem o consumo de açúcar não têm contraindicações. Segundo os nutricionistas, não se deve consumir mais do que 10% das calorias na forma de açúcar, ou seja, mais ou menos 13 colheres de chá de açúcar por dia. No entanto, a maioria das pessoas consome mais de 43 colheres de chá de açúcar por dia — seis xícaras por semana. É claro que não estamos comendo açúcar direto do açucareiro, mas o açúcar escondido em alimentos processados é mais do que a maioria imagina.

Então devemos evitar açúcar e sal? A resposta fácil é "sim, evitar com moderação". É mais fácil falar do que seguir essa orientação! Limitar o consumo de açúcar e sal pode ser o melhor para nós. Leia as embalagens dos alimentos que compra e prefira os que têm menos sal e açúcar. Seja cuidadoso principalmente com os cereais matinais e outros alimentos de alto consumo que podem estar cheios de açúcar.

Então qual é opção mais inteligente? Em vez de alimentos processados, comer mais alimentos naturais! Essas mudanças em sua dieta não só ajudarão a reduzir seu peso, mas melhorarão a sua saúde.

Carboidratos: sim ou não?

No passado, ir ao restaurante italiano Olive Garden era sensacional porque você podia comer todo o pão que quisesse como parte da refeição. Embora o Olive Garden ainda ofereça "grissinis ilimitados" com a refeição, outros restaurantes já adotaram uma abordagem diferente. Recentemente descobri um restaurante luxuoso na Filadélfia que se recusa a servir pão no serviço porque, segundo o garçom, quer ser um "restaurante saudável". Até mesmo os franceses, provavelmente os maiores conhecedores de pão e pastelaria do mundo, estão consumindo menos pão do que nunca.[10] Desde quando o pão se tornou "nocivo"?

Este alimento começou a ter má fama quando o livro *A dieta revolucionária do Dr. Atkins* tornou-se... uma revolução. Na década de 1970, o Dr. Atkins começou a escrever sobre um conceito de perda e gestão de peso com restrição de carboidratos, mas suas ideias só ficaram populares no final dos anos 1990 e início dos 2000. Praticamente nenhum usuário de dietas passou pela "revolução" sem tentar a abordagem de redução dos carboidratos. Esta proposta tem como premissa a ideia de que a digestão das gorduras e proteínas é mais lenta que a dos carboidratos e por essa razão esses dois nutrientes causam mais saciedade. Eliminar os carboidratos significa eliminar alimentos que retêm água e obter uma rápida queda inicial de peso. Na falta de carboidratos, a principal fonte de energia facilmente acessível, o corpo vai à caça de outras fontes. Sem o habitual suprimento de hidratos de carbono, o organismo utilizará as reservas de gordura para gerar energia, diminuindo essas reservas e, consequentemente, o peso. Normalmente, as dietas pobres em carboidratos começam pela completa eliminação dos alimentos ricos nesse nutriente: além dos pães e cereais, também as batatas e algumas frutas. Posteriormente, o que foi suprimido volta gradualmente à alimentação em diferentes fases. A lógica parece ser: eliminar carboidratos, queimar gordura e, então, tendo reduzido as gorduras, voltar a incluir carboidratos na dieta. Sem entrar na complexidade da bioquímica envolvida, é muito fácil ver que essa lógica é falha. O corpo voltará a armazenar gordura assim que os carboidratos forem reintroduzidos na dieta. Portanto, a prática de reduzir gradualmente a ingestão de certos alimentos para em seguida voltar a ingeri-los não resulta na manutenção do peso desejado. De fato, essa abordagem de supressão de glicídios tem tanta probabilidade de sucesso quanto a redução de calorias ou a dieta paleolítica, cujos resultados a longo prazo são lamentáveis.[11]

Apesar da baixa eficácia, as dietas de redução ou supressão de carboidratos continuam a ser extremamente populares. Isso é fácil de entender, pois uma dieta que permite comer bacon e cheeseburger (sem o pão!) deve parecer maravilhosa para quem não aguenta mais comer saladas e nem olhar para gordura. Além disso, uma regra simples como "não coma carboidratos" é fácil de lembrar e todo mundo gosta de instruções simples e diretas para perder peso. Ademais, com os salgadinhos e batatas chips fora do menu, a tendência a comer entre as refeições deve diminuir. Não conheço ninguém que consiga se sentar no sofá e mastigar bacon. Assim, você pode ver por que algumas pessoas podem ter sucesso quando começam a seguir essas abordagens.[12] No entanto, chega a hora em que todo mundo quer um pedaço de pão, um prato de espaguete ou um biscoito. Pode ser difícil resistir indefinidamente ao desejo de comer carboidratos; no fim, as pessoas comem o que querem e a dieta fracassa.

A Clínica Mayo recomenda que 45% a 65% das calorias que consumimos venham de carboidratos.[13] Eles enchem o estômago e são uma fonte valiosa de energia. Obviamente, nem todos os carboidratos são iguais. O pão branco, a menos que seja fortificado, costuma ser bem pobre em elementos nutritivos e seus carboidratos simples são fracionados e metabolizados tão rápido quanto o açúcar.

Um donut pode ter muito carboidrato, mas também é rico em gordura. Por outro lado, os cereais integrais trazem mais benefícios nutricionais, inclusive fibras, que retardam a digestão e nos dão mais sensação de saciedade e satisfação.[14] As melhores opções em carboidratos são o arroz integral, a aveia e o pão multigrãos. Muitas frutas e verduras também são ricas em carboidratos complexos e outros nutrientes. A maçã, a pera, o brócolis, o espinafre e a abobrinha são boas adições à dieta, mas todas as frutas e legumes têm qualidades. Em suma: ninguém deve se sentir culpado por comer carboidratos. Eles não são intrinsecamente maus e são uma excelente fonte de energia para o corpo. No entanto, continuam valendo as regras de escolher com critério e comer com moderação para criar bons hábitos.

Proteínas e fibras

A maioria das pessoas não se preocupa com a quantidade de proteína que consome. Porém, é bom saber que a *necessidade média de proteínas,* ou seja, o suficiente para suprir 97,5% do requisito de pessoa saudável, é de 56g por dia para homens e 46g para mulheres. Um peito de frango de tamanho regular tem cerca de 30g de proteína. Portanto, não é tão complicado obter o necessário. No entanto, a maioria dos nutricionistas acredita que a ingestão de proteínas deve corresponder a 20% da ingestão calórica total para ajudar a equilibrar o peso corporal. Para a maioria de nós, isso envolve aumentar em 25 gramas a ingestão de proteínas. Comer alimentos ricos em proteínas é importante porque eles também suprem outros nutrientes, que vão da vitamina B ao magnésio, além de ajudarem na manutenção do peso porque fazem com que nos sintamos satisfeitos mais depressa do que ao comer alimentos menos proteicos.[15]

Se você não quiser comer em excesso, vale a pena incluir em sua alimentação várias fontes de proteína. Os diversos tipos de feijão e ervilhas são boas fontes desse nutriente porque se enquadram no grupo de alimentos mais saudáveis: os vegetais. Derivados de soja, nozes e sementes também são excelentes opções, mas contêm muita "gordura boa", por isso não exagere! Os frutos do mar são recomendados como um item de consumo semanal e o salmão é o campeão nas recomendações dos nutricionistas.[16] E temos as opções mais comuns: carne, aves e ovos. A tabela a seguir mostra algumas opções inteligentes de proteínas que ajudam a manter o peso saudável.

ESCOLHAS INTELIGENTES DE PROTEÍNA

Alimento	Proteínas (g)
100g peito de frango assado	26
125g atum (conserva em água)	26
100g salmão defumado em lata	24
100g de bacalhau fresco assado	19
1 porção de iogurte grego desnatado	17
1/2 xícara queijo cheddar light em cubinhos	16
1 sanduíche de pão integral, manteiga de amendoim e geleia	16
2 ovos	12
1 barra de proteínas	10
250ml de leite com 1% de gordura	8
1/2 xícara de feijão preto cozido	8
1/2 xícara ervilha seca cozida	8

Nota: Os valores nutricionais desta tabela são estimativas precisas, mas os detalhes podem variar de acordo com a marca e o tamanho do item.

Consumir fibras também traz benefícios para a saúde. O Instituto de Medicina sugere que as mulheres consumam entre 21 e 25 gramas de fibras por dia; para as de mais de 50 anos, bastam 21 gramas. Os homens devem consumir de 30 a 38 gramas de fibra por dia; 30 gramas, se já tiverem mais de 50 anos.[17] Se você estiver comendo essa quantidade de fibras todos os dias, ótimo! Entre os benefícios da fibra dietética para a saúde temos: a regularidade no funcionamento dos intestinos (quem não gosta?), uma boa digestão, níveis adequados de açúcar no sangue, boa saúde cardíaca, colesterol baixo e menos risco de diabetes.[18] E isso não é tudo. A ingestão de fibras também auxilia no controle do peso. Por definição, as fibras são alimentos que o corpo não digere ou absorve. Elas passam pelo corpo quase sem sofrer alterações. São alimentos volumosos que dão algum trabalho para comer; compare o tempo que levaria para comer um pepino inteiro com o tempo de comer um pedaço de pão branco. Em última análise, você acaba por comer menos calorias. Como são volumosos, os alimentos ricos em fibras também tendem a nos deixar satisfeitos mais depressa e por mais tempo.[19] Portanto, se você quer realmente melhorar a saúde e perder peso, precisa incluir em sua dieta alimentos ricos em fibra como maçã, alcachofra, cevada, feijão, couve-de-bruxelas, cenoura, frutas cítricas, nozes e castanhas, aveia, ervilha seca, ameixa, framboesa, farelo de trigo e farinha de trigo integral. Os alimentos que têm em uma porção três gramas de fibras são considerados fontes razoáveis de fibra; os que têm cinco ou mais gramas de fibra são fontes excelentes. Se você não consome fibra suficiente, siga as recomendações do Capítulo 5 e mude gradualmente sua dieta, um pouco a cada semana, para começar a ingeri-las em maior quantidade. Como eu sempre digo, vá em frente e veja se consegue comer frutas e verduras demais! Elas são nutritivas e têm poucas calorias e alto teor em fibra; é impossível comer frutas e verduras em excesso.

ESCOLHAS INTELIGENTES DE FRIBRAS

Alimento	Teor de Fibras (g)
1 xícara de ervilhas secas cozidas	16
1 xícara de feijão preto cozido	15
1 xícara de framboesas	8
1 xícara de feijão de soja cozido	6
1 xícara de espaguete de trigo integral	6
1 xícara de couve-de-bruxelas	6
1 xícara de brócolis	5,5
1 pera	5
1 alcachofra inteira, cozida	4,5
1 xícara de arroz integral cozido	4
30g amêndoas	4
1 laranja	3

Nota: Os valores nutricionais desta tabela são estimativas precisas, mas os detalhes podem variar de acordo com a marca e o tamanho exato do item.

Café da manhã: será a refeição mais importante do dia?

A faculdade é um lugar maravilhoso para se adquirir conhecimento, mas nem sempre favorece uma alimentação saudável. Quando estava na faculdade, eu acordava menos de uma hora antes da primeira aula do dia, mesmo que ela começasse à uma da tarde. Eu me vestia e tomava um café da manhã reforçado no refeitório. Lembro-me de me sentir virtuosa porque dormir até tarde me permitia saltar uma refeição sem sentir fome. Eu geralmente comia apenas duas refeições por dia e às vezes algumas bobagens nos intervalos. Não comprava a crença popular de que o café da manhã é "a refeição mais importante do dia".

Só comecei a tomar o café da manhã regularmente quando fiquei grávida do meu primeiro filho e passei a precisar comer pela manhã para não ter enjoo; um dos contrassensos do enjoo matinal é que comer, em vez de aumentar, diminui a náusea. Agora não consigo sequer imaginar abrir mão do café da manhã. É claro que hoje minha agenda é um pouco mais regular. Nem me lembro da última vez que dormi até oito da manhã, muito menos até meio-dia, então, comer o café da manhã e até mesmo o almoço antes do meio-dia não é só possível, é necessário. Aprendi que me sinto muito melhor e mantenho o peso com mais facilidade quando como pela manhã, e as pesquisas mostram que isso não acontece só comigo.

Para começar, o café da manhã tem um impacto positivo sobre a capacidade de concentração. As crianças que tomam café da manhã têm desempenho melhor em exames que os colegas que não fazem o mesmo.[20] Mesmo que nem sempre tenhamos fome, se pularmos a primeira refeição, acabamos muito mais distraídos do que percebemos. Não tomar café da manhã afeta até mesmo a memória.[21] Isso faz sentido, não acha? Se seu estômago está roncando, é difícil lembrar o nome da capital de Wisconsin, onde você deixou suas chaves ou qual é o tema da próxima reunião.

Além de trazer benefícios cognitivos, comer pela manhã ajuda o controle de peso. Em termos simples, aqueles que tomam café da manhã mantêm um peso mais saudável do que os que pulam essa refeição, talvez porque comer cedo nos ajuda a fazer escolhas mais sensatas ao longo do dia. Aparentemente, quando esperamos até estar com muita fome para comer, escolhemos os alimentos errados. Se você é uma dessas pessoas que acorda sem o menor interesse por comida, pode fazer sentido esperar uma hora ou mais para comer. O importante é não abolir o café da manhã.[22]

Respeite seu sono de beleza

Quando estamos dormindo, não podemos comer. Quer dizer, algumas pessoas andam e comem durante o sono, mas em geral esse é um período em que não consumimos calorias.[23] Esta é uma boa razão para tirar um cochilo. Ainda mais importante é ter uma noite de sono adequada porque nossos corpos funcionam melhor quando estão descansados. Para uma boa gestão de peso e uma boa saúde geral é necessário se proporcionar a quantidade adequada de sono.

Mas o que é uma quantidade "adequada" de sono? Segundo o CDC, os adultos precisam de sete a nove horas de sono por noite.[24] O problema é que mais de 25% dos adultos não dormem o suficiente. E o que acontece quando não dormimos bastante? Ficamos propensos a uma série de problemas de saúde, como doenças cardiovasculares, depressão e até mesmo obesidade. Talvez pareça estranho que o fato de não dormir esteja relacionado com o peso, mas as pesquisas constataram que o cansaço nos faz preferir alimentos com alto teor calórico e sem valor nutricional que não comeríamos se estivéssemos descansados. Especificamente, quando uma pessoa está cansada, as regiões do cérebro que afetam a motivação para comer preferem alimentos doces e gordurosos. As pesquisas até mesmo mostram que o córtex frontal — a parte do cérebro que nos ajuda a ser organizados, sistemáticos e criteriosos — tem a capacidade de concentração prejudicada quando estamos cansados. São desventuras em série: quando estamos cansados ansiamos por alimentos deletérios, mas que nos satisfazem e fornecem energia rapidamente, *e* ao mesmo tempo perdemos a capacidade de controlar o desejo por esses alimentos.[25] O mais espantoso e assustador é que para esse padrão acontecer, basta ficarmos um dia privados de sono.

Mesmo preço, menos calorias

Em 2004, Morgan Spurlock lançou o documentário de grande sucesso *Supersize Me — A dieta do palhaço*, uma denúncia do papel da indústria do *fast-food* — especialmente a rede McDonald's — na epidemia de obesidade. Como o título sugere, o documentário foca nas porções gigantescas que comemos no século XXI. Por exemplo, em 1955, o hambúrguer original do McDonald's trazia 50g de carne. Hoje, o maior hambúrguer do McDonald's tem 225g de carne. A porção de batata frita, que pesava 70g , agora é vendida em tamanhos de 200g ou mais — o que corresponde a mais de 50 batatas fritas![26]

Mas as empresas de *fast-food* não são as únicas vilãs. Quase tudo o que comemos hoje vem em porções maiores do que há 20 anos. Os pães, os bolinhos, as latas e garrafas de bebidas são maiores.[27] Qual é a consequência de porções maiores? Você sabe a resposta: nós ficamos maiores! Nós gostamos dessas porções gigantescas porque achamos que estamos recebendo mais em troca do nosso dinheiro. O setor chama isso de "tamanho econômico". Vejamos como exemplo, o refrigerante e a pipoca absurdamente caros que compramos no cinema. No cinema do meu bairro, o copo de 350ml custa 4 dólares. O copo médio, de 500ml, parece muito maior e custa 4,50. O copo grande é imenso: contém 750ml e custa 5 dólares. Pode parecer um excelente negócio receber o dobro do conteúdo do copo pequeno pagando apenas um dólar a mais. No entanto, essa não é escolha mais saudável e inteligente. Às vezes vou ao cinema, compro uma pipoca pequena e peço à atendente para não encher o balde até o topo. Afinal, mesmo o copo pequeno tem pipoca demais para uma única pessoa. Em geral, isso me obriga a explicar que vou pagar o preço total, mas não quero comer tanta pipoca. Geralmente recebo em troca olhares da mais completa estranheza. Tenho que admitir que não faz sentido pagar 4,50 dólares por um balde pequeno e nem sequer querer todas as pipocas. No entanto, se você pensar em termos de gestão de peso, vale a pena perder um dólar de pipocas e evitar comer demais. Para lutar contra a expansão das barrigas, temos de começar a valorizar nossa saúde e comprar menos calorias pelo mesmo dinheiro.

Essas porções tão grandes são mais perigosas para a saúde porque em geral nós comemos toda a comida que for colocada à nossa frente. Aposto que na sua última ida ao cinema você comeu toda a pipoca "média" e na mais recente visita a uma lanchonete comeu todas as fritas salgadas que vieram em seu pedido. Mas podemos usar bem essa tendência. Assim como comemos todas as batatas fritas deletérias, quando ficamos diante de grandes porções de alimentos saudáveis como frutas e legumes, também comemos mais desses alimentos. Desde que as frutas e legumes não estejam vindo direto da fritadeira, podemos aumentar estrategicamente o nosso consumo desses vegetais apenas tendo mais deles à mão.[28] Por isso pode valer a pena servir mais de um tipo de legume no jantar ou aumentar sua porção de salada se você estiver interessado em aumentar a ingestão desses alimentos e diminuir a ingestão de opções menos saudáveis. Sei que isso parece simples demais, mas esse é o segredo: para comer melhor, você precisa mudar conceitos simples em sua maneira de pensar.

Uma mesa inteligente

Alguma vez você já foi a um restaurante e ficou chocado com o tamanho da porção servida? O prato é grande e está cheio de uma comida que parece deliciosa, mas você não sabe se será capaz de comer tudo. No entanto, você sempre come aquilo tudo! Isso acontece em parte porque nossa aceitação para porções grandes é cada vez maior e também porque tendemos a comer tudo o que for colocado diante de nós, como demonstra o balde de pipocas do cinema. No entanto, esse fenômeno também tem muito a ver com a apresentação da comida. Um prato grande faz a quantidade de comida parecer menor. Um prato pequeno tem o efeito contrário: a refeição parece maior. Será que isso realmente afeta o quanto você come? Pode crer que sim!

O laboratório de alimentos de Brian Wansink na Cornell University realizou algumas das pesquisas mais notáveis sobre os fatores ambientais que influenciam nossos comportamentos alimentares e muitos resultados desses estudos estão documentados no livro *Por que comemos tanto?*.[29] Wansink e seus colegas constataram seguidamente que pratos maiores nos fazem achar que as porções de alimentos são menores; por conseguinte, comemos mais. A cor do prato também é importante; o contraste ou a ausência de contraste entre as cores da comida e do prato influencia o comportamento alimentar. Por exemplo, quando nos servimos de purê de batatas em um prato branco, provavelmente serviremos uma porção maior do que se o prato for vermelho. Quando as cores da comida e do prato são muito próximas, as porções servidas são maiores. Se quiser comer mais verduras, um prato verde pode ser uma boa ideia. Se estiver tentando desencorajar o consumo de massas, pães ou batatas, procure preparar a mesa com louça colorida. Até mesmo usar uma mesa, uma toalha de mesa ou um jogo americano que contrastem com o aparelho de jantar pode levar a uma redução de até 10% no tamanho das porções![30]

Essas descobertas sobre o tamanho das porções e dos pratos afetam tanto adultos quanto crianças. Quando se servem em pratos para adultos, as crianças colocam mais comida no prato e comem mais. Algumas crianças têm paladar seletivo e é difícil fazê-las comer bastante. Se você está tentando fazer seus filhos comerem mais, dê-lhes um prato grande. Se quiser que eles comam menos, não dispense os pratos infantis.[31]

A comida é um fator muito importante em uma dieta equilibrada.

— Fran Lebowitz

Cerque-se dos alimentos certos

Eu entendo que às vezes você tem tanta coisa para fazer, tanto em que pensar, que fica difícil ter clareza sobre o que comer. Há dias em que simplesmente não temos o tempo ou a energia para fazer as escolhas alimentares mais adequadas. Você pode sofrer do que eu chamo de "fadiga de decisão alimentar": tem inúmeras opções entre as quais escolher a comida de cada dia e dispõe de recursos limitados para lidar com as opções disponíveis.

Talvez valha a pena lembrar que este problema é bom! Ter muitas opções de alimentos é um problema do "primeiro mundo" que milhões de pessoas menos favorecidas adorariam vivenciar. No entanto, esse choque de realidade não basta para ajudar a perder peso. Você precisa traçar um caminho seguro por entre ambulantes de comida, cafés, máquinas de venda automática, drive-thrus de lanchonetes, pizzarias e milhões de outros fornecedores de comida que encontra todo dia. Você precisa mudar o seu ambiente alimentar. Precisa assumir o controle de seu "mundo alimentar" e fazer boas escolhas regularmente. Para isso, é necessário cercar-se de opções adequadas a maior parte do tempo.

Compre o que quer comer, acha gostoso e faz bem. Mas cuidado: se comprar apenas alimentos saudáveis de que não gosta realmente, você não vai comê-los e rapidinho o entregador de pizza estará tocando sua campainha. A melhor forma de começar a ter um ambiente alimentar saudável e realista é planejar. Antes de ir ao supermercado, faça uma lista de compras. Planeje o cardápio dos desjejuns, almoços e jantares da semana seguinte. Planeje também lanches e sobremesas que você ache deliciosos e sejam relativamente saudáveis e não deixe que faltem. Confira os armários de cozinha e a despensa antes de ir às compras. Prepare o almoço do dia seguinte na noite anterior. É mais fácil ter disciplina se o almoço for planejado com antecedência e você também ganha tempo para o café da manhã. Mais adiante apresentamos uma lista de alimentos que talvez você queira ter em casa.

Além de rodear-se de boas opções de comida, é ótimo ter a seu redor gente de bons hábitos alimentares. Não estou sugerindo levar essa questão ao extremo e dispensar os amigos que não comem bem. Mas pode ser interessante buscar novos amigos que compartilhem seus valores e metas para um estilo de vida saudável. Conviver com pessoas interessadas em ter saúde e que apreciam comidas gostosas e saudáveis ajuda-nos a comer bem. Quer conhecer gente que come bem? Procure inscrever-se em uma aula de culinária.

10 ALIMENTOS SAUDÁVEIS E NUTRITIVOS QUE DEVEMOS TER EM CASA

Alimento	Motivo	De que forma
Amêndoas	Ricas em fibras e proteína. Um lanche nutritivo, simples de preparar e levar	Prefira pacotinhos com 100 calorias para controlar o tamanho da porção
Maçãs	Pouco perecíveis	Coma ao natural como lanche. Cozinhe com um pouco de canela. Tempere com uma colher de sopa de manteiga de amendoim com baixo teor de gordura
Frutas vermelhas (congeladas)	Conservam-se por várias semanas ou até meses!	Misture em vitaminas. Coma com iogurte desnatado, sorvete cremoso ou sorvete de frutas, no lanche ou na sobremesa
Vagens de soja verde congeladas	Não perecíveis. Ricas em fibras e proteínas, mas pouco calóricas	Cozinhe no micro-ondas e polvilhe com sal para o lanche ou como complemento de refeição
Pipoca	Alimento gostoso e salgado; uma alternativa satisfatória para as batatas chips	Podem ser compradas em pacotes com uma quantidade definida de calorias
Pretzels	Outra boa alternativa às batatas chips. Baixo teor calórico. Uma boa forma de curar o desejo de comer guloseimas.	

Vagem (congelada)	Poucas calorias: duas xícaras podem ter menos de 100 calorias. Nutritivas e ricas em fibras	Podem ser cozidas em micro--ondas ou assadas no forno com um pouco de azeite, sal e pimenta a gosto
Muçarela palito light	Excelente fonte de cálcio. Em geral tem menos de 100 calorias por pacote	Um lanche prático para toda a família (qual a criança que não gosta de desfiar um palito de muçarela?)
Sorvete italiano	No freezer, pode durar meses. Um lanche, sobremesa ou recurso para compensar o desejo de açúcar; teor relativamente baixo de gordura e calorias	
Iogurte (grego e/ou desnatado)	Rico em proteínas, principalmente o grego. Rico em cálcio	As embalagens geralmente correspondem a 100 calorias

Nota: Esses são alimentos práticos para ter à mão quando quiser preparar um lanche ou uma refeição saudável. Talvez não sejam ideais, já que frutas e legumes frescos são melhores que os congelados, mas os vegetais congelados podem muito úteis para manter uma alimentação saudável.

Não se esqueça de que, mesmo com a casa cheia de alimentos saudáveis e com amigos de hábitos saudáveis, você ainda vive em um mundo cheio de McDonald's, Starbucks, Dunkin' Donuts e Pizza Domino's. Além de ser impossível evitar completamente alimentos pouco saudáveis, este seria um objetivo absurdo. Mas eu sei muito bem como pode ser fácil recair nos maus hábitos: um expresso com creme hoje, uma pizza amanhã, um sorvete na sobremesa. O Capítulo 8 está dedicado à discussão de como voltar a comer bem depois de uma resvalada, mas é importante manter a perspectiva: um sábado à noite de balada com muitos martinis não chega a ser uma resvalada. É só a vida normal. Tenha paciência e tolerância consigo mesmo e, se necessário, faça uma revisão das metas definidas anteriormente, para prosseguir sem problemas. Ninguém tem a alimentação perfeita; estamos todos a caminho.

- Procure conhecer as informações nutricionais dos alimentos que costuma comer e comece a alterá-los gradualmente para melhorar sua rotina alimentar.
- Diminuir a ingestão calórica ajuda muito a perder peso, mas também é importante tomar decisões inteligentes sobre o uso de sal, açúcar, carboidratos, fibras e proteínas.
- Entenda os fatores circunstanciais que influenciam sua capacidade de comer bem: não cortar o café da manhã, dormir bastante, não cair na armadilha das porções exageradas e cercar-se de alimentos saudáveis.
- Não é preciso fazer mudanças drásticas em sua dieta; comer menos e melhor é a chave para a perder peso e evitar recuperá-lo.

Continue
Esperto

8

Um retorno esperto

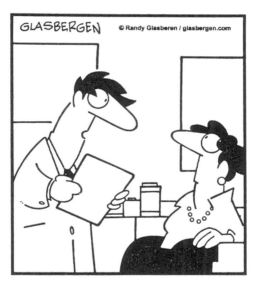

"Todo mundo engorda nos feriados.
O problema é que o ano tem 58 feriados."

Todo mundo come; seria um tremendo desperdício se comêssemos mal.

Anna Thomas, autora de livros de receitas

Sempre "piso na bola" em dezembro e na maioria das férias. Em dezembro, quase sempre fico estressada com a trabalheira de fim de ano e com os preparativos para as festas. Como faz frio e os dias são mais curtos, fica mais complicado fazer exercícios ao ar livre. Na verdade, estou escrevendo este capítulo sentada na cama, um dia depois do Natal, em um estado de total letargia induzido pelo excesso de açúcar. Preparei cookies que provei generosamente, servi refeições copiosas e muito vinho foi bebido. Estou cansada, desmotivada e com um pouco de ressaca. Nesses momentos, entendo perfeitamente por que todo ano as pessoas incluem "entrar em forma" e "perder peso" nas resoluções de ano-novo. Quando chega o Natal, também fico tentada a incluir esses objetivos em minha lista, mas não cedo à tentação.

Chamei este capítulo de "Um retorno esperto" por uma razão: comer demais não é uma questão de *se*, mas de *quando*. Todos nós passamos por circunstâncias de vida que bagunçam nossos hábitos alimentares e padrões de atividade. Duas semanas na Itália, as festas de fim de ano, uma doença ou uma lesão bastam para detonar sua rotina de alimentação e atividade física. Você pode se mudar para uma nova cidade e passar a dispor de alimentos diferentes. O inverno chega e você simplesmente não consegue continuar a caminhar ou correr no meio da neve. Tudo isso faz parte da vida e não devemos sentir-nos mal pelos vacilos. Imagine como se sentiria se aceitasse que durante algumas semanas ou até mesmo meses manterá hábitos melhores do que mantém nos outros dias ou meses. E se você não ficasse oscilando entre comportamentos "bons" e "maus" em termos de exercício e alimentação e conseguisse ficar no "meio termo" a maior parte do tempo? Isso não seria fantástico? Assim, talvez você pudesse desfrutar de férias, tomar sorvete italiano até se sentir satisfeito e retomar os bons hábitos quando voltasse para casa, sem ter sentido a menor culpa. Quero que você pare de desperdiçar energia tendo raiva de si mesmo quando "pisa na bola" e come em excesso. Você aprendeu tanta coisa e já chegou tão longe — este não é o momento de desistir! Claro, é importante admitir que vacilou quando volta aos maus hábitos e come muitos petiscos, toma muitos coquetéis, ou não come frutas e legumes como deveria. Talvez a sua calça fique apertada e sua energia entre em baixa. Não fique frustrado: isso acontece de vez em quando, nas melhores famílias!

> **Neste capítulo você aprenderá...**
> - A lidar com as circunstâncias que podem neutralizar seus esforços para comer bem e se exercitar regularmente.
> - Por que as resoluções de Ano Novo e as dietas do gênero "vou começar na segunda-feira" falham e o que é uma abordagem inteligente para iniciar (ou reiniciar) os esforços para comer bem e fazer exercícios.
> - Como o estresse, a depressão e os comportamentos alimentares podem estar relacionados.
> - Como não sentir culpa e recomeçar deixará você mais saudável e mais feliz.

Fique Esperto

Está na hora de um retorno esperto, mas como se pode fazer isso? A resposta é fácil: releia os Capítulos 3 e 5; avalie seu peso; anote tudo o que comer durante uma semana; então, melhore gradualmente sua alimentação. Talvez você ache que já fez tudo isso e ainda está lutando. Por isso, talvez mais algumas informações sejam úteis.

Este capítulo tem como objetivo ajudar a entender melhor alguns dos fatores que podem nos levar a abandonar a boa alimentação e os exercícios depois de tê-los transformado em hábitos. Veremos informações que mostram como lidar com essas questões e comer como gente esperta. Em última análise, este capítulo ajudará você a entender melhor suas motivações para comer bem e fazer exercícios. Depois de entender a si mesmo e conhecer os desafios inevitáveis que enfrentamos na tentativa de comer e se exercitar para ter saúde, será mais fácil criar e manter hábitos alimentares benéficos pela vida inteira.

> *As pessoas morrem de preocupação com o que comem entre o Natal e o ano-novo, mas na verdade deveriam se preocupar com o que comem entre o ano-novo e o Natal.*
>
> — **Autor desconhecido**

O mantra "vou começar na segunda-feira"

O problema: Você comeu demais. Agora se sente gordo, está se achando horrível e quer uma solução rápida. Você decide que segunda-feira vai começar uma dieta rigorosa. Ou, quem sabe, 1º de janeiro está logo ali e você resolve achar uma academia e malhar todos os dias.

A realidade: quantas vezes você ou alguém que você conhece disse "vou começar na segunda-feira"? Talvez você tenha decidido começar uma dieta ou um programa de exercícios, mas posso jurar que você não começou nada disso no sábado. O fim de semana é visto como tempo de diversão: dias para soltar as amarras e relaxar depois de uma semana de trabalho. O dia de iniciar qualquer coisa é a segunda-feira. É quando a "vida real" começa. No entanto, as segundas-feiras nem sempre são os melhores dias para iniciar uma dieta. Se empanturrar no fim de semana com a promessa de compensar na segunda-feira — e nos dias seguintes — certamente resulta em aumento de peso, e não na perda. Por quê? Porque, enquanto espera pela segunda-feira, é provável que você coma tudo o que quiser. Você solta a boca agora porque sabe que a fome está chegando. O que você está realmente fazendo é acumular um quilo (ou dois, ou mais!) contando com sua próxima dieta para perder esse mesmo quilo! Então, não espere: comece hoje mesmo. O que você come ou deixa de comer deve ser o mesmo em tantos dias da semana e tantas semanas do ano quanto você conseguir.

Ano após ano, a maioria dos adultos toma decisões de ano-novo para entrar em forma e perder peso. O problema é que essa resolução se repete entra ano, sai ano, indicando que a dieta de ano-novo raramente dura doze meses.[1] De fato, para 25% dos adultos, as dietas de ano-novo não costumam durar nem uma semana.[2] E se você se assemelhar pelo menos um pouco a um frequentador de academia, sabe que o número de clientes aumenta muito no início de janeiro, apenas para cair fragorosamente em fevereiro.

Meu marido, Patrick Markey, que também é psicólogo, e eu publicamos um estudo realizado para mapear as tendências comportamentais de dieta ao longo do ano.[3] Analisamos a frequência de consultas sobre dietas realizadas pelos norte-americanos em programas de busca da internet como o Google. Como era de se esperar, o interesse por dietas apresenta um pico no mês de janeiro, cai aos poucos ao longo do ano e sobe acentuadamente em janeiro do ano seguinte. Para nossa surpresa, constatamos que essa busca de informações sobre dieta está correlacionada não só com os índices de obesidade, mas também com os índices de mortalidade por doenças fortemente influenciadas pelo peso e pelos hábitos alimentares, como diabetes, doença cardíaca e acidente vascular encefálico. É certo que nosso estudo não dá provas conclusivas da ligação entre dieta e obesidade e suas consequências negativas para a saúde. No entanto, ele mostra que os locais onde as pessoas fazem da dieta uma resolução de ano-novo são os mesmos que apresentam probabilidades mais altas de morte por diabetes, doença cardíaca e acidente vascular encefálico. Podemos concluir que a definição de uma dieta como resolução de ano-novo dificilmente pode ser considerada um comportamento favorável para a saúde!

A solução: Se resoluções de ano-novo e "vou começar na segunda-feira" não adiantam, o que funciona? Vale a pena se dar o trabalho de tentar perder peso e entrar em forma? É claro que a resposta é sim!

Se as pessoas não conseguem mudar seus comportamentos alimentares e de exercício, não podemos concluir que seja impossível mudá-los; o erro está na abordagem escolhida por elas. Para ter sucesso na perda e no controle do peso é preciso parar de pensar em termos de "dias bons" e "dias ruins", "dias de gratificação" e "dias de restrição" ou sábados e segundas-feiras. Manter o peso saudável significa fazer o possível para ter um comportamento saudável todos os dias e, quando liberar a boca, não esperar pela segunda-feira ou pelo dia 1º de janeiro para voltar a fazer o melhor. Quando você recair em hábitos que não lhe agradam ou que causam aumento de peso, trate de restabelecer os padrões saudáveis assim que puder, seja domingo à tarde, quarta-feira à noite ou 1º de março.

E como é que se faz isso? Peça ajuda a um amigo ou parente. Lembre-se que é mais fácil mudar os hábitos se não tivermos que fazer essas mudanças sozinhos.[4] Anuncie publicamente que vai melhorar a sua abordagem para a gestão de peso. Você não precisa contar a todos os amigos do Facebook que vai trocar os flocos de milho com chocolate por um cereal integral no café da manhã, mas pode comentar esse fato com seu parceiro, um colega ou um amigo de confiança. Dizer a outras pessoas que planeja optar por uma atitude saudável e pedir-lhes apoio é uma maneira segura de aumentar as chances de realmente fazer aquela mudança.[5]

Só porque você é magro, sua felicidade não está garantida. Você pode ser absolutamente infeliz e estar magro.

— **Abby Ellin, no artigo "Fat and Thin Find Common Ground", New York Times**

Comida e humor

O problema: Quando estou cansada, quero comer. Quando estou triste, quero comer. Quando estou feliz, quero comer. Só não quero comer quando estou doente, fazendo ginástica ou dormindo. Para a maioria de nós, o estado de espírito afeta o consumo de alimentos. De certa forma, isso é bom. Se você está muito feliz com uma promoção no trabalho, deve jantar fora para comemorar. Se teve um dia horroroso, uma porção extra de sorvete não será tão prejudicial. O problema é quando as emoções estão sempre no controle e seus hábitos alimentares sofrem as consequências. Talvez você não consiga controlar rigorosamente a relação entre seu humor e a comida, mas entender essa relação facilita a gestão de peso a longo prazo.

A realidade: Historicamente, os cientistas analisaram como os estados negativos de humor nos fazem comer mais. O que você talvez chame de consumir "comida reconfortante", os psicólogos costumam chamar de "comer emocional". Os pesquisadores tentam entender o comer emocional porque, quando estamos angustiados, além de tender a comer em excesso, nós também preferimos alimentos ricos em calorias e gordura.[6] Por exemplo, quando estão deprimidos, homens e mulheres comem mais chocolate do que quando se sentem felizes.[7] Infelizmente, comer chocolate ou qualquer comida reconfortante nem sempre traz conforto, principalmente quando a culpa se instala. Contudo, quando estamos estressados, muitas vezes fazemos escolhas alimentares imprudentes. Nessa condição emocional, temos até dificuldade em ver que certa comida não é saudável, por exemplo, porque é rica em gordura, de modo que tendemos a comer mais alimentos prejudiciais como reação aos estados negativos de humor.[8] Por essa razão, não é de admirar que o comer emocional seja contraproducente para a perda de peso e até mesmo aumente o risco de obesidade.[9]

Embora as emoções negativas estejam associadas à prática de comer em excesso, muita gente gosta de comer demais quando está feliz. Eu gosto. Na verdade, é tão fácil comer em excesso na alegria quanto na tristeza.[10] Embora a tristeza possa aumentar o desejo de comer chocolate, é mais provável que alguém consuma guloseimas como batatas fritas e amendoim torrado quando está feliz.[11] O fato é que a felicidade pode reduzir as inibições diante de um pacote de Doritos. No entanto, nem todas as pessoas comem tanto quanto eu em resposta às emoções. Os comedores emocionais procuram comida em resposta a todos os estados de espírito muito mais que as pessoas que não têm essa característica. Por que fui ter esse azar?[12]

A solução: Como saber se você é um comedor emocional e o que fazer se for? Os pesquisadores utilizam uma escala para medir essa característica na tentativa de entender qual é a probabilidade de um indivíduo comer em excesso quando experimenta ansiedade, raiva, frustração e depressão.[13] Faça o teste a seguir e siga as instruções para calcular sua pontuação. Depois de preencher a Escala de Alimentação Emocional, você poderá aferir sua probabilidade de comer quando o seu estado de espírito oscila.

Por favor, marque a caixa apropriada para indicar até que ponto cada um dos sentimentos descritos provoca em você o impulso de comer:

ESCALA DA ALIMENTAÇÃO EMOCIONAL

	Nenhuma vontade de comer 1	Pouca vontade de comer 2	Vontade moderada de comer 3	Grande necessidade de comer 4	Vontade incontrolável de comer 5
1) Ressentimento					
2) Desânimo					
3) Insegurança					
4) Exaustão					
5) Inadequação					
6) Empolgação					
7) Teimosia					
8) Melancolia					
9) Nervosismo					
10) Tristeza					
11) Desconforto					
12) Irritação					
13) Ciúme					
14) Preocupação					
15) Frustração					

16) Solidão					
17) Fúria					
18) Tensão					
19) Confusão					
20) Nervosismo					
21) Raiva					
22) Culpa					
23) Tédio					
24) Impotência					
25) Conflito					

Pontuação: Para determinar se você é um comedor emocional, somar da seguinte forma os pontos ganhos: cada resposta "Nenhuma vontade de comer" vale 0; cada "Pouca vontade de comer" vale 1; cada "Vontade moderada de comer" vale 2; cada "Grande necessidade de comer" vale 3; e cada "Vontade incontrolável de comer" vale 4. A pontuação total pode variar de 0 a 100 pontos. Os pesquisadores não definiram uma linha de corte que indique claramente onde começa a alimentação emocional, mas uma pontuação mais alta indica que você pode ser enquadrado nessa condição. As pesquisas indicam que a pontuação média varia entre 16 e 25 pontos, o que nos faz pensar que uma pontuação acima de 25 pontos supera a média, portanto indica o comer emocional.

Evidentemente, não queremos nos privar de sentir emoções, mesmo negativas, nem queremos deixar de ingerir os nutrientes de que precisamos. Porém, se você é um comedor emocional, pode tomar algumas atitudes para não agarrar uma barra de chocolate toda vez que ficar com os olhos marejados. Lembre-se da sua tendência para usar os alimentos como apoio, não faça a comida de lenitivo e busque outras fontes de conforto: os amigos, a família, o exercício físico, um bom livro, um banho relaxante, o passeio com o cachorro. Além da comida, o que lhe parece um agrado? Quando esticar a mão para a barra de chocolate, pergunte: "Estou realmente com fome de comida? Existe outra coisa que possa me trazer satisfação nesse momento? O que mais poderia preencher meu vazio?"

Fonte: Schneider, K. L., Panza, E., Appelhans, B. M., Whied, M. C., Oleski, J. L. e Pagoto, S. L. The Emotional Eating Scale: Can a self-report measure predict observed emotional eating? *Appetite*, n. 58, p. 563-566, 2012. DOI: 10.1016/j.appet.2012.01.012

Os comedores emocionais devem limitar o acesso aos alimentos que desejam quando estão emotivos. Ou seja, se você não mantiver em casa as comidas que compensam suas carências, será mais difícil consegui-las quando as emoções estiverem à flor da pele. Afinal, se você estiver disposto a ir até o mercado para comprar algum alimento, talvez realmente precise daquele reconforto. São muitos os alimentos que você realmente não *precisa* ter em casa: batatas fritas, doces, biscoitos, sorvete. Não compre aquilo que não consegue deixar de comer ou que consome abusivamente quando tem determinado humor. Não estou sugerindo que você nunca deva comer o que lhe traz conforto psicológico. Apenas reserve esses alimentos para ocasiões especiais ou para quando realmente *precisar* deles e mesmo nessas situações coma-os moderadamente. Vá em frente e tome um sorvete com sua família nas noites de sexta-feira, para celebrar o final da semana. Compre o seu biscoito favorito no caminho de volta do trabalho depois de um dia longo e frustrante. Apenas seja prudente com relação a quanto consome e tente perceber o que realmente deseja. É um biscoito ou um colinho?

Segundo algumas pesquisas, os alimentos que nos reconfortam são, em parte, preferências adquiridas.[14] Nossa experiência passada nos ensinou a pensar em um pote de sorvete como uma gratificação e uma fonte de consolação. Teoricamente, poderíamos considerar qualquer alimento como um alívio para as angústias. Por exemplo, no Ocidente as mulheres tendem a compensar as carências emocionais com chocolate, mas em lugares onde o chocolate é mais escasso, nossas congêneres anseiam por outros tipos de doces. Portanto, o nosso alimento reconfortante depende dos recursos do ambiente ao nosso redor. Podemos não ser capazes de mudar esse ambiente, ou seja, a cultura em que vivemos, mas podemos mudar o ambiente alimentar de nossas casas e assim mudar nossa tendência a desejar certos alimentos na presença de determinadas emoções.[15]

Fadiga mental

O problema: Quantas decisões você precisa tomar diariamente? Talvez você não pense nisso muitas vezes, mas cada dia envolve inúmeras decisões triviais, desde escolher o que vai vestir pela manhã até escolher o caminho de volta para casa. Você também enfrenta muitas decisões difíceis no curso de um dia normal: como repreender uma criança ou fazer as pazes com um colega com quem se desentendeu. No final do dia, é fácil se sentir mentalmente esgotado. Apesar dessa fadiga, ainda temos que escolher com inteligência o que vamos comer.

A realidade: É lugar comum, mas também é um conceito apoiado pela pesquisa: manter um registro mental, ou "contabilizar" o que comemos é desgastante. Esta é uma razão pela qual não recomendo contar calorias ou anotar tudo o que se ingere como parte de uma abordagem de longo prazo para a gestão de peso. As decisões sobre o que comer não devem aumentar sua fadiga mental. Alguns estudos compararam a energia mental, às vezes chamada de "largura de banda", de quem faz dieta com a de quem não faz. A pesquisa constatou muitas vezes que a atenção dos primeiros é perturbada pela dieta, o que prejudica a capacidade de aprender coisas novas, resolver problemas e manter o autocontrole. Um estudo avaliou o esforço mental realizado para comer uma barra de chocolate por quem faz e por quem não faz dieta. Essa gratificação dos sentidos não perturbava muito os segundos, mas para os primeiros, comer um chocolate era uma distração tão grande que eles ficavam incapazes de pensar com clareza. Eles tinham a mente muito ocupada por pensamentos como "por que comi isso?" e "o que posso comer para compensar isso?"[16] Em outras palavras, concentrar energia na tarefa de controlar o que comemos diminui nossa capacidade de fazer coisas potencialmente mais importantes.

A solução: Depois da avaliação preliminar do que você comeu durante uma semana, já não é mais necessário anotar todo alimento consumido para ter êxito na perda de peso. Você precisa ter bons hábitos e adotar rotinas alimentares que consiga manter. Estude seu consumo de bebidas, lanches, doces e refeições, um de cada vez, como foi discutido no Capítulo 5, e defina os alimentos "seguros". Descubra algumas opções de café da manhã e almoço que sejam atraentes, saudáveis e interessantes para comer regularmente. Formar bons hábitos e limitar suas opções irá ajudá-lo a fazer boas escolhas. Você pode querer mais variedade no jantar, que tende a ser uma refeição um pouco mais social, mas você ainda pode criar hábitos que lhe permitam comer bem e manter o peso onde quer.

Uma boa maneira de fixar essas escolhas saudáveis em sua alimentação é elaborar um "cardápio" pessoal com os alimentos que costuma comer nas diferentes refeições. Você pode gastar menos de uma hora na internet uma única vez para descobrir o que pode comer regularmente. Procure sempre incluir como um dos componentes principais do seu jantar um legume, uma fruta, ou os dois. Evite o hábito de comer na mesma refeição muitos alimentos sem valor nutricional. Tenha cuidado com o tamanho das porções. Não coma de pé ou vendo televisão. Crie hábitos que promovam a gestão de peso em longo prazo. E não se estresse com a comida ou isso aumentará a fadiga mental e a dificuldade de comer bem!

Cultive o gosto por comida saudável

O problema: Passei muito tempo ensinando a pré-escolares e crianças do ensino fundamental os princípios básicos da alimentação saudável como parte do programa de educação comunitária e sei que não é difícil fazê-los entender que "comida ruim" tem gosto bom. Pergunte a qualquer criança de cinco anos qual é sua comida preferida e a resposta provavelmente será batata frita, sorvete ou doces. É claro que aos 25 ou 45 anos de idade essa lista não mudou muito! Todo mundo gosta de morangos, mas se tivermos que escolher entre os morangos e doces, em geral os doces ganham a parada, seja qual for a nossa idade. Sendo assim, como criar o hábito de comer bem quando gostamos mais dos alimentos não tão bons para a saúde?

A realidade: O vegetal mais consumido pelos norte-americanos é a batata, prioritariamente na forma de batatas fritas, batatas chips e salgadinhos.[17] Outros alimentos no topo da lista de favoritos naquele país são os cereais matinais, o pão, os refrigerantes e a água mineral. Não há nada errado em comer cereais e pão, dependendo do tipo de cereais e pães que escolhermos. Os norte-americanos tendem a preferir o pão branco ou pão de trigo refinado, que é rico em açúcar e calorias. Além disso, todos nós sabemos que os cereais matinais com mais açúcar são mais gostosos do que os menos açucarados, como demonstram as estatísticas de consumo.[18] Quer um refrigerante para acompanhar o cereal? Pois bem, parece que muitos preferem Coca-Cola a leite — não *em cima dos* flocos de milho, é claro. As estimativas mostram que os norte-americanos bebem duas vezes mais refrigerantes do que água ou leite.[19]

A solução: Não faz mal gostar de alimentos menos saudáveis e comê-los algumas vezes. Mas, para manter o peso adequado, você precisará descobrir alguns alimentos de que goste e que tenham menos calorias e mais valor nutricional. Uma maneira fácil de manter hábitos alimentares melhores é trocar alguns de seus alimentos favoritos por opções que você ache atraentes e sejam mais saudáveis, como as da tabela na página 199. É importante que as alternativas sejam atraentes, senão você poderá recair nos hábitos anteriores. Por exemplo, no café da manhã, em vez de comer um pão francês no café da manhã, experimente comer dois minipães. O resultado será ingerir menos calorias, mas ter a sensação de que comeu "muito mais." Ou começar a comer cereais integrais. No almoço, troque a salada de alface americana por uma salada de espinafre para ganhar mais nutrientes essenciais, sem ganhar muitas calorias. Ou comer um hambúrguer vegetal com pão integral em vez de comer um sanduíche comum. O pão terá menos calorias e mais nutrientes e a "carne" será mais substancial. Sempre que possível, use mostarda em vez de maionese e ketchup para reduzir as calorias. Para o jantar, cozinhe as batatas e o frango em vez de fritá-los. Troque o pão por legumes; os pãezinhos enchem o estômago e são calóricos, mas em geral não acrescentam muitos nutrientes à refeição. Cozinhe com azeite de oliva ou um spray para untar, em vez de manteiga. Troque o sorvete cremoso por sorvete italiano.

No Capítulo 5, indico outros tipos de alterações simples que você pode fazer em sua dieta. Há até livros inteiros dedicados a sugerir trocas de alimentos aceitáveis pela maioria. A ideia é alterar seus hábitos e parar de comprar, encomendar e eventualmente desejar algumas das opções menos saudáveis. Essas pequenas mudanças podem parecer simples demais, mas com o tempo, resultarão em uma perda sustentável de peso! Lembre-se de mudar sua dieta gradualmente; o ideal é tornar seus novos hábitos tão fáceis de manter quanto possível! O processo não precisa ser muito elaborado. Você não precisa espremer laranjas para fazer seu próprio suco; basta comer uma laranja. Não precisa fazer pão em casa; basta comprar pão de grãos integrais. Pode usar frutas ou verduras congeladas para ter certeza de comer uma quantidade suficiente todos os dias. Se quiser uma mudança de hábitos permanente, prefira um plano simples e crie rotinas alimentares. Hábitos simples são sustentáveis.[20]

Para manter a motivação

O problema: Você decidiu perder peso e ficar saudável; ótimo! Você passou pelas diversas fases deste livro e esteve comendo melhor e se sentindo bem. No entanto, recentemente a sua motivação para permanecer no caminho saudável começou a declinar. Isso é um problema, porque, quando ainda não adquirimos o hábito de comer bem, as motivações e metas influenciam nossa dedicação ao controle de peso. Essa é uma barreira importante, que precisa ser superada. Sua saúde e seu bem-estar dependem disso!

DEZ "SUPERALIMENTOS" QUE SÃO SUBSTANCIAIS, NUTRITIVOS E POUCO CALÓRICOS

Banana	Rica em fibras e potássio Fácil de levar como lanche (100 cal/banana média)
Batata assada	Escolher batata inglesa ou batata doce A inglesa é mais rica em potássio e a doce em vitamina A Muito substancial, só não exagerar nos recheios (como manteiga, creme de leite ou queijo; sem recheio, aprox. 150 cal)
Sopa de feijão	Optar por feijão preto para um almoço ou jantar completo, com alto teor de proteínas, fibras, (aprox. 120 cal./xícara)
Ovos	Uma das fontes de proteínas mais econômicas; 1 ovo contém 6g de proteína Um café da manhã, almoço ou jantar farto, na forma de omelete com legumes (aprox.. 70 cal. por unidade; menos colesterol do que a maioria das outras fontes de proteína)
Iogurte grego	Rico em proteína (15-20g em 170g de iogurte) Baixo teor de gordura e calorias (aprox. 100 cal. em 170g) Rico em cálcio e potássio; menos açúcar que no iogurte comum. Costuma ter probióticos, que melhoram a saúde digestiva
Aveia	Baixo teor de gorduras saturadas e sódio Rica em fibras, fósforo e selênio Carboidratos complexos que alimentam, com baixo teor calórico (aprox. 200 cal./xícara)
Quinoa	Cereal rico em proteínas, fibras e ferro Contém vitamina E, zinco, magnésio e selênio Carboidrato sem glúten que satisfaz a fome; aprox. 200 cal./xícara (cozido). Excelente substituto para massas ou arroz
Folhas	Prefira as verdes escuras como espinafre ou alface romana para obter mais nutrientes Misture com opções pouco calóricas como cogumelos, pepino e frutas silvestres Muita fibra e muito volume com baixo conteúdo calórico Enche mais o estômago do que outros alimentos As folhas têm muito poucas calorias Muito cuidado com o molho; uma salada pode facilmente ter <200 cal.
Salmão	Rico em ácidos graxos ômega-3, que protegem a saúde do coração Poucas calorias e gordura saturada (200cal./ 90g) Alto teor de proteína e ferro Um ótimo substituto para outras fontes de proteínas como a carne

Vitaminas	Bata no liquidificador leite semidesnatado, desnatado, leite de soja ou leite de amêndoas; frutas silvestres congeladas ou frescas; um pouco de iogurte semidesnatado ou sorvete para adoçar Uma boa fonte de cálcio e vitamina D As frutas silvestres podem ser uma excelente fonte de antioxidantes e fitonutrientes Alto teor em fibra Dependendo dos ingredientes, em torno de 200 cal./350 ml de vitamina

Nota: Os valores nutricionais indicados nesta tabela são estimativas criteriosas, mas os detalhes podem variar de acordo com as marcas e tamanhos dos itens.

A realidade: Quase todo mundo abandona uma dieta típica dentro de algumas semanas ou meses, recuperando o peso perdido e muitas vezes ganhando mais alguns quilos. Para a maioria das pessoas é difícil estabelecer bons hábitos sustentáveis. Porém este livro não trata de dietas, mas do que é viver uma vida saudável e manter o peso adequado. Isso não tem que ser difícil e sua alimentação não precisa ser perfeita. Você só precisa ter motivação suficiente para retomar a dieta esperta quando necessário.

A solução: Se você perceber que está perdendo a motivação para melhorar a saúde ou já não tem motivação suficiente para cuidar do peso com sucesso, concentre-se nas outras metas; volte-se para alguma superficialidade que seja um incentivo *real*, como poder usar o par de jeans que você guarda no fundo do armário. Todos nós gostamos de pensar que queremos ser saudáveis e não somos superficiais. Mas você comeria uma alimentação saudável se ela o deixasse mais gordo? É provável que não. É uma triste realidade, mas somos mais motivados a mudar o que comemos para melhorar a aparência do que para manter a saúde.[21] Um estudo bem legal descobriu que basta explicar alguns benefícios físicos de comer frutas, legumes e verduras para fazer-nos aumentar o consumo deles.[22] Quando as pessoas foram informadas de que sua aparência ficaria melhor — por exemplo, a pele — se comessem frutas e legumes, elas começaram a comer mais desses alimentos! Incluir frutas e legumes em sua dieta pode ser um dos elementos mais importantes da gestão de peso. Embora eu defenda o foco na saúde e a importância da saúde (ver o Capítulo 10), se a aparência for um fator de motivação para fazê-lo comer mais banana e brócolis, é melhor não desprezar esse motivo.

Outra solução para o problema da perda de motivação pode surpreendê-lo. E se você ganhasse dinheiro se ficasse firme na dieta? Esse poderia ser um bom incentivo? Em um estudo recente conduzido por pesquisadores da Clínica Mayo, os participantes receberam 20 dólares no mês em que cumpriram uma meta de perda de peso, mas tiveram que pagar 20 dólares no mês em que não atingiram o objetivo. O resultado mostrou que a promessa de perder peso e ainda ganhar dinheiro foi um sucesso. Diante de um incentivo financeiro, os indivíduos ficam mais propensos a perder peso do que se não esperassem um pagamento no final do mês.[23]

É claro que, sem um estudo como esse, você não tem de onde esperar um pagamento se mantiver o controle de peso. Contudo, talvez você possa fazer um acordo com um amigo que também queira perder peso: vocês podem receber ou pagar um ao outro uma quantia a cada mês pelas metas alcançadas ou fracassadas. Ou você pode dar-se uma recompensa toda vez que cumprir a meta mensal: comprar uma roupa desejada, visitar o salão de beleza ou se presentear com algum tipo de equipamento de ginástica. O dinheiro pode ser um poderoso motivador, capaz de ajudá-lo a atingir seus objetivos de gestão peso. Além disso, diante dos custos efetivos da obesidade e da má saúde, o que são 20 dólares por mês? Pense também nos bilhões de dólares gastos anualmente com suplementos dietéticos, barrinhas e "poções mágicas" que raramente promovem qualquer perda de peso.[24] É melhor encontrar uma forma de se pagar, em vez de pagar por produtos que não são eficazes nem aprovados pelos órgãos de controle e ainda costumam a custar mais!

Outra maneira de manter-se motivado pode parecer controversa: mantenha o foco em *não ganhar peso* ao invés de ficar obcecado com perder peso.[25] Quando decidirmos perder dois quilos, cinco quilos ou ainda mais, nosso fator de motivação pode ser sentir-nos bem, impressionar os outros ou usar uma roupa de tamanho menor. No entanto, também podemos ter medo de seguir um novo plano de dieta e fracassar. Nesse caso, uma abordagem interessante é baixar a expectativa e não pensar em perder peso; só pensar em não ganhar. Algumas pesquisas mostram que essa abordagem é mais suave para o psiquismo e nos mantém empenhados em uma proposta de gestão de peso mais duradoura. Tendo em conta que com a idade a maioria das pessoas ganha pelo menos um quilo por ano, essa meta pode ser importante por si mesma.

Mantenha o foco: as distrações nos fazem comer demais

O problema: Você está perdendo de vista suas metas de perda e controle de peso? É hora de recuperar o foco? Comece com um exercício simples: durante um dia inteiro, observe *quando* come. Talvez você descubra que está comendo sem prestar atenção, falando, escrevendo ou parado de pé na cozinha. Comer sem atenção leva a más escolhas alimentares, mas também a comer demais. Acredite em mim, porque enquanto digitava este parágrafo comi três bastões de alcaçuz e só percebi quando tinha terminado — o alcaçuz, não a digitação.

A realidade: As pesquisas mostram que superestimamos a quantidade de alimentos que precisamos comer para ficar satisfeitos. É cientificamente comprovado o dito popular de que o cérebro leva tempo para entender a informação quando o estômago lhe diz que está cheio. O cérebro precisa de quase 20 minutos para entender o recado de que o estômago já recebeu comida suficiente. É por isso que depois da ceia de Natal, levamos um bom tempo para perceber que estamos empanturrados. Enquanto estava comendo a terceira porção de farofa, você não se sentia cheio, mas quando seu cérebro finalmente entendeu a situação, você começou a ver que tinha comido demais e precisava abrir o botão das calças.[26]

Comer depressa também aumenta o risco de indigestão e de doença do refluxo gastresofágico, também conhecida como "refluxo de ácido" ou DRGE. Por mais apressado que esteja, você não deve jantar de pé em frente à pia, sentado à mesa de trabalho ou dirigindo. Além disso, esses comportamentos prejudicam a capacidade do corpo para interpretar a saciedade, o que leva a um consumo excessivo de alimentos e, em última instância, ao ganho de peso. Inclusive, os cientistas estão começando a especular a preferência dos norte-americanos pela cozinha integrada à sala de estar e à sala de jantar, ou seja, a arquitetura de lofts. Esse tipo de planta pode contribuir para a superalimentação e a epidemia de obesidade. Embora ainda não haja provas conclusivas a esse respeito, faz sentido que seja problemático para o controle do peso o fato de não termos espaços específicos para jantar, que promovam o hábito de se sentar, relaxar e comer como uma atividade à parte, e não algo que fazemos olhando para a tela da televisão.[27]

A solução: Preste atenção ao que come. Coma devagar. Saboreie. Um estudo investigou durante algum tempo a sensação de saciedade de mulheres saudáveis depois de comer depressa em um dia e saborear a refeição no dia seguinte. Nos dias em que comeram às pressas, as mulheres consumiram mais comida e relataram menos prazer nas refeições.[28] Em outro estudo, o status de peso foi associado à pressa no consumo da refeição. Aqueles que comiam mais depressa mostraram mais tendência a pesar mais.[29] Por isso, o segredo é diminuir a velocidade e não esperar até sentir o estômago cheio para parar de comer. É preciso desfrutar as refeições, sabendo que aquilo não é uma corrida e que sempre será possível fazer uma refeição ou um lanche mais tarde, se ainda estiver com fome.

Sei que nem sempre é possível, mas procure sempre sentar-se e desfrutar das refeições. Converse com os outros comensais entre uma garfada e outra (não com a boca cheia)! Repouse o garfo e evite engolir apressadamente até o estômago ficar a ponto de explodir.[30] Se você trabalhar conscientemente para saborear as refeições e pisar um pouco no freio, o estômago e a cintura agradecerão.

Vá fundo nos vegetais. Inverta a psicologia da sua refeição, tornando os legumes o prato principal e a carne o acompanhamento.

— **Bobby Flay**

Não coma de passagem

O problema: Sua agenda é cheia. Você está à mercê dos horários alheios. Comida pronta ou rápida é muito mais fácil, seja conseguida em um drive-thru, algo para viagem ou esquentando qualquer coisa no micro-ondas. É fácil sentir que a vida é cheia demais para planejarmos o que comer. Mas não se permita pensar que a comida controla a situação — o controle é todo seu! Estruturar um ambiente de alimentação saudável é uma parte fundamental da gestão de peso.

A realidade: O custo médio de uma refeição "econômica" em uma rede de lanchonetes é seis dólares, ao passo que uma refeição feita em casa custa três dólares ou menos por pessoa.[31] Uma refeição *fast-food* tem o dobro da quantidade média de calorias de uma refeição caseira similar. Assim, comer em uma lanchonete não só custa mais dinheiro como carrega mais calorias. Não é muito econômica, não é mesmo? Não digo que você abandone completamente comida de conveniência ou quaisquer alimentos de que goste. Refeições rápidas (e moderadas) são algo que você provavelmente não poderá cortar de sua vida. No entanto, sempre procure preparar suas refeições em casa, em vez de deixar que um palhaço decida o que você vai comer. Como disse Michael Pollan: "Coma comida. Não muita. Prefira as plantas. E cozinhe você mesmo." Essa última parte foi um acréscimo publicado em seu livro mais recente.

A solução: Você pode estruturar um ambiente alimentar saudável se desenvolver bons hábitos e definir algumas regras gerais para seu uso e o de sua família. Um dos melhores hábitos que se pode adquirir é nunca entrar em lanchonetes de rede e preferir comer em casa. Com isso você evita muitas opções prejudiciais e pode comer coisas saudáveis, como verduras e legumes. Muitas vezes é mais difícil se habituar aos legumes do que a outros alimentos saudáveis, como as frutas. Por isso, no início não invente opções muito extravagantes em produtos hortícolas. Concentre-se nas verduras e legumes de que gosta e que sejam fáceis de comer. Quem sabe "cenouras baby", saladas pré-embaladas, ou mesmo legumes congelados, para começar.

Segundo as pesquisas, os legumes e frutas contêm muita água e fibras, o que dá sensação de saciedade e reduz a quantidade de calorias que consumimos, promovendo a perda de peso.[32] Como mencionei no Capítulo 5, é impossível comer excesso de frutas, verduras e legumes, mas eu o desafio a tentar!

Que outras regras você pode estabelecer para si mesmo? Pense na troca dos alimentos que você começou a fazer. É possível melhorá-la, principalmente na questão de comida de lanchonete? Com certeza existem alimentos menos saudáveis que você ainda come ou bebe e de que nem mesmo gosta muito. Substitua ou pare de comprar esses itens. Se o seu colega de quarto da faculdade, seu parceiro ou seus filhos gostam daqueles alimentos, faça um acordo com eles sobre uma reposição. Mais uma vez, a ideia não é privar-se do que gosta, mas estabelecer bons hábitos e continuar a promover uma melhoria gradual!

Este também é um bom momento para lembrar-se de que só devemos comer quando estivermos realmente com fome. Eu entendo que pode ser difícil passar direto pela sua lanchonete favorita depois de ver a propaganda da oferta de batatas fritas e hambúrgueres. Mas antes de entrar e pedir uma batata grande, pergunte a si mesmo, "estou carente ou estou realmente com fome?" Às vezes, percebo que nem mesmo gosto do que estou comendo, mas continuo a comer porque estou cansada e com preguiça de preparar algo mais inteligente. No entanto, eu me sinto realmente melhor quando como refeições e lanches saudáveis. Ultimamente, tenho feito estoque de iogurte grego. Minha filha e eu gostamos dele nas refeições, lanches e até mesmo sobremesas. Minha regra mais nova: coma um iogurte e veja se você ainda tem fome.

Seja esperto e evite os modismos

O problema: Para onde você olhar, verá anúncios, imagens, produtos e planos que promovem dietas. Talvez você ainda queira perder mais algum peso (e quem não quer?), de modo que esses anúncios, imagens, produtos e planos podem ser tentadores. Mesmo alguém como eu, que sabe das coisas e estudou comportamentos alimentares e imagem corporal durante toda a vida, muitas vezes se apanha olhando duas vezes para uma nova pílula ou poção mágica que promete ajudar a perder peso. Afinal, seria muito mais fácil se pudéssemos tomar uma pílula e virar uma supermodelo sem ter que pensar no que comemos.

A realidade: Como você já sabe, as dietas não funcionam. Talvez elas deem resultado por algumas semanas ou alguns meses, mas em pouco tempo você estará de volta ao ponto de partida, com o acréscimo de alguns quilos a mais.[33] Se quiser ficar irritado, deprimido e faminto, faça uma dieta. Se desejar ter saúde, manter a perda de peso permanentemente e ser feliz, então você precisa ficar atento à moderação, promover mudanças graduais para melhorar seus hábitos e ter um pouco de empenho e persistência.[34]

> **MANTRAS CONTRA OS MODISMOS**
>
> Pense em termos de longo prazo.
>
> Proteger a saúde é a coisa mais importante que você pode fazer por si.
>
> A comida é nutrição física e psicológica.
>
> Devagar se vai longe.
>
> Comida é prazer.
>
> A moderação é importante — quase sempre.
> Prefira os comportamentos de dieta e atividade que você se acha capaz de manter até o fim da vida.

A solução: A solução para evitar os modismos em dietas fica evidente nas páginas deste livro. Podemos compreendê-la intelectualmente, mas para muitos a gestão de peso é uma questão emocional. Assim, de vez em quando você terá de se convencer a recuar quando estiver à beira do precipício. Não salte em uma nova dieta que só trará sofrimento e mais quilos. Lembre-se de que você é esperto, capaz de escolher o melhor. Esses tópicos podem ser úteis para você. Escolha os que prefere, faça deles seus mantras e repita-os quando precisar resistir à tentação de clicar no link da página de qualquer dieta da moda que inevitavelmente surgirá no 1º de janeiro.

- Neste capítulo você foi apresentado às situações que podem impedi-lo de comer bem e exercitar-se regularmente. Mais importante do que isso é ter aprendido o que fazer quando elas ocorrem!
- Agora você sabe que é normal descarrilar por algum tempo, mas o melhor é não esperar até segunda-feira para voltar aos trilhos.
- Você foi informado de que o seu estado de espírito pode afetar sua alimentação e aprendeu truques para evitar o comer emocional.
- Também aprendeu a se manter motivado para a longa viagem e a retomá-la, se necessário.

Continue Esperto

9

Compartilhe seu sucesso e estimule outros

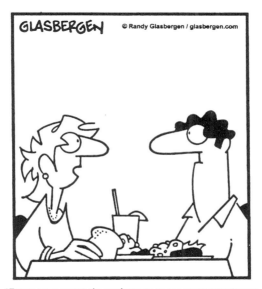

"Estou num grupo de apoio para quem quer emagrecer.
Nós nos reunimos toda semana
e tentamos convencer os outros a desistirem da dieta."

Podemos assumir o compromisso de promover a inclusão de legumes, frutas e grãos integrais em todas as seções de todos os cardápios. Podemos diminuir as porções e priorizar a qualidade sobre a quantidade. E, imagine só, podemos ajudar a criar uma cultura em que nossos filhos peçam alimentos saudáveis em vez de se recusar a comê-los.

Michelle Obama

No encerramento do meu curso de psicologia da alimentação, digo a meus alunos: "Vocês não podem esquecer o que aprenderam; agora, vocês são outra pessoa." Eu lhes pergunto o que pretendem fazer com todas as informações que discutimos. Geralmente eles respondem que não vão mais comprar ou comer *fast-food*. Que sempre se lembrarão dos riscos para o peso inerentes ao que comem. Que terão expectativas mais realistas para o próprio corpo e para o dos outros. O mais importante, porém, é que *não farão dieta*.

Sempre fico feliz ao ouvir esses comentários dos meus alunos, mas não consigo deixar de incentivá-los para que façam mais do que isso. Correndo o risco de parecer fanática, quero que eles "divulguem" a psicologia do comer saudável e da gestão de peso. Eles precisam dizer aos seus pais o que aprenderam. No futuro, é preciso que contem esses fatos a seus filhos. Quero que trabalhem por si e pelos outros para promover um ambiente saudável de gerenciamento de peso — um mundo em que seja mais fácil se exercitar regularmente, não fazer dieta e manter a saúde.

Agora que você está chegando ao final deste livro, espero que esteja disposto a pensar em maneiras de contribuir para a saúde das pessoas que ama. É preciso não só celebrar o próprio sucesso, mas compartilhá-lo com outras pessoas! Você não é o único interessado em perder peso e controlá-lo; muitos dos seus conhecidos provavelmente querem perder alguns quilos ou manter o peso atual e melhorar a saúde. Além disso, estamos no meio de uma epidemia global de obesidade. Não podemos sair dessa crise por meio de dietas. Todo mundo precisa pensar na possibilidade de alterar o estilo de vida e estimular nos outros a prática de hábitos mais saudáveis.

Alimente bem os seus filhos

Antes de ser mãe, eu tinha a certeza de que ter filhos me tornaria mais decidida a adotar em minha casa práticas alimentares corretas. Meu marido e eu nunca tivemos má saúde. Contudo, nos primeiros anos vivíamos com bolsas de pós-graduação, o que nos deixava abaixo da linha da pobreza, e muitas vezes era difícil comprar, planejar e preparar refeições saudáveis.

> **Neste capítulo, você aprenderá...**
> - A formar parcerias com as pessoas de quem gosta e que gostam de você para adotar estratégias de gestão de peso.
> - Como ajudar seus filhos e outras pessoas importantes em sua vida a melhorar seus hábitos alimentares.
> - Como seu médico pode ajudar você e seus entes queridos a manter um peso saudável.
>
> **Fique Esperto**

Eu sabia que depois de ter filhos e uma renda razoável nós iríamos adotar uma alimentação mais saudável. A maioria dos pais admite que antes de ter filhos, os planos e as ideias sobre essa situação diferem muito da realidade de quem tem filhos. Ser pai ou mãe acaba com a arrogância de qualquer um. Aprendi muito depressa que minha pesquisa sobre criação de filhos e alimentação nem sempre podia ser replicada na vida real. A experiência da vida real me mostrou como pode ser difícil alimentar bem os filhos. O fato é que não se pode obrigar uma criança pequena a comer os alimentos saudáveis que você gostaria que ela comesse. No entanto, para vencer os índices assustadores de obesidade, é fundamental que nos concentremos na próxima geração.

É preciso alimentar bem nossos filhos e ensiná-los a comer de forma saudável para que eles possam evitar os riscos da obesidade e das dietas. Felizmente, as pesquisas trouxeram uma grande quantidade de informações sobre o tema e às vezes essas informações contrariam nossas ideias preconcebidas. Uma das lições mais importantes e mais fáceis de pôr em prática para tornar nossos filhos saudáveis é ensiná-los a prestar atenção ao que sua biologia interna lhes diz sobre fome e saciedade.[1] Em outras palavras, não obrigá-los a comer quando não têm fome e não fazê-los parar de comer se ainda não estão satisfeitas. As crianças devem aprender a ouvir o corpo e entender o que é estar faminto e o que é estar satisfeito. Se todos nós comêssemos apenas quando sentíssemos fome e parássemos de comer quando satisfeitos, não haveria crise de obesidade. Porém, quando saem do jardim de infância, as crianças já estão perdendo a capacidade de perceber quando estão famintos ou saciados porque o ambiente modela seus comportamentos alimentares.[2] Os pais, os professores e a hora do dia começam a determinar o horário das refeições. Com o tempo, as dicas internas indicando a fome e a saciedade recebem cada vez menos atenção. No entanto, a não ser que os nossos filhos estejam correndo um risco real de passar fome, devemos lhes dar alguma autonomia para decidir *quanto* e *quando* comer.

Muitos de nós tivemos pais que costumavam nos mandar "limpar o prato" para ter permissão de comer sobremesa. Quer saber? Vários estudos mostram que essa estratégia não funciona! Obrigar as crianças a comer alimentos indesejáveis como brócolis para que possam comer alimentos desejáveis como sorvete lhes ensina a não gostar ou querer brócolis, mas apreciar sorvete.[3] Em vez disso, as crianças devem saber que não precisam comer de tudo o que está disponível durante o jantar, mas devem ser incentivadas — e não forçadas — a comer opções saudáveis como frutas, legumes e verduras. Se o jantar for composto principalmente de frutas, legumes e verduras, então é muito provável que nossos filhos comam essas iguarias! Obviamente, sabemos que talvez nem mesmo o encorajamento mais entusiástico consiga convencê-los a comer couve-de-bruxelas. No entanto, empurrar couve-de-bruxelas e restringir a sobremesa só tornará a sobremesa infinitamente desejável, e isso também vale para os adultos, claro![4] Por isso, procure sempre oferecer opções boas e saudáveis em abundância, oferecer coisas gostosas moderadamente e fazer o possível para criar um ambiente alimentar propício à formação de padrões alimentares saudáveis. Muita gente se surpreende quando vê que não forço meus filhos a comer alimentos específicos e eles muitas vezes acabam fazendo escolhas alimentares que não aprovo. Mas, dado o que a ciência diz sobre este tema, sei que tenho mais chance de ajudá-los a assimilar bons hábitos alimentares se não pressioná-los demais. Não posso impedi-los de preferir batata frita a feijão verde, mas posso continuar a servir feijão verde e sugerir que experimentem.

Os pais também podem ajudar a criar um ambiente alimentar propício sendo um bom exemplo e proporcionando principalmente opções saudáveis. Inevitavelmente as crianças ficarão expostas a batatas fritas, refrigerantes, doces e sorvetes, mas isso não obriga os pais a incluir esses alimentos na dieta regular da família. Não os transforme em "fruto proibido", mas não deixe à disposição um estoque generoso. Os psicólogos chamam essa situação de "restrição camuflada".[5] Em outras palavras, não tenha em casa o que não for saudável para que aquilo não se torne parte dos hábitos alimentares de seus filhos. Quando falo sobre alimentação saudável a pais e filhos, refiro-me à *junk food* ou comida industrial como "comida ocasional"; não faz mal comê-la de vez em quando. Por outro lado, comidas saudáveis como frutas e verduras são "comida de todo dia", porque é preciso comê-las diariamente. Nossos corpos são como carros: precisam de combustível para funcionar e a comida de todo dia é o combustível do corpo. A "comida ocasional" pode ser deliciosa, mas não enche o tanque.

Também é importante que os pais sirvam como modelo de uma abordagem saudável para controle de peso. Se eles obrigarem os filhos a consumir comida saudável e ao mesmo tempo adotarem uma dieta não convencional como a dieta Atkins, estarão enviando uma mensagem conflitante. Com isso ensinarão as crianças a ter medo de certos alimentos e talvez criar uma obsessão com calorias e dar mais importância ao peso que à saúde. Além disso, como essas dietas exóticas sempre falham, as crianças aprenderão que é normal passar por diversas abordagens de controle de peso. No entanto, uma atitude passiva com relação à alimentação saudável também não ajuda a incutir nas crianças os hábitos alimentares adequados. Se a mãe se queixa de que está gorda, o pai lembra com saudade a boa forma do passado e os dois pedem comida da rede de lanchonetes e passam muito tempo assistindo a *Dança com as estrelas* para ver estranhos fisicamente ativos, as crianças com certeza "farão o que eles fazem e não o que eles dizem". Precisamos ser o modelo de comportamento alimentar saudável e ser proativos no processo de educar os filhos, se quisermos que eles comam bem e tenham uma vida longa com boa qualidade.

Apesar de tudo o que sei e faço para ganhar a vida, meu filho afirma que "na verdade, não gosta de nenhum legume ou verdura". Vejamos como as pesquisas aconselham a lidar com essa situação. Oferecer frutas e hortaliças constantemente, ser o modelo de consumo, promover a degustação desses alimentos e reconhecer que gosta deles é um processo gradual. Muitos deles não serão apreciados imediatamente.[6] O café e a cerveja, duas bebidas muito consumidas por tantos adultos, costumam ser extremamente desagradáveis na primeira tentativa. A maioria dos alimentos pede uma adaptação. Segundo algumas pesquisas, podem ser necessárias de oito a dez exposições em degustações diferentes antes que a comida ou bebida seja realmente apreciada. Obrigar as crianças a comer determinados alimentos não será eficaz e a longo prazo pode sair pela culatra.[7] A adequação de nossos hábitos alimentares e os de nossos filhos deve ser vista como um trabalho permanente. Continuem servindo boas opções em diferentes formatos e deixe seus filhos vê-los comer com gosto aqueles pratos. Às vezes, a melhor proposta é buscar melhorias pequenas e graduais e evitar os terríveis extremos como apelar o tempo todo para a *fast-food*.

Por mais que você faça isso na condição de pai ou mãe, as cartas foram embaralhadas de forma desfavorável para você quando se trata de convencer as crianças a comer bem. Apesar de um crescente movimento para informar as crianças sobre alimentação saudável e aptidão física — graças, em parte, à campanha de Michelle Obama nesse sentido —, é difícil explicar a uma criança de 5 anos que é preciso comer bem agora para não ter diabetes ou câncer daqui a 20 anos.[8] Elas vivem no momento presente e também estão expostas ao marketing de alimentos nocivos diariamente, o dia todo. Mas nem tudo é má notícia! Quando o ambiente alimentar de seus filhos, ou seja, o que é servido em casa, na escola e na casa da vovó, é aprimorado, os hábitos alimentares deles também melhoram. Por exemplo, as novas leis para melhorar as refeições escolares têm dado resultados, aumentando o consumo de frutas e vegetais frescos por parte das crianças. Portanto, apesar de ser difícil, não é impossível fazer nossos filhos comerem bem.

Momentos de instrução

Chegaram ao fim os dias da pirâmide alimentar que a maioria de nós estudou enquanto crescia. No modelo original, a base eram os carboidratos, que são uma boa fonte de energia, mas variam muito no valor nutricional. Ou seja, pão branco e arroz integral são carboidratos, mas não têm o mesmo valor nutricional.

Em nossa cultura, ficamos preocupados com a propaganda da indústria de cigarros direcionada às crianças, mas cruzamos os braços quando as empresas do setor alimentício fazem exatamente o mesmo. E poderíamos afirmar que o dano causado à saúde pública pela má alimentação é comparável ao causado pelo tabaco.

— Kelly Brownell, diretora da Escola de Políticas Públicas da Duke University Sanford e professora de políticas públicas, psicologia e neurociência

---

A pirâmide alimentar também não fazia distinção entre os diferentes tipos de proteínas, embora peixe magro e hambúrguer gorduroso não sejam a mesma coisa. Portanto, durante cerca de uma década a pirâmide evoluiu e passou a diferenciar carboidratos, proteínas e gorduras "bons" e "maus". Ela melhorou, mas perdeu a flexibilidade. Já não era o tipo de material que se pode ensinar a alunos do ensino médio. Em 2011, entrou em cena nos Estados Unidos o Food Plate, um retorno ao modelo mais simples, que apresenta frutas, legumes, verduras, cereais e proteínas como o núcleo da refeição e inclui laticínios como complemento.[10] Apesar de ser alvo de críticas, o Food Plate é indiscutivelmente um recurso razoável e moderado para ensinar aos mais jovens e até mesmo aos adultos como são as refeições saudáveis e equilibradas.[11] Embora a maioria dos norte-americanos não siga a orientação de ter "cerca de metade da ingestão de nutrientes na forma de frutas, legumes e verduras", acho que essa é uma meta excelente a ser perseguida. A página (em inglês) do Food Plate na web — www.ChooseMyPlate.gov — também traz grande quantidade de informação educativa e prática.

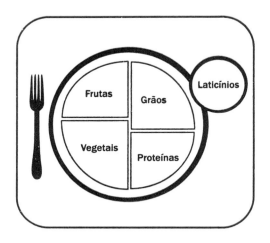

O Food Plate se infiltrou no currículo do ensino fundamental, como constatei não só em minhas pesquisas, mas nos folhetos que meus filhos trazem da escola. Isso é ótimo, mas ainda não é o suficiente. Nos Estados Unidos, 870 milhões de dólares são gastos anualmente na divulgação de alimentos e bebidas para crianças.[12] Esses recursos estão concentrados quase totalmente na publicidade de cereais matinais, cardápios de lanchonetes e salgadinhos industrializados.[13] O lado negativo para a saúde é que essa propaganda é extremamente eficiente.[14] Segundo um estudo, quando celebridades endossam esses produtos alimentares, como Serena Williams e biscoitos Oreo, Peyton Manning e pizza Papa John's ou Beyoncé Knowles e Pepsi, as crianças acabam por consumi-los em maior quantidade.[15] Onde está a publicidade em que famosos promovam frutas e legumes? De onde viria o dinheiro para pagar esse aval? Ou, ainda melhor, onde estão as celebridades dispostas a avalizar de graça essa causa? Embora haja alguma pressão para aumentar as mensagens direcionadas às crianças para promover a saúde, algumas empresas sempre irão priorizar o lucro, esquecendo o senso de responsabilidade pela defesa da melhoria dos hábitos alimentares infantis.[16]

Porém nem todas as notícias são ruins. Algumas empresas estão buscando a direção correta. O McDonald's se comprometeu a *não* vender para crianças alguns de seus produtos menos saudáveis e agora inclui frutas, verduras e legumes no seu menu.[17] O Burger King produziu uma batata frita "mais saudável" chamada "satisfries" que tem 30% a menos de calorias e 40% a menos de gordura do que a batata frita do McDonald's, seu maior concorrente.[18] Os cereais matinais para crianças agora têm menos sódio e açúcar e mais fibras do que há poucos anos,[19] mas ainda há muito a ser feito; 97% das refeições infantis nas maiores cadeias de restaurantes ainda são pouco saudáveis.[20]

Meu filho de 8 anos ficou chocado quando há pouco tempo tentei lhe explicar que em geral os fabricantes desses alimentos não se importam se aquilo é saudável para quem come. Eles só querem vender seus produtos. Em sua inocência, ele achou que as pessoas não "tinham permissão" para fazer cereais, hambúrgueres ou donuts que prejudiquem a quem os come. Ele sabe que alguns alimentos são "comida de todo dia" enquanto outros são "ocasionais", mas não conseguia entender porque é autorizada a produção de alimentos perigosos para a saúde. A maior dificuldade para pensar nos alimentos como um "risco" decorre do fato de que ninguém morre instantaneamente quando come algo. Por mais chocolate que se coma, é improvável ter uma "overdose" dessa iguaria, como se pode ter com heroína. Os danos causados pelos produtos alimentícios, assim como os benefícios, são lentos e prolongados. No entanto, as mensagens dos organismos de saúde pública direcionadas às crianças para melhorar sua alimentação e seus padrões de atividade física parecem estar apresentando efeitos positivos, incentivando os jovens a fazer mais exercícios, consumir menos açúcar e comer mais frutas, verduras e legumes.[21]

> *Um motivo a mais para melhorar a alimentação infantil*
>
> Os pesquisadores da Universidade de Bristol, no Reino Unido, descobriram que o risco de ter obesidade na vida adulta pode começar mais cedo do que pensávamos e as consequências da obesidade podem ser mais diversificadas e abrangentes do que a comunidade médica imaginava.
>
> A Dra. Kate Northstone e seus colegas descobriram que o QI das crianças está relacionado com o que elas comem.[22] Especificamente, depois de estudar cerca de 4 mil crianças aos 3, 4, 5 e 8,5 anos de idade, a equipe de pesquisa encontrou uma ligação entre a alimentação das crianças aos 3 anos e seu QI em torno de 5 anos mais tarde. As crianças que ingeriram mais alimentos processados, com alta concentração de açúcar e gordura, apresentaram QIs mais baixos do que os das crianças que comeram alimentos mais saudáveis, como frutas e vegetais. O estudo excluiu os efeitos de muitos outros fatores que podem explicar a ligação entre a alimentação e a inteligência, então, parece que a comida pode realmente afetar não só o desenvolvimento do corpo, mas também o desenvolvimento da mente nos primeiros anos de vida. Esse tipo de estudo é mais um lembrete para os pais no sentido de que, mesmo quando nossos filhos não mostram entusiasmo com legumes e verduras do jantar, é importante continuar a servi-los e incentivar o seu consumo. Brócolis não contribuem só para a saúde deles: também podem aumentar a pontuação deles no ENEM!

Incentive com amor aqueles a quem ama

Além de cuidar da saúde dos seus filhos, há muito que você pode fazer para ajudá-los a ser mais saudáveis. A relação entre o peso de nossos amigos e parceiros e nosso próprio peso é clara, portanto o que você fizer para mantê--los esbeltos pode indiretamente nos ajudar a manter sua própria forma física.[23] Todo mundo ganha!

Quando estamos em um relacionamento romântico, temos o impulso de comparar nossa condição de peso com a de nosso parceiro.[24] Se estivermos mais pesados do que eles, teremos mais preocupação com o corpo e o peso.[25] Se tivermos sobrepeso e o nosso parceiro não, somos lembrados dessa situação sempre que olharmos para ele, o que aumenta essa preocupação.[26] No entanto, em vez de comparar, precisamos conspirar. Veja a pessoa amada, o amigo ou o parente como um colega de equipe e trabalhe com ele ou ela na gestão do peso saudável.

É claro que a melhor maneira de perder amigos e deixar o parceiro irritado é chamar atenção para o teor calórico do que eles comem. Se você está preocupado com a saúde de uma pessoa querida porque ela está gorda ou se um amigo ou membro da família manifestou preocupação com o próprio peso, você precisará usar de diplomacia quando conversar sobre a questão. Todo mundo é bastante sensível e se sente vulnerável com relação à própria aparência e considera o que come uma decisão pessoal. Participar de qualquer discussão sobre comida e peso com pessoas de quem gostamos pode ser arriscado.

Meu melhor conselho: nunca use a palavra gordura. Em vez disso, concentre-se no aspecto saúde. Dizer a seu namorado que ele é gordo não vai motivá-lo a perder peso. A maioria das pessoas tem consciência do próprio peso e sabe se está carregando excesso de massa.[27] O uso da palavra "gordura" só irá ferir e constranger, causando raiva e ressentimento. Se você realmente se importa com o peso de alguém, diga-lhe que se preocupa com sua saúde. Lembre-se também que a maneira de dizer algo é tão importante quanto o que se diz.[28] Mostre interesse e avalie o seu status de peso junto com o da pessoa querida, seguindo as instruções do Capítulo 3: medir o peso e a altura e calcular seu IMC ou deixar que um aplicativo como SmartenFit faça o cálculo para você. Apenas tenha em mente que chamar alguém de gordo sempre nos faz parecer insensíveis e superficiais. Falar de saúde e da importância de cuidar do corpo para garantir uma vida longa faz de você um amigo ou parceiro gentil, útil e generoso.

Não se esqueça que seus amigos e entes queridos que querem perder peso provavelmente já fizeram várias tentativas com diversas abordagens, quase sempre malsucedidas. É natural que estejam desencorajados. Você também passou por isso! O que ajuda é o estímulo de ouvir: "Você consegue!"

Até mesmo pequenos conselhos de apoio podem fazer um grande bem. Dê uma dica a seus amigos, por exemplo, comentando como seus filhos descobriram que gostam de vagem de soja: "Imagine, eles gostaram de um legume! E ele tem muitas proteínas e fibras!" Por outro lado, jamais pergunte: "Você tem certeza de que ainda está com fome?" ou "Você acha que deve comer isso?". Dessa forma é provável que você só consiga despertar a oposição do interlocutor. Talvez seja aceitável fazermos essas perguntas a nossos filhos, mas a nossos amigos adultos? Acredite ou não, em minha pesquisa constato que as pessoas perguntam esse tipo de coisa aos parceiros o tempo todo. Se quer ajudar àqueles que ama, sempre sugira comportamentos saudáveis de forma inspiradora e gentil.

Se está preocupado com a saúde de alguém, pode até mesmo procurar promover uma mudança de estilo com ele ou ela. Você pode dizer a seu parceiro que ambos deviam começar um programa de exercícios. Talvez possam fazer passeios de bicicleta no fim de semana ou caminhar juntos depois do jantar. É mais fácil e mais agradável mudar o estilo de vida, começar um programa de exercícios ou servir outros alimentos no café da manhã quando temos companhia nessas iniciativas. Meu marido e eu estamos sempre acomodando nossos horários para conseguir tempo e praticar exercícios juntos. Nós não conseguimos fazer atividade física juntos muitas vezes, mas só ter um parceiro que nos encoraja e ajuda a encontrar o tempo para os exercícios facilita demais o esforço para permanecer motivado e em forma.

Nem sempre é simples ajudar os entes queridos e a nós mesmos a permanecer saudáveis; isso pode exigir mais idas ao supermercado, muito estímulo e a compra de equipamentos de ginástica. No entanto, isso talvez nos permita passar muitos anos a mais com as pessoas amadas.

Claro que todo mundo deve sentir que tem autonomia sobre o próprio corpo e o que dá a ele. Você deve ajudar as pessoas de quem gosta a serem informadas e capazes de tomar as rédeas de seus comportamentos relativos à alimentação, ao peso e à saúde, mas não deve privá-las do sentimento de autodeterminação. Além disso, você não deve esperar ou exigir que seus amigos ou parentes façam algo que você não faria. Embora possa parecer mais fácil dizer a sua melhor amiga o que ela deve fazer, é mais eficaz ser o modelo do que está propondo. Há mais de uma década vivo de acordo com o que aconselho. Compreendo que administrar o peso é uma tarefa difícil para muita gente e não condeno quem tem muita dificuldade com essas questões. Tento não dar conselhos a quem não pediu porque sei que nossas decisões sobre o que comer e como cuidar de nossos corpos são pessoais e emocionais. Mas quero desesperadamente que meus amigos e parentes sejam saudáveis, e não quero que eles precisem lutar para conseguir isso; quero que sigam os conselhos deste livro. Faço exercícios físicos regularmente e tento me alimentar bem em casa. Quando vou a um restaurante com minha família e meus amigos, se alguém de quem gosto está brigando com a balança, faço o que posso para ser um bom exemplo. É só o que podemos fazer: mostrar aos outros o que realmente funciona.

■ A história de Monica

Quando comecei a namorar o meu marido, ele era doido por ciclismo. Quero dizer, doido *mesmo* pelo esporte. No fim de semana ele passava horas pedalando e estava sempre participando de atividades como passeios de 200 quilômetros. Eu não andava de bicicleta há uns vinte anos. Eu nem tinha certeza se ainda conseguia andar de bicicleta! Mas, antes de pensar na questão eu já tinha comprado uma bicicleta de luxo e todos os acessórios de praxe. O que dizem é verdade: você nunca desaprende a andar de bicicleta!

Agora nós pedalamos juntos quase todo fim de semana e sempre que podemos durante a semana. Percorremos trilhas bucólicas com direito a pausas para um café durante os passeios e aproveitamos o tempo ao ar livre. É um bônus adicional saber que essa atividade conjunta também serve para preservar a nossa saúde. E nós dois gostamos de estar queimando calorias quando pedalamos. O tempo está passando e é mais importante do que nunca trabalharmos juntos para cuidar da nossa saúde e manter um peso saudável. Ver essa atividade como uma tarefa de equipe faz toda a diferença.

— **MONICA**, 62 ANOS, APOSENTADA

Bons relacionamentos com médicos

Se você quer ter mais saúde, o médico de família é um excelente recurso. Também faz sentido estimular aqueles que você ama a trabalhar com seus clínicos para realizar os objetivos de perda e manutenção do peso. Contar com a assistência de um médico é um meio de ter apoio e também receber conselhos valiosos. Além desses benefícios, os médicos podem avaliar com precisão o status de peso, embora você possa fazer o mesmo, se seguir as orientações do Capítulo 3. Eles ainda podem determinar se seu peso está afetando a sua saúde, quando avaliam questões como risco de câncer, saúde cardiovascular, pressão arterial e níveis de colesterol. Se alguém em sua família tem algum problema específico e o médico não pedir exames de sangue ou outros testes, vale a pena discutir o assunto e ver se ele acha necessários tais exames, tendo em conta a idade, o sexo e a história médica do paciente em questão. Além de dar conselhos sobre gestão de peso e nutrição, os médicos podem marcar consultas periódicas de "verificação do peso" com os pacientes. Eles também são uma excelente fonte de informações sobre outros especialistas como nutricionistas ou psicólogos clínicos que podem prestar ajuda adicional.

Porém, não se esqueça de que muitos médicos generalistas não são psicólogos ou terapeutas, além de às vezes terem conhecimentos deficientes de nutrição.[29] Além disso, talvez seu médico não admita, mas ele pode ficar pouco à vontade para conversar sobre seu problema de peso. Eles sabem muito bem que, apesar das alegações de alguns produtos, não existe uma "pílula mágica" para ajudar o paciente a emagrecer sem qualquer esforço. Não é possível curar problemas de peso com uma receita de medicamento. A responsabilidade pelos aspectos emocionais, comportamentais e pessoais do controle de peso precisam ser assumidas pelo próprio paciente.

No entanto, mesmo que o médico não tenha uma pílula mágica para emagrecer, é importante criar uma parceria com ele para alcançar seus objetivos de ter peso adequado e boa saúde. Além disso, todo mundo deve defender o papel do médico no acompanhamento do peso dos pacientes. Os profissionais de saúde são treinados para discutir conosco as questões delicadas de nossa condição física e devem receber aprovação por esse papel. Os médicos deveriam ter como norma, além de perguntar se fumamos, bebemos ou usamos drogas, também perguntar o que comemos. Eles podem desempenhar um papel importante no acompanhamento do nosso peso, inspirando-nos a emagrecer para melhorar a saúde e nos encaminhando a outros especialistas que ajudem nesse processo.[30] Nós podemos facilitar essas conversas com eles ao admitir que cuidar do peso pode ser difícil e que seria mais fácil se recebêssemos apoio social, quer de um parceiro, quer de um médico.

Entrevista com uma pediatra

A Dra. Karen Rendulich é uma das poucas médicas que dedicam muito tempo a ajudar os pacientes no controle do peso. Isto é especialmente importante porque os pacientes dela são crianças e adolescentes. A Dra. Rendulich estudou em Stanford, Harvard e na Universidade da Pensilvânia. Atualmente é médica especialista na Filadélfia. A maioria dos seus pacientes é de baixa renda e de diversas etnias; muitos estão com sobrepeso ou obesos. Resumo a seguir a conversa que tive com a Dra. Rendulich, em que ela descreve o trabalho de sua clínica para conseguir algum sucesso na redução dos índices de obesidade dos pacientes.

CM: Desde que começou a clinicar, você já percebeu alguma mudança nas taxas de sobrepeso e obesidade?

KR: Pouco antes de começar meu trabalho como pediatra na Secretaria de Saúde da Filadélfia, a cidade deu início a programas para ajudar as crianças a manter um peso saudável. Há 14 anos essa iniciativa era bastante inovadora, pois o índice de obesidade dos meus pacientes já era muito alto, mas o reconhecimento de que esse era um problema de saúde pública ainda era lento. Desde então tenho visto uma redução modesta nesses índices, porém o mais importante é que tenho visto uma enorme mudança na consciência sobre a obesidade e suas consequências para a saúde. Hoje os pais estão muito acessíveis a ouvir que seu filho está acima do peso; eles estão começando a entender realmente que o peso é um problema de saúde digno de atenção.

CM: Como pediatra, de que forma você conversa com seus pacientes ou com os pais deles sobre questões de comida e peso?

KR: Todos os check-ups anuais de meus pacientes começam pela aferição da altura e do peso da criança. Mostro aos pais — e aos filhos com idade suficiente para entender a informação — um mapa onde aparecem o peso saudável e o peso do paciente. Quando a criança está em risco de ficar obesa ou com sobrepeso, tento deixar clara essa trajetória. Não costumo dizer explicitamente que uma criança está com excesso de peso. Falo sobre o peso no contexto do histórico médico e familiar da criança. Explico que não me preocupo com o peso por querer que todas as crianças sejam iguais, mas por causa dos riscos para a saúde, como as doenças cardíacas e o diabetes. Por exemplo, se a mãe for diabética, vou explicar que a criança está em risco de também ter diabetes se não se alimentar bem e fizer exercícios regularmente. Nós nunca prescrevemos uma "dieta" para uma criança. Explicamos a importância de mudar o estilo de vida e como essa mudança de hábitos de saúde e do peso leva tempo. Indicamos uma alteração de cada vez, com base nos objetivos e interesses das próprias crianças. Também temos na clínica uma nutricionista para aconselhar as crianças e as famílias.

CM: Tantos adultos têm problema de obesidade! Como você convence as crianças e os pais a investir tempo e energia para controlar o peso?

KR: Procuro fazer as crianças pensarem em tudo o que poderiam realizar se pesassem menos. Todas reconhecem que seriam capazes de correr mais rápido, divertir-se mais nas aulas de ginástica e até mesmo ter uma aparência melhor. Eu tento ajudá-los a identificar motivos de saúde para ter metas de emagrecimento. Eu nunca digo explicitamente a uma criança que ela deve fazer dieta. Na verdade, muitas vezes definimos como objetivo apenas não ganhar mais peso entre aquela consulta e a próxima. As crianças têm a sorte de crescer o tempo todo. Se sua massa permanece constante e elas crescem alguns centímetros, é perfeitamente possível que entrem na faixa de peso saudável. No dia da consulta, nossa nutricionista também faz um levantamento da alimentação nas 24 horas anteriores; ela pergunta o que os pacientes comeram no dia anterior, em todas as refeições e lanches, o que beberam etc. Esse relatório muitas vezes nos faz descobrir hábitos alimentares prejudiciais. Por exemplo, as crianças podem tomar café da manhã em casa e, em seguida, comer o café da manhã gratuito da escola, ou podem comer guloseimas extras ou até mesmo refeições completas nos programas de reforço escolar.

CM: No caso dos seus pacientes, o que parece ser o maior fator de sobrepeso e obesidade, e como você tenta resolver isso?

KR: Muitas vezes, quando as crianças estão com sobrepeso, os pais também têm excesso de peso ou obesidade. Toda a família tem hábitos prejudiciais. Procuro explicar algumas alterações simples que eles podem promover nesses hábitos. Cortar bebidas adoçadas com açúcar é uma das nossas primeiras metas. Dizemos aos pais que as únicas bebidas boas para consumo regular pelas crianças são água e leite com baixo teor de gordura.

Também fazemos exames de sangue de nossos pacientes que estão com sobrepeso e obesos e mostramos as consequências físicas desse excesso de peso, até para crianças de cinco anos. Sabemos que é muito importante deixar claro para os pais que seus filhos pequenos estão em situação de risco e devem mudar os hábitos de saúde na primeira infância, aos 5, 6 e 7 anos de idade. Embora as consequências da obesidade como o colesterol alto sejam reversíveis durante a adolescência, quanto mais cedo as crianças começarem a adotar bons hábitos, mais depressa sua saúde melhorará. Infelizmente, depois que os maus hábitos são estabelecidos, por exemplo, na adolescência, é preciso ter muito mais disciplina e foco para revertê-los.

Observamos que muitos pacientes e suas famílias precisam receber informações e apoio para lidar com essas questões, então perguntamos quando eles querem ter outra consulta para falar mais sobre tudo isso, comigo ou com a nossa nutricionista. Às vezes, as crianças querem voltar quase toda semana. Nós encorajamos os pacientes a fazer o acompanhamento com a nutricionista ou com a equipe do peso saudável com a frequência que acharem necessária.

CM: Em sua opinião, qual é o papel dos médicos clínicos ou pediatras na educação e no tratamento quando se trata de obesidade?

KR: Acho que os médicos podem ter um papel fundamental na redução da obesidade. No entanto, a maioria deles não costuma ter treinamento em nutrição ou controle de peso. Felizmente, os médicos têm inúmeras oportunidades de aprender mais sobre essas questões porque existe uma exigência de que façam cursos de atualização. Esperamos que a educação continuada e os esforços dos médicos para ajudar os pacientes a comer bem possam gerar novas propostas de soluções para esse importante problema de saúde pública.

Comer com inteligência... para sempre

Com o conhecimento dos resultados de pesquisa nas áreas de nutrição, psicologia, medicina, sociologia, marketing e saúde pública, agora você entende o que é preciso para comer bem e manter um peso saudável. Agora está equipado com as ferramentas necessárias para formar uma parceria com filhos, cônjuge, amigos e médicos e começar essa jornada. Você está ciente de que manter o peso saudável não é um processo rápido que se faz em semanas ou meses; trata-se de formar bons hábitos que possa manter. Não é difícil administrar o peso; você só precisa estudar seus hábitos atuais e estabelecer algumas novas diretrizes para si mesmo, seja abandonar *fast-foods*, não comer sobremesa todo dia ou resistir à tentação de tomar bebidas carregadas de açúcar.

Eu decidi escrever este livro porque estou convencida de que essas questões são importantes e quase sempre mal compreendidas. Vejo pessoas que amo cortarem a sobremesa sem necessidade, usarem roupas estranhas na piscina para esconder o corpo e sentir desespero e insatisfação com seus corpos e seu peso. Tudo isso é exacerbado pelas informações sobre obesidade, gestão de peso, imagem corporal e dieta que circulam a nosso redor. Infelizmente, a maior parte dessas informações é enganosa ou totalmente incorreta. Você merece conhecer os fatos, aquilo que é de conhecimento dos pesquisadores que estudam essas questões. Você merece ter um papel na sua própria saúde, escolher pelo menos com alguma frequência opções saudáveis para si e para as pessoas que ama. Ao atingir um peso saudável, além de ser mais saudável, você viverá por mais tempo.

Passei uma parte imensa da minha vida pensando em comida. Isso me deixava estressada, mas era fonte de alegria e se tornou minha carreira. Acredito que comida tem mais e menos importância do que a maioria das pessoas percebe. Comida é importante porque é a base de nossa saúde e de nosso bem-estar, mas não é tão importante que deva ser uma fonte de ansiedade e angústia. Um recado deste livro, para viagem: você *não* deve se estressar por causa da comida. Todo mundo come mal de vez em quando! Mas, se comermos bem a maior parte do tempo, conseguiremos perder peso; manter um peso saudável; tornar-nos uma prova viva dos ensinamentos deste livro. Podemos encarnar o lema de que gente esperta não faz dieta. Lembre-se sempre de que esta não é uma corrida de curta distância. Não há uma linha de chegada. Esta é uma maratona que será disputada pelo resto de sua vida. Então, o que você está esperando? Esta jornada permanente a caminho do peso saudável acontece com um passo de cada vez, um dia de cada vez e um ano de cada vez. Convide sua família e seus amigos a pegar esse trem e começar a viagem hoje mesmo!

- Comer bem deve ser um esforço coletivo de sua família, das pessoas de quem você gosta e dos profissionais da área médica que cuidam de vocês.
- Formar hoje os hábitos alimentares saudáveis de seus filhos irá beneficiá-los para o resto da vida.
- Devemos trabalhar em conjunto com nossos médicos para emagrecer com eficiência e manter o peso saudável.
- Gente esperta não faz dieta! É vital pensar na saúde como um projeto de longo prazo.

Continue Esperto

10

A visão de conjunto

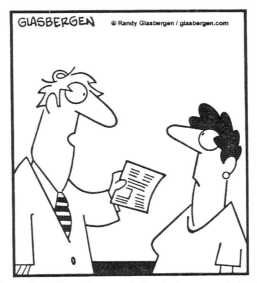

"Nessa dieta não contamos calorias, gordura ou carboidratos. Contamos casos de doenças cardíacas, diabetes e pressão alta."

A obesidade acontece com um grama de cada vez; sua prevenção acontece da mesma forma.

National Heart, Lung and Blood Institute

Agora você sabe como perder peso, não recuperá-lo e mantê-lo saudável. Sabe o que precisa fazer se quiser perder cinco ou 50 quilos e espero que já esteja progredindo bem em direção a metas *realistas*. Talvez você até mesmo tenha começado a incentivar sua família e seus amigos a levar uma vida mais saudável. Mas, e o resto do mundo?

A obesidade é um problema de saúde moderno. Nos "velhos tempos", como diriam meus filhos, ter comida suficiente para sobreviver era um desafio; tentar comer menos não era uma preocupação das pessoas. Agora, a maior parte do mundo tem fácil acesso aos alimentos, grande parte dos quais passa por tratamento industrial e tem alta concentração de açúcar e calorias, mas pouco valor nutricional. Por outro lado, graças às maravilhas da moderna tecnologia, podemos passar um dia inteiro sem suar. As gerações passadas, porém, não tinham outra saída senão preparar as refeições manualmente. Muitas vezes, os ingredientes das refeições eram colhidos na horta ou na fazenda. As pessoas iam praticamente a qualquer lugar a pé. Acredite ou não, elas sempre subiam ou desciam escadas porque não havia outra opção. E depois não entendemos por que ficamos tão gordos em poucas décadas. Esperemos que ao ler este livro, você tenha começado a entender que perder peso não é apenas uma questão de aparência e saúde. Ter uma visão mais clara do seu ambiente alimentar e das consequências dele o ajudará no esforço para perder e administrar suas metas de peso.

Em nosso mundo é difícil comer bem e ser ativo; por essa razão é importante que você continue a tomar decisões conscientes sobre a alimentação e os exercícios. Estatisticamente falando, estamos todos em risco de ter problemas de saúde associados com o peso, porque todos nós vivemos em um "ambiente obesogênico", ou seja, um ambiente que favorece a obesidade. Se não formos conscientemente proativos para cuidar de nós mesmos, vamos todos acumular quilos e mais quilos. Neste capítulo, teremos uma "visão de conjunto" da perda e do controle de peso porque é importante saber o que está em jogo, para o seu bem e o bem de todos os que você ama!

> Neste capítulo, você irá conhecer...
>
> - Os índices atuais de sobrepeso e obesidade e as alterações recentes nessas taxas.
> - As drásticas consequências individuais e sociais da epidemia de obesidade: deterioração da saúde física, redução da saúde psicológica, enfraquecimento das relações sociais e grave impacto econômico.
> - O papel potencial das políticas e da legislação voltadas para melhorar padrões de atividade e de alimentação.
> - Os motivos pelos quais uma abordagem inteligente para perda e controle de peso é fundamental para nosso bem-estar e para a saúde é o bem-estar de todos.

Fique Esperto

Uma América do Norte obesa

Nos Estados Unidos e cada vez mais em todo o mundo, uma condição desastrosa levou ao aumento dos índices de obesidade: somos menos ativos e temos mais alimentos disponíveis do que em qualquer outra época. Alguns pesquisadores chamam essas circunstâncias de "ambiente tóxico". O sobrepeso e a obesidade ocorrem quando o equilíbrio energético foge ao controle. Como você já sabe, a expressão "equilíbrio energético" descreve o equilíbrio entre a energia que entra no corpo na forma de alimentos e bebidas e a energia que sai do corpo, aquela que é empregada na atividade física e mesmo em processos biológicos fundamentais como a digestão. Se alguém ingere mais energia do que gasta, o resultado será ganho de peso ao longo do tempo. Infelizmente, isso é o que está acontecendo com a maioria dos norte-americanos e a população de diversos países pelo mundo. Nossa sociedade está consumindo alimentos com mais calorias e gordura e tendo menos atividade por causa de trabalhos muito sedentários, de transportes que nos livram de caminhar e pelo fato de que a urbanização dá menos oportunidades de se conseguir alimento saudável e atividade física suficiente.[1]

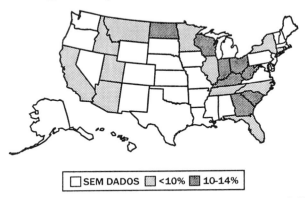

Mapa da tendência à obesidade em adultos nos EUA em 1985[2]

IMC ≥ 30 ou 15kg de excesso em indivíduo de 1,60m

☐ SEM DADOS ▨ <10% ▩ 10-14%

Fonte: Sistema de Observação do Fator de Risco Comportamental, CDC.

Hoje em dia, estima-se que 64% dos adultos residentes nos Estados Unidos estejam com sobrepeso ou obesidade. Como podemos ver no mapa anterior e no próximo, em alguns estados, mais de 30% da população tem excesso de peso. Isso torna a obesidade um dos problemas de saúde mais importantes, se não o mais importante, do país.[3] Sempre que faço uma palestra sobre hábitos alimentares, dieta, imagem corporal ou risco de obesidade, mostro ao público mapas como esses. Desde 1985, quando os primeiros dados desses mapas foram compilados, os índices de obesidade vêm aumentando a cada ano. Em geral, quando mostro o mapa com as informações de 2000, posso ouvir exclamações de espanto pela sala. A maioria das pessoas não consegue evitar o choque e a surpresa com o aumento constante dos índices de obesidade desde 1985. Essa crise fez com que, em junho de 2013, a Associação Médica Americana classificasse oficialmente a obesidade como doença. Com essa decisão, deve haver mais atenção à pesquisa e ao tratamento desse problema e um aumento da cobertura dos seguros médicos para o tratamento da obesidade.[4]

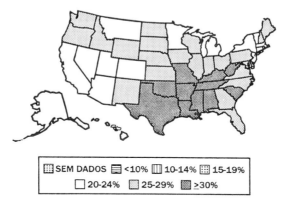

Mapa da tendência à obesidade em adultos nos EUA em 2010[5]

(IMC ≥ 30 ou 15kg de excesso em indivíduo de 1,60m)

Legenda: SEM DADOS; <10%; 10-14%; 15-19%; 20-24%; 25-29%; ≥30%

Fonte: Sistema de Observação do Fator de Risco Comportamental, CDC.

É importante entender que, quando falamos de obesidade, nem eu, nem o CDC[6] estamos nos referindo a pessoas um pouco gordinhas ou redondinhas. O termo "obesidade" não é utilizado para definir se o indivíduo é atraente ou não; ele é um importante índice de saúde. Os números revelados por esses mapas avaliam quantas pessoas estão em risco iminente de ter problemas de saúde por causa do excesso de peso.

Uma ameaça a mais para nossos jovens

Não só os adultos nos Estados Unidos estão cada vez mais propensos a ter excesso de peso ou obesidade. Está previsto que as crianças da geração atual serão as primeiras a viver menos que os pais, e a obesidade é o principal fator para isso.[7] Estimativas recentes indicam que um terço das crianças e dos adolescentes estão com sobrepeso ou obesidade,[8] o que representa um aumento significativo nos últimos anos. A obesidade infantil mais do que dobrou nos Estados Unidos nos últimos 30 anos.[9] De acordo com o National Center for Health Statistics, o órgão responsável pelas estatísticas de saúde nos EUA, 17% das crianças de 2 a 11 anos estão obesas.[10]

Essas estatísticas podem ser alarmantes, principalmente para os pais e mães de crianças pequenas! É difícil fazer as crianças comerem de forma saudável e é normal que os pais se preocupem com os hábitos alimentares e a saúde geral dos filhos.[11] Alguns dos meus amigos acham hilária minha dificuldade para alimentar bem meus filhos, apesar dos meus conhecimentos de pesquisadora. Eles sabem que meu filho adora hambúrguer e batatas fritas e odeia brócolis e alface. Minha filha não gosta de tomar café da manhã. Os dois fazem um ar irônico quando pergunto se eles comeram frutas ou legumes no almoço da escola, e nem são adolescentes ainda! Felizmente, há indícios de avanços para os meus filhos e os seus. Os índices de obesidade em crianças entre 2 e 5 anos estão começando a estabilizar e até mesmo a diminuir.[12] Há indícios de redução no consumo de calorias das crianças na última década: o consumo dos meninos diminuiu em cerca de 7%, caindo para 2.100 calorias diárias; para as meninas, o consumo recuou para 1.755 calorias diárias, uma redução de 4%.[13] Esses são sinais promissores de uma tendência saudável, mas os cientistas advertem que essas "melhorias" são muito pequenas e não bastam para eliminar as preocupações com os comportamentos alimentares de nossos filhos.

Os Estados Unidos e o mundo

Os Estados Unidos são o campeão mundial de obesidade, apesar de que, segundo alguns relatórios, o México esteja quase superando a marca norte-americana. Em todo o mundo, o sobrepeso e a obesidade ocupam a quinta posição como causa de óbito.[14] Mais de 10% da população adulta do mundo é obesa, e esses índices quase duplicaram desde 1980.[15] A seguir temos uma lista dos dez países com maiores percentuais de obesos em sua população.[16]

1. Estados Unidos: 33,8%
2. México: 30%
3. Nova Zelândia: 26,5%
4. Chile: 25,1%
5. Austrália: 24,6%
6. Canadá: 24,2%

7. Reino Unido: 23%
8. Irlanda: 23%
9. Luxemburgo: 22,1%
10. Finlândia: 20,6%

É compreensível que a obesidade seja predominante em países com população de renda mais alta. No entanto, esta lista deixa claro que não só os países com alta renda apresentam índices de obesidade assustadores.[17] Mas temos boas notícias! Segundo um relatório recente, em alguns países como Hungria, Itália, Coreia e Suíça, o aumento desses índices diminuiu ou permanece estável. Em muitos desses países, foram criados impostos pesados sobre alimentos com alto teor de gordura ou açúcar, na intenção de incentivar hábitos alimentares mais saudáveis e melhor gestão de peso.[18] As pesquisas indicam que a adoção desse tipo de estratégia de prevenção de obesidade poderia salvar centenas de milhares de vidas por ano em alguns países.[19]

As consequências do sobrepeso

Aqui estão alguns fatos para você digerir quando pensar em pegar a segunda fatia de torta. Estima-se que em todo o mundo pelo menos 2,8 milhões de adultos morrem a cada ano como consequência de sobrepeso ou obesidade.[20] Além disso, 65% da população mundial vive em países onde a obesidade mata mais do que a desnutrição.

Aposto que você não costuma pensar na obesidade como uma das principais causas de câncer. O fato é que até 2020 as tendências atuais da obesidade vão resultar em 500 mil casos adicionais de câncer nos Estados Unidos. Os obesos correm risco de cânceres de esôfago, mama, útero, cólon, reto, rins, pâncreas, tireoide e vesícula biliar.[21]

Se pudéssemos conseguir que todos os que têm sobrepeso perdessem apenas alguns quilos, a incidência de câncer entre norte-americanos adultos poderia diminuir em 100 mil casos por ano. O interessante é que quando pacientes obesos são submetidos a cirurgia bariátrica, seu risco de câncer diminui em proporção com a redução do peso. Este e outros dados sugerem que a cirurgia bariátrica merece ser seriamente considerada para quem tem obesidade mórbida, mas apenas como último recurso.

Em caso de sobrepeso ou obesidade, as decorrências mais prováveis são as doenças cardiovasculares. A obesidade está associada com insuficiência cardíaca, ou seja, o coração não consegue bombear sangue suficiente para sustentar as necessidades do corpo.[22] Da mesma forma, se um depósito de gordura em uma artéria se romper e causar a formação de um coágulo, o resultado pode ser um acidente vascular encefálico. À medida que a categoria do peso de um indivíduo aumenta, seu risco de doença cardíaca também aumenta porque há acúmulo de placas de gordura nas artérias coronárias, diminuindo o suprimento de sangue para o coração, e nessas condições pode ocorrer um ataque cardíaco. Não admira que a principal causa de morte nos Estados Unidos, para homens e mulheres, seja as doenças cardíacas. Na verdade, nesse país, as cardiopatias afetam mais pessoas do que todas as formas de câncer combinadas.[23]

O diabetes é a doença cuja ocorrência mais tem crescido com o aumento das taxas de obesidade. A International Diabetes Foundation chegou mesmo a dizer que "o diabetes e a obesidade são o maior desafio de saúde pública do século XXI". Segundo essa fundação, *"uma em cada três crianças nascidas no ano 2000 irão sofrer de diabetes"*.[24] É importante observar que o diabetes tipo 1, às vezes chamado de diabetes juvenil, não é afetado pelo excesso de peso da mesma forma que o tipo 2. No passado, o tipo 2 era chamado de diabetes tardio, mas esse nome está caindo em desuso porque essa forma da doença está afetando pacientes cada vez mais jovens. O diabetes tipo 2 é um resultado direto dos hábitos alimentares e da situação de peso. Com o aumento dos índices de obesidade desde a década de 1980, a incidência de diabetes tipo 2 também tem aumentado. Na verdade, entre 1989 e 1999, a presença dessa patologia entre os norte-americanos aumentou 40%. O corpo dos indivíduos com diabetes tipo 2 não usa adequadamente a insulina — o hormônio que transforma alimentos digeridos em energia. No início, o indivíduo pode entrar em uma fase pré-diabética em que o corpo aumenta a produção de insulina para manter os processos digestivos. Conheço pessoalmente indivíduos que entraram nessa fase pré-diabética no início da meia-idade. Eles conseguiram alterar os hábitos alimentares e começaram a se exercitar antes que fosse tarde. Se não tivessem feito isso, seus corpos acabariam ficando incapazes de produzir insulina suficiente e injeções desse hormônio passariam a ser parte de sua rotina diária. Isso geralmente leva a uma condição complicada de saúde, mas a pior consequência são os riscos de outros problemas, inclusive doenças cardiovasculares, acidente vascular encefálico e doenças renais.

Quando penso nas consequências graves e até mesmo fatais de comer demais e ser sedentário e na quantidade de pessoas que vão sofrer essas consequências, tenho uma diversidade de sentimentos: fico frustrada porque as pessoas não se cuidam como deveriam, irritada porque elas parecem não perceber os problemas que estão criando para o próprio futuro, furiosa porque os médicos e os políticos não estão fazendo mais para proteger cidadãos vulneráveis, triste de pensar no sofrimento humano que virá e até mesmo espantada ao ver que a comida se tornou um problema físico e psicológico tão grande para tanta gente.

Teria sido muito melhor se eu não fosse gorda. Minha vida também teria sido melhor se o mundo a meu redor não humilhasse as pessoas com excesso de peso. Se minha avó não tivesse dito que eu era "imensa", se meus colegas de escola não se abalassem com os números em minha ficha médica, se minha vizinha não insinuasse que eu podia virar sozinha um carrinho de jardinagem projetado para uma carga muito maior do que uma menina da quinta série poderia suportar. Sem dúvida o mundo precisa ver as pessoas gordas de outra maneira.

— Autumn Whitefield-Madran, escritora

As consequências psicológicas de ter sobrepeso

O sobrepeso e a obesidade não são trazem apenas riscos consideráveis para a saúde física; eles também resultam em risco de problemas de saúde mental. Ter sobrepeso ou obesidade em uma sociedade que valoriza mais a magreza do que a saúde é um fardo imenso. As pessoas que têm excesso de peso, e ainda mais as obesas, estão sujeitas a depressão, perda de autoestima e insatisfação com a imagem corporal.

Uma colega na Universidade de Rutgers, Débora Carr, juntamente com sua equipe de pesquisa, analisou a relação entre a obesidade e o bem-estar emocional em um grupo de mais de 3 mil norte-americanos[25] e descobriu que mais de 40% dos obesos mórbidos têm depressão. O mais alarmante é que a causa da depressão nesses pacientes não foi o próprio peso, mas a forma como são tratados pela sociedade. Observou-se que uma infância com sobrepeso e as consequentes humilhações também contribui para depressão no futuro.[26] Tal como nas descobertas das pesquisas sobre a depressão, verifica-se que pessoas mais gordas parecem mais propensas a problemas de autoestima.[27] Mais uma vez, o fator que contribui para isso parece ser a pressão social; os indivíduos que têm excesso de peso e são ridicularizados por essa razão têm mais probabilidade de se ver de forma negativa.[28]

Como seria de esperar, a obesidade também está relacionada com a insatisfação com o corpo.[29] É difícil ter excesso de peso em um mundo que apresenta sistematicamente corpos magros como ideal de beleza. Em minhas pesquisas, descobrimos que pessoas mais gordas não costumam ser felizes com seus corpos, correm mais risco de ter comportamentos desajustados na gestão do peso e podem até mesmo vir a sofrer de transtornos alimentares.[30] Talvez o mais crítico seja o fato de que os indivíduos com sobrepeso ou obesos muitas vezes serem julgados como responsáveis por essa condição, o que exacerba a insegurança, a insatisfação com a imagem corporal, a depressão e os problemas de autoestima, já previsíveis. Não estou afirmando que não sejamos todos responsáveis por cuidar do próprio peso — caso contrário, por que leríamos este livro? No entanto, culpar as pessoas por seus problemas de saúde não é uma maneira eficaz de incentivá-las a manter um peso saudável.[31]

Por que gente esperta tem obesidade

Para lhe mostrar com clareza por que a obesidade pode pegar até mesmo as pessoas mais informadas, vou revelar uma rotina em que minha família pode facilmente cair, se não procurarmos evitar. No decorrer de uma semana minha família pode jantar fora ou pegar quentinhas até quatro vezes. Em uma segunda-feira recente, meu filho tinha uma consulta médica perto da hora do jantar, por isso saímos do consultório e fomos a um restaurante. Na quarta-feira, meu marido e eu tivemos um jantar de trabalho e pedimos pizza para as crianças antes da chegada da babá. Na sexta-feira, meu filho foi jantar na casa de um amigo; para compensar, decidimos levar nossa filha a seu restaurante chinês favorito. No sábado, meu marido e eu tínhamos compromisso para o jantar com uns amigos, por isso pedimos pizza para as crianças antes da chegada da babá (de novo!). Embora esta não seja uma semana típica para nós, qualquer família ocupada sabe que quebras na rotina podem acontecer. Como nossas vidas são agitadas, nem sempre é possível preparar comida saudável e comer fora inevitavelmente envolve porções maiores e mais calorias do que costumamos ingerir em casa. O que acontece em minha casa exemplifica os hábitos alimentares insalubres em que *todos nós* podemos facilmente incorrer quando somos obrigados a acomodar as pressões dos compromissos.

Segundo o National Institute of Health (NIH), nosso ambiente atual é o maior motivo pelo qual as pessoas estão em risco de obesidade.[32] À medida que comem fora mais vezes e as porções individuais servidas pelos restaurantes são suficientes para alimentar duas ou três pessoas, os norte-americanos consomem muito mais calorias do que queimam. O NIH também cita como barreira para comer bem a dificuldade para encontrar comida saudável, como hortifrutigranjeiros frescos, e o alto custo desses alimentos. A publicidade da indústria de alimentos também parece estar contribuindo para a obesidade. As crianças, principalmente, estão expostas a anúncios de alimentos cheios de açúcar e calorias, mas pobres em nutrientes. A exposição a esses anúncios influencia negativamente nossos hábitos de consumo. Alguns pesquisadores afirmam que "cada vez que os anúncios de alimentos aumentam em 10%, a probabilidade de alguém ser obeso aumenta em 5%."[33] Finalmente, há muitas barreiras para a prática de atividade física, inclusive a falta de parques, de academias de preço acessível e de calçadas adequadas e seguras para o exercício. Nos Estados Unidos, os expedientes de muitas horas de trabalho também dificultam muito ser fisicamente ativo; muita gente que conheço lida com essa dificuldade sacrificando o sono para fazer exercícios às 5 ou 6 da manhã, uma escolha que eu admiro, mas que não consigo fazer mais do que algumas vezes por semana.

Podemos estar fadados ao sobrepeso?

Evidentemente, o ambiente não é o único responsável pela crise de obesidade. Ninguém está negando a importância da composição genética nessa questão.[34] Há um motivo para que muita gente tenha peso e alturas semelhantes aos dos pais. Se sua mãe e seu pai são baixinhos, é provável que você venha a ser baixinho. Também pesamos aproximadamente o mesmo que nosso progenitor do mesmo gênero. Um estudo recente também sugere que a alimentação pode alterar a expressão dos genes que controlam o risco de doenças crônicas, tais como doenças cardíacas e diabetes.[35] Os conceitos envolvidos nessa questão são complexos, mas basta saber que nossos genes e o meio ambiente não são os únicos a influenciar o nosso peso.

Nossa personalidade também está associada com nosso status de peso.[36] Depois de analisar milhares de pessoas durante cerca de quatro anos, um grupo de pesquisadores descobriu que indivíduos mais meticulosos são mais propensos a manter um peso saudável. Não admira que isso aconteça; um indivíduo meticuloso provavelmente é mais consciente, deliberado e organizado, e essas qualidades o ajudam a comer bem e permanecer fisicamente ativo.[37] Por outro lado, tanto as pessoas extrovertidas, sociáveis e amistosas, quanto as neuróticas e propensas à depressão e à preocupação, parecem ser predispostas a ganhar peso ao longo do tempo. Não é difícil imaginar alguém deprimido com um balde de sorvete na mão, mas por que a extroversão estaria associada com o ganho de peso? Provavelmente porque, embora a sociabilidade nos deixe mais felizes, ela também nos leva a fazer coisas menos saudáveis como fumar, beber e comer em excesso — geralmente na companhia de outras pessoas.[38] Assim, embora o ambiente tóxico em que vivemos seja parcialmente culpado pelo aumento recente nas taxas de obesidade, é claro que muitos de nós temos qualidades genéticas ou da personalidade que podem aumentar nossa vulnerabilidade ao ganho de peso.

> *Todas as empresas da indústria alimentícia são iguais em dois aspectos: em primeiro lugar, elas não se importam se você come ou deixa de comer o produto delas, desde que o compre constantemente. Em segundo lugar, elas querem ter lucro.*
>
> — Brian Wansink, autor de *Mindless Eating*

Por que gente esperta come junk food

Eu não vou nem mesmo fingir que só como alimentos saudáveis. Na verdade, o que eu mais amo é *junk food*, a "comida de plástico". Tudo o que é frito geralmente é bom demais e também não consigo resistir aos biscoitos, doces e sorvetes, embora prefira que essas coisas não sejam fritas. Como já disse, não sou perfeita no quesito comer. Não dá para comer tudo saudável o tempo todo! Confesso que o açúcar e a gordura têm a mania de achar o caminho para o meu prato. No entanto, como regra geral mantenho conscienciosamente a prática da alimentação saudável.

Cabe a cada um de nós cuidar da própria saúde, pois as empresas que criam e vendem lixo comestível e alimentos processados não estão pensando em nossa saúde e bem-estar. Como vendem comida para ganhar dinheiro, só vão ter lucro se criarem alimentos capazes de agradar a muita gente. Para isso, a comida geralmente deve ter mais açúcar, sal e gordura do que precisamos ou percebemos. Por exemplo, se você resolver tomar o café da manhã no McDonald's, poderá encontrar no menu um mingau de aveia com frutas e xarope de bordo — indiscutivelmente uma "escolha saudável" —, mas que ainda assim tem 32 gramas de açúcar. Todo esse açúcar está ali só para fazer você gostar do produto e comprá-lo. Na verdade, esse único item servido pelo McDonald's traz mais açúcar do que a maioria das pessoas deveria consumir durante um dia inteiro!

Essa é uma das razões pelas quais é tão difícil até mesmo para as criaturas mais inteligentes comer de forma saudável: nem sempre sabemos o que estamos comendo. Achamos que um iogurte é saudável, mas o Yoplait original de baunilha contém 26 gramas de açúcar; no entanto, o Yoplait de baunilha light só tem dez gramas de açúcar. Não é por acaso que não temos consciência de estar fazendo uma má escolha nutricional. Os produtos alimentícios dependem de publicidade. Os fabricantes sabem que as vendas de um produto aumentam se ele for apresentado de modo a parecer saudável e muitos consumidores bem-intencionados não pensam, não têm tempo ou não têm energia para pesquisar e escolher a melhor opção nutricional. Mesmo sabendo o que sei, sou enganada por esses truques. Todo mundo se sente melhor quando compra algo que acha saudável, não é mesmo? Eu me pego comprando produtos com as palavras "saudável" ou "natural" na embalagem, apesar de saber que as informações desses produtos geralmente são mentirosas ou muitas vezes uma fraude.

Essa informação é ainda mais difícil de engolir (se me permite um trocadilho) porque químicos, cientistas e marqueteiros criam intencionalmente alimentos não só para serem atraentes, mas também para nos "viciar". Eles estudaram a questão e descobriram que os consumidores não gostam de alimentos pouco temperados ou temperados demais, por isso criam receitas que caem no meio da faixa do doce e do salgado. Eles sabem que o açúcar e o sal são "viciantes", não pelos mesmos mecanismos da cocaína, mas porque nos dão vontade de degustar novamente aquele sabor.[39] Eles sabem que alimentos como o algodão-doce, que "derretem na boca", nos fazem sentir que não comemos muito quando, na verdade, podemos ter devorado uma guloseima nada saudável: uma porção de algodão-doce pode conter 56 gramas de açúcar! Um ex-executivo de uma indústria de batatas chips foi recentemente citado no *New York Times*. Ele declarou "ter pena do povo", porque sabe que esses produtos foram criados para ser quase irresistíveis, o que levou o faturamento da empresa para a estratosfera e ao mesmo tempo aumentou barbaramente nossos bumbuns!

Se alguém quisesse garantir altos índices de obesidade, diabetes ou doenças cardíacas em uma população, bastaria dar a ela grandes doses de bebidas açucaradas.

— **Walter Willett, catedrático de nutrição e epidemiologia na Escola de Saúde Pública de Harvard**

Outra visão dos refrigerantes e das bebidas com açúcar

Um refrigerante pode ser uma delícia. Até um refrigerante diet pode ser gostoso. Mas os refrigerantes e outras bebidas adoçadas com açúcar estão entre as maiores causas do problema de controle de peso dos Estados Unidos. Em alguns aspectos, o consumo de refrigerantes é semelhante ao consumo de tabaco, álcool e drogas.

À primeira vista, talvez você ache absurdo colocar refrigerantes na mesma categoria do tabaco, do álcool e das drogas. Entendo por que isso talvez pareça absurdo. No entanto, existem paralelos razoáveis entre as nossas abordagens a essas substâncias. Todos eles são inegavelmente nocivos. O tabaco, o álcool e as drogas estão relacionados a inúmeras consequências negativas para a saúde incluindo câncer, acidente vascular cerebral, doença cardíaca e até mesmo a morte. Em adultos, o consumo de refrigerantes está relacionado com um aumento da incidência de pressão alta, síndrome metabólica, obesidade, gota, diabetes e doenças cardiovasculares. As crianças são especialmente vulneráveis: o consumo de refrigerantes, bebidas desportivas e sucos de fruta, com exclusão dos sucos com 100% de fruta, está relacionado com o aumento no índice de obesidade.[40] Proibimos crianças e adolescentes de usar tabaco e álcool por conta dos riscos para a saúde. Sabemos que o uso prolongado dessas substâncias pode ser fatal, por isso exigimos a apresentação de documento de identidade ao vendê-las. Não estou propondo que o indivíduo tenha que mostrar a carteira de identidade para comprar refrigerantes, apesar de que eu ficaria muito feliz se pedissem meus documentos a essa altura da vida! No entanto, poderia ser uma boa ideia manter essas bebidas longe das escolas e das máquinas automáticas em locais onde os jovens possam ter acesso irrestrito a elas.[41]

Além disso, começamos a ensinar aos jovens os perigos do uso de tabaco, álcool e drogas desde que eles entram no ensino fundamental. Esses esforços têm tido efeitos positivos: os mais expressivos são a redução do índice de tabagismo e o fato de que a cada dia fumar é menos "maneiro".[42] E se nossos filhos fossem educados na forma saudável de comer da forma como são instruídos sobre substâncias que causam dependência? E se os anúncios de alimentos pouco saudáveis fossem restritos, como os anúncios de bebidas alcoólicas são proibidas na televisão? Será que comer alimentos saudáveis poderia se tornar "maneiro"?

Recentemente, têm surgido propostas de que o governo crie impostos, leis ou campanhas para diminuir acesso não só das crianças, mas também dos adultos, às bebidas que contêm açúcar, principalmente os refrigerantes. Em 2013, em Nova York, o prefeito Michael Bloomberg propôs, sem sucesso, uma legislação para proibir a venda de recipientes com grande volume de refrigerantes e outras bebidas adoçadas com açúcar. A legislação era complexa e foi alvo de todo tipo de sarcasmo. Ela permitia, por exemplo, que se comprasse mais de um refrigerante se ele tivesse até 450ml; as bebidas de café que contivessem leite seriam liberadas graças ao valor nutritivo do leite etc. No entanto há comprovação científica confiável de que ninguém precisa consumir uma garrafa de 600ml de refrigerante, que contém xarope de milho com alto teor de frutose equivalente a 16 colheres de chá de açúcar. A American Heart Association recomenda uma ingestão máxima de seis a nove colheres de chá de açúcar por dia, no total. A questão é saber quem deve decidir limites: o consumidor ou aqueles que estão encarregados de zelar pela segurança da população?

O governo pode promover uma boa gestão de peso?

A maior parte das pessoas quer ter à disposição todos os tipos de serviços públicos, como polícia, bombeiros, bibliotecas, parques e jardins, correios e um sistema de saúde. Porém, ninguém gosta de pagar por eles: a época de preencher a declaração de renda nunca é agradável! Por isso, pegou fogo o polêmico debate político sobre os cuidados de saúde e o papel do governo em garanti-los. Queremos poder contar com cuidados de saúde de qualidade e baratos e saber que outros têm a mesma prerrogativa, mas não queremos que o governo nos diga o que fazer. Queremos ter liberdade, porque nos consideramos racionais e capazes de tomar boas decisões.[43] Dessa forma, alguns ficam irritados quando o governo sugere que deveríamos praticar exercícios, parar de fumar ou tomar menos refrigerante. Em 2013, o Mississipi chegou a promulgar uma lei que proibia no âmbito do Estado a aplicação de restrições federais sobre o que as pessoas podem comer ou beber. Talvez a população daquele estado tenha liberdade pessoal, mas também tem um dos índices de obesidade mais altos do país e é improvável que colha benefícios em longo prazo.

Se os restaurantes incluíssem no menu os valores nutricionais dos pratos e com isso 10% dos clientes reduzissem seu consumo em 100 calorias por refeição, o ganho médio de peso da população do país, que hoje é de 3 mil toneladas por ano, poderia diminuir em quase 40%.

— **Yale's Rudd Center for Food Policy and Obesity**

Diante disso, o governo pode ou deve nos incentivar a manter um peso saudável? No caso dos refrigerantes, a participação governamental no comportamento alimentar poderia ser análoga ao envolvimento dos órgãos públicos na questão do tabagismo. Por muitos anos o tabagismo foi a principal causa de mortes evitáveis nos Estados Unidos.[44] Durante a década de 1970, já estava bem claro que o hábito de fumar ou de usar de outros produtos do tabaco representava um sério risco para a saúde no país, por isso foram lançadas campanhas de saúde pública para informar gradualmente a população sobre os riscos associados a essas práticas.[45] Tempos depois foi promulgada uma legislação específica. Os cigarros são tributados e a arrecadação desses tributos quase sempre é empregada na educação sobre os riscos do tabagismo ou na educação em geral. O preço dos cigarros se tornou um sério desestímulo e se estima que isso reduziu significativamente na população o hábito de fumar.[46] Em muitos Estados agora é proibido fumar em restaurantes, bares, hospitais e centros médicos, edifícios de escritórios, parques, praias e muitos outros espaços públicos. Já se foi o tempo em que os aviões tinham uma área para fumantes. O efeito visível dessa legislação foi dificultar a prática de fumar: é muito caro e há muito poucos lugares onde o fumo é permitido, logo as pessoas já não podem fazê-lo tanto quanto faziam antes.[47] O melhor é que com isso diminuiu o número de mortes por câncer, doenças do coração e outras complicações associadas ao tabagismo.

Substituindo o tabagismo como problema de saúde pública, a obesidade é hoje a principal causa de morte evitável no Estados Unidos.[48] Infelizmente, criar leis sobre os alimentos é uma questão mais complexa. A maioria dos nutricionistas admite que o consumo esporádico de alimentos "ruins" não representa grave risco para a saúde e que a restrição total de alimentos desejados e apreciados pode ser um tiro pela culatra. Então, mesmo se o governo "banisse" os doces, não haveria muito ganho no combate à atual epidemia de obesidade, como bem mostrou a lei seca nos Estados Unidos. Mas, e se os doces fossem um pouco mais caros? Será que compraríamos menos?

Como você talvez saiba, os doces não têm sido alvo de legislação, mas foram promulgadas algumas leis relativas à informação sobre gorduras trans e calorias. Antes de tentar proibir a venda de refrigerantes tamanho gigante, o prefeito Bloomberg liderou a promulgação de leis referentes à saúde pública, principalmente nas questões dietéticas. Em 2007, os projetos de lei de Bloomberg proibiram o uso de gorduras trans em todos os restaurantes. Muita gente não gostou muito da iniciativa, principalmente os donos de restaurantes. No entanto, a proibição reduziu a ingestão de gorduras trans pelos consumidores, a maioria dos quais não faz ideia de que agora a sua comida está livre de um ingrediente que pode causar a obstrução das artérias. Em 2008, por lei, os restaurantes passaram a ter que informar no menu a quantidade de calorias dos pratos. Como podemos ver nos documentos públicos da cidade de Nova York, "bastam 100 calorias a mais por dia para se ganhar até cinco quilos por ano". Dois anos mais tarde, o estatuto federal Affordable Care Act, ou Obamacare, obrigou todas as redes de restaurantes, varejos de alimentos e máquinas de venda automática a colocar à vista dos consumidores informações sobre calorias. Contudo, a aplicação da lei se tem revelado extremamente complexa e a maioria dos estabelecimentos ainda não fornece essa informação.

Os especialistas em saúde pública como os pesquisadores do Rudd Center da Universidade de Yale, que se dedica ao estudo de política alimentar e obesidade, apoiam com entusiasmo esse tipo de legislação, citando provas de sua eficácia e exaltando a importância de educar a população para que possa tomar decisões benéficas para a saúde. Eles declaram que "não se trata de força de vontade, mas de delegação de autoridade".[49] Isso não garante que os clientes deixem de comprar um burrito por serem informados de que ele tem 1.200 calorias. Mas pedir pelo menos ocasionalmente um prato menos calórico com certeza vai beneficiar a saúde deles.

Talvez você esteja pensando: "Será que o governo não tem desafios nacionais e internacionais mais prioritários do que a preocupação com o meu burrito?" Minha ênfase no potencial das leis para melhorar a saúde da população pelo aperfeiçoamento dos comportamentos relativos ao peso não significa prejudicar outras questões importantes que precisamos tratar como país e como parte da comunidade global. No entanto, a obesidade é um grave problema de saúde pública, com potencial de afetar direta e indiretamente a todos nós. Entendo o fato de haver objeções filosóficas e políticas a respeito de dar ao governo um papel ativo na proteção de nossa saúde por meio de estratégias de gestão de peso saudável. Queremos ser autorizados a cometer nossos próprios erros. Não queremos cair na armadilha do excesso de ingerência governamental que nos deixe afogados em frutas e legumes frescos porque todos os outros alimentos passaram a ser ilegais. Para falar claramente, não seria eficaz proibir todos os alimentos e as bebidas "gostosos" ou "nocivos" — você escolhe o adjetivo. Na verdade, a restrição total provavelmente acabará por ter um resultado contrário ao desejado. Estou apenas sugerindo que incentivar boas escolhas não é uma atitude negativa. Como David Brooks escreveu no *New York Times,* não é necessariamente ruim levar um "empurrãozinho" na direção de uma boa escolha; ele declara: "não vou achar que uma lanchonete está violando minha liberdade se colocar frutas em um lugar de destaque e a *junk food* em algum canto, escondido".[50] Acho que podemos dizer o mesmo quanto a cobrar um pouco mais pelos refrigerantes ou tirá-los das máquinas de venda automática dos hospitais. Nada indica que o governo tenha escorregado pela ladeira do excesso de supervisão da saúde e levado os cidadãos para o fundo de um vale onde eles não gostam de estar. Afinal de contas, quantos ex-fumantes arrependidos de ter deixado o cigarro você conhece?

O preço alto da obesidade

Segundo o CDC, a obesidade não é só um perigo para a saúde: "Os custos associados com a obesidade são um enorme fardo sobre a economia dos EUA."[51] As estimativas indicam que cerca de 13% do produto interno bruto do país são gastos em serviços de saúde e a obesidade é uma das doenças mais dispendiosas para a sociedade. Um estudo com os funcionários da Clínica Mayo mostrou que um indivíduo com excesso de peso custa 1.850 dólares a mais por ano em despesas médicas que alguém com peso saudável. As despesas médicas anuais de um obeso mórbido foram 5.530 dólares maiores que as de uma pessoa com peso saudável. Na verdade, a obesidade custa mais do que o tabagismo, pois os custos médicos anuais dos fumantes são só 1.274 dólares maiores do que os de um não fumante.[52]

Mesmo que sejamos saudáveis, comamos bem e saibamos que o cheesebúrguer duplo do McDonald's tem mais calorias do que o hambúrguer simples, outras pessoas não farão a escolha mais saudável. Mesmo que você não ligue para a saúde delas, os cheesebúrgueres que elas comem afetarão suas finanças. Ainda que suas despesas médicas não sejam altas, até porque seu peso é saudável, essas estimativas lhe dizem respeito da mesma forma que o custo do seguro do seu carro, e pela mesma razão. O seguro do seu carro é calculado em função de seu histórico de infrações, mas também leva em conta as condições gerais do mercado. Se você dirige, a sua seguradora parte da premissa de que você e a maioria dos outros motoristas não vão provocar acidentes com frequência, portanto, o custo do seu seguro de automóvel fica razoável. Se de repente todos os motoristas, menos você, provocarem acidentes, sua apólice de seguro ficará mais cara para cobrir os custos dos acidentes dos outros motoristas. A obesidade é comparável a um índice mais alto de acidentes; quanto mais pessoas estiverem propensas à obesidade, mais problemas de saúde vão ocorrer e maior será o custo da assistência médica. As condições de mercado para o seguro de saúde estão mudando e vão continuar a piorar enquanto a obesidade continuar a aumentar. Quanto mais vizinhos obesos você tiver, mais terá que pagar pelo seguro-saúde agora e no futuro. A legislação para reduzir ou eliminar o uso de gordura trans em restaurantes, a disponibilidade de informações nutricionais e um imposto sobre o açúcar e as bebidas açucaradas não favorecem apenas a sua saúde e a de outros; também favorecem sua conta bancária. Os pesquisadores sabem que medidas desse tipo aumentam o sucesso dos esforços de controle de peso dos indivíduos. Nesse processo, todos temos mais chance de ser saudáveis e ter um dinheirinho extra; todo mundo ganha!

Então, como ficamos?

As taxas de obesidade atuais, as consequências diversas e graves da obesidade e as projeções para o futuro levaram muitos cientistas a postular que estamos no meio de uma "crise" ou "epidemia" de obesidade. Outros pesquisadores consideram alarmistas essas definições.[53] No entanto, ainda não conheci um pesquisador que estude nutrição, dietas ou obesidade e não pense que todos nós precisamos rever com seriedade a nossa abordagem para comer e cuidar do peso. Ninguém tem dúvida de que essa situação seja uma questão social e econômica, mas também é uma questão de saúde pública.[54] Assim, mesmo que você não esteja com sobrepeso ou obesidade, é importante entender que está em risco. As pessoas que você ama estão em risco.

Mas temos boas notícias: muita gente já começou a se unir para tentar melhorar o ambiente de alimentação e atividade física em que vivemos. Muitos cientistas, médicos, psicólogos, políticos, especialistas em saúde pública e organizações estão começando a se envolver. Eles entendem que há muito em jogo e os recursos são escassos, mas estão progressivamente mudando esse contexto. No início deste livro já mencionei os esforços de Michelle Obama, mas ela é apenas um exemplo. A Obesity Action Coalition (www.obesityaction.org) é uma organização sem fins lucrativos que tem a proposta de capacitar as pessoas afetadas pela obesidade, provendo educação, orientação legal e apoio. Sua atuação vai desde orientar os pais sobre a forma de conversar com os filhos sobre alimentação e peso até avaliar programas de emagrecimento. Outra organização que vale conhecer é a Food Trust (www.thefoodtrust.org), que há mais de vinte anos atua junto aos municípios para ensinar fundamentos de educação nutricional em escolas, promover a instalação de supermercados em áreas carentes, criar feiras de agricultores em coletividades que não têm acesso a hortifrutigranjeiros a preços acessíveis e ajudar a melhorar a oferta de produtos naturais em lojas de bairro. Um de seus lemas é "Todo mundo merece ter acesso a alimentos saudáveis e acessíveis". Quem pode discordar dessa meta?

Espero que você se torne uma das inúmeras pessoas que estão unindo esforços para aperfeiçoar não só os próprios hábitos de atividade física e alimentação, mas também melhorar os hábitos de outros. Você não precisa doar dinheiro ou tempo para essa causa, mas todos podemos dar pequenas contribuições de outras maneiras: utilizar as lições deste livro e incentivar seus filhos e outros entes queridos a comer bem e serem ativos; apoiar as ações políticas para aumentar o acesso a alimentos saudáveis e limitar a disponibilidade de alimentos prejudiciais; tomar a decisão de não ser presa dos modismos enganosos que só comprometem a saúde e o bem-estar; e acima de tudo, você não deve, não ousará, *não fará dieta!*

- Este livro é para todos, mesmo quem não tem excesso de peso ou quer emagrecer.
- Todos corremos o risco de ter excesso de peso, levando em conta o ambiente em que vivemos.
- Ter informação sobre os alimentos e fazer escolhas inteligentes é fundamental para preservar a nossa saúde e a saúde daqueles que amamos.
- Todo mundo pode contribuir para a gestão de peso saudável — um pouquinho de cada vez, uma garfada de cada vez, e será possível conquistar um futuro mais leve!

Continue **Esperto**

SOBRE A AUTORA

Charlotte N. Markey, ph.D., é professora de psicologia na Rutgers University, em Camden. Ela é doutora em saúde e psicologia do desenvolvimento pela California University, em Riverside. Sua área de conhecimento é o comportamento alimentar e a imagem corporal. Há mais de 15 anos ela pesquisa alimentação, dietas, imagem corporal e risco de obesidade. A Dra. Markey já publicou mais de cinquenta artigos em revistas especializadas e em livros. Ela já apresentou centenas de palestras em universidades pelos Estados Unidos e em congressos nacionais e internacionais. Dá aulas a centenas de estudantes por ano na Rutgers University, inclusive aos alunos de seu curso de psicologia da alimentação. Está envolvida há bastante tempo em iniciativas comunitárias para educar pais e filhos nos fundamentos da alimentação saudável, da imagem corporal e da gestão de peso. O Dr. Patrick Markey, seu marido, colabora nas pesquisas da esposa. Ele é professor de psicologia na Villanova University e mudou totalmente seu estilo de vida ao seguir a abordagem da esposa para a gestão de peso, perdendo gradualmente 18kg. A Dra. Markey mora com o marido e os dois filhos em Swarthmore, na Pensilvânia, onde sempre que pode pratica corrida, natação e ciclismo. Este ano, ela pretende correr sua primeira maratona.

AGRADECIMENTOS

Serei sempre grata àqueles que fazem parte de minha vida e tornaram este livro possível, principalmente aos alunos que há muitos anos me inspiram e ajudam a pensar sobre as questões que abordamos aqui. Agradeço em especial aos estudantes que leram o rascunho, ajudaram nas edições e na compilação das referências e prestaram conselhos e encorajamento, entre eles Susanna Battiston, Gianna Bowler, Jennifer Shukusky, Jessica Martin Schulz, e Julie Wasko. Sou grata a tantos que me apoiaram, orientaram, foram mentores e me proporcionaram oportunidades de desenvolvimento profissional, inclusive Howard Friedman, Leann Birch, Daniel Hart, e Maria Bravo. Agradeço à minha agente, Andrea Somberg, por acreditar em mim e pela orientação constante e valiosa. Também sou muito grata às minhas editoras, Renee Sedliar, Samantha Rosa, Amber Morris, e Carrie Watterson, por manterem meu texto acessível quando eu ficava tentada a usar a árida linguagem acadêmica e pelas ideias maravilhosas sobre a melhor forma de apresentar este material. Obrigada aos amigos que tiveram a gentileza de perguntar sobre o livro e me oferecer apoio ao longo do caminho, principalmente Lorie Sousa, que é uma excelente animadora de torcida e amiga. Tenho uma grande dívida com Lorie e Jen van Riet pela colaboração no SmartenFit, o melhor aplicativo de fitness do mercado!

Muito obrigada à minha família por ser fonte de encorajamento e inspiração durante todo este processo. Fico especialmente feliz porque meus filhos, Charlie e Grace, foram compreensivos com minha dedicação de tempo e energia a este empreendimento, mesmo acreditando que o livro provavelmente seria "muito chato". Sou grata à minha mãe por ler os rascunhos e me ouvir falar sobre esse projeto durante anos, sempre oferecendo apoio. E sou imensamente grata a meu marido, Patrick Markey, por me convencer a prosseguir quando eu não estava segura de ainda ter algo útil a dizer, pela revisão, pelas sucessivas leituras do texto e por acreditar em mim e nas minhas ideias.

NOTAS

Capítulo 1: Não faça isso

1. Centers for Disease Control and Prevention. Healthy weight — it's not a diet, it's a lifestyle! Disponível em: <http://www.cdc.gov/healthyweight/?s_cid=cdc_homepage_topmenu_002>. Acesso em: 22 ago. 2014.
2. Polivy, J. e Herman, C.P. (2002). If at first you don't succeed: False hopes of self-change. *American Psychologist*, 9, 677-689.
3. Ogden, J. (1992). *Fat chance! The myth of dieting explained*. Routledge: Nova York.
4. MacLean, L.D., Rhode, B.M. e Nohr, C.W. (2000). Late outcomes of isolated gastric bypass. *Annals of Surgery*, 231, 524-528. Disponível em: <http://www.ncbi.nlm.nih.gov/pmc/articles/PMC1421028/>. Acesso em: 11 fev. 2013.
5. National Association for Weight Loss Surgery. (s/d). Are you ready to find peace with food, your body, and the scale? Disponível em: <http://www.nawls.com/>. Acesso em: 11 fev. 2013.
6. Hirsh, A.R. (Fev, 2008). *Use of gustatory stimuli to facilitate weight loss*. Pôster apresentado no Congresso da Advanced Technologies for Treatments of Diabetes, Praga.
7. Dr. Oliver DiPietro's K-D diet. (12 nov. 2012). *ABC news*. Disponível em: <http://abcnews.go.com/2020/video/feeding-tube-diet-17469298. Acesso em: 10 nov. 2012.
8. BluePrintCleanse. (s/d). Disponível em: <http://blueprintcleanse.com/cleanse.html>. Acesso em: 6 jun. 2013.
9. Newman, J. The juice cleanse: A strange and green journey. *The New York Times*. Disponível em: <http://www.nytimes.com/2010/10/28/fashion/28Cleanse.html?pagewanted=all&_r=0>. Acesso em: 06 jun. 2013.

10. Dax, U., Peter, C. e Polivy, J. (2002). Eat, drink and be merry for tomorrow we diet: Effects of anticipated deprivation on food intake in restrained and unrestrained eaters. *Journal of Abnormal Psychology*, 111, 396-40>1. DOI: 10.1037/0021-843X.111.2.396.
11. Hanh, T. e Cheung, L. (2010). *Savor: Mindful eating, mindful life* (1ª ed.). Nova York: HarperCollins; Bays, J. (2009). *Mindful eating: A guide to rediscovering a healthy and joyful relationship with food* (1ª ed.). Boston: Shambhala.

Capítulo 2: Por que as dietas não funcionam

1. Página de Jenny Craig. (s/d). Disponível em: <http://www.jennycraig.com/clicktocall?s_kwcid=TC-23217-4079912139-e-1714849267&s_kwcid=TC-23217-14079912139-be-1714849267>. Acesso em: 05 dez. 2012.
2. Página da Nutrisystem (s/d). Disponível em: <http://www.nutrisystem.com/jsps_hmr/how_it_works/why_it_works.jsp>. Acesso em: 05 dez. 2012.
3. Página da dieta de 17 dias de Mike Moreno. Disponível em: http://www.17daydietdirect.com/17daydietdirect/ps/index?keycode=215678>. Acesso em: 05 dez. 2012.
4. Keys, A., Brožek, J., Henschel, A., Mickelsen, O. e Taylor, H.L. (1950). *The biology of human starvation* (2 vol.). Mineápolis: University of Minnesota Press.
5. Stunkard, A.J. e Rush, J. (1974). Dieting and depression reexamined: A critical review of reports of untoward responses during weight reduction for obesity. *Annals of Internal Medicine*, 81, 526-533.
6. Ogden, J. (1992*). Fat Chance! The Myth of Dieting Explained*. Routledge: Nova York.
7. Wegner, D.M., Schneider, D.J., Carter, S. e White, T. (1987). Paradoxical effects of thought suppression. *Journal of Personality and Social Psychology*, 53, 5-13.
8. Polivy, J. e Herman, C.P. (2002). If at first you don't succeed: False hopes of self-change. *American Psychologist*, 9, 677-689.
9. Ibid.
10. McFarlane, T., Polivy, J. e Herman, C.P. (1998). Effects of false weight feedback on mood, self-evaluation, and food intake in restrained and unrestrained eaters. *Journal of Abnormal Psychology*, 107, 312-318.
11. McFarlane, T., Polivy, J., McCabe, R.E. (1999). Help not harm: Psychological foundation for a nondieting approach toward health. *Journal of Social Issues*, 55, 261-276.

12. Polivy e Herman (2002).
13. Ibid.
14. U.S. Weight Loss Market Worth $60.9 Billion. (9 mai. 2011). PRWeb. Disponível em: <http://www.prweb.com/releases/2011/5/prweb8393658.htm>. Acesso em: 06 dez. 2012.
15. Polivy, J. Herman, C.P. (1985). Dieting and bingeing: A causal analysis. *American Psychologist*, 40, 193-201.
16. Polivy, J. e Herman, C.P. (1993). Etiology of binge eating: Psychological mechanisms. Disponível em: Wilson G.T. (Ed.), *Binge eating: Nature, assessment and treatment* (p. 173-205). Nova York: Guilford Press.
17. French, S.A., Jeffery, R.W., Forster, J.L., McGovern, P.G., Kelder, S.J. e Baxter, J. (1994). Predictors of weight change over two years among a population of working adults: The Healthy Worker Project. *International Journal of Obesity*, 18, 145-154.
18. Jakubowicz, D., Froy, O., Wainstein, J. e Boaz, M. (2012). Meal timing and consumption influence ghrelin levels, appetite scores and weight loss maintenance in overweight and obese adults. *Steroids*, 10, 323-331.
19. Ogden (1992).
20. Ibid.
21. The 5:2 fast diet. (s/d). Disponível em: <http://thefastdiet.co.uk>. Acesso em: 27 jun. 2013.

Capítulo 3: Fase um: avalie seu peso com honestidade

1. Centers for Disease Control and Prevention (CDC). (s/d). *Body mass index: Considerations for practitioners* [PDF]. Disponível em: <http://www.cdc.gov/obesity/downloads/BMIforPactitioners.pdf>; Bakalar, N. (24 dez. 2012). BMI can predict health risks. *The New York Times* [blog]. Disponível em: <http://well.blogs.nytimes.com/2012/12/24/b-m-i-can-predict-health-risks/>.
2. CDC. (17 jun. 2013). Preconception health and healthcare. Disponível em: <http://www.cdc.gov/preconception/careforwomen/promotion.html>; Flegal, K.M., Graubard, B.I., Williamson, D.F. e Gail, M.H. (2005). Excess deaths associated with overweight, underweight, and obesity. *Journal of the American Medical Association,* 293, 1861-1867. DOI: 10.1001/jama.293.15.1861.
3. National Health, Lung, and Blood Institute. (s/d). Assessing your weight and health risk. Disponível em: <http://www.nhlbi.nih.gov/health/public/heart/obesity/lose_wt/risk.htm>.

4. CDC (s/d); CDC (2013).
5. CDC. (11 jul. 2014). About BMI for adults. Disponível em: <http://www.cdc.gov/healthyweight/assessing/bmi/adult_bmi/>.
6. CDC. (17 ago. 2011). Losing weight: What is healthy weight loss? Disponível em: <http://www.cdc.gov/healthyweight/losing_weight/>. Acesso em: 24 jul. 2014.
7. Polivy, J. e Herman, C.P. (2002). If at first you don't succeed: False hopes of self--change. *American Psychologist*, 57, 677-689. DOI: 10.1037/0003-066x.57.9.677.
8. Polivy, J. (03 mar. 2013). *Dieting in the face of plenty: Why appetite beats self-control*. Artigo apresentado na reunião da Eastern Psychological Association: Consuming Psychological Science, Nova York.
9. Painter, K. (30 jan. 2013). Survey: Many adults track their health issues. *USA Today*. Disponível em: <http://www.usatoday.com/story/news/nation/2013/01/26/health-tracking-apps-gadgets/1862987/>.
10. Clover, J. (06 jan. 2013). CES 2013: HAPIfork is a digital fork that tracks your eating habits. *MacRumors*. Disponível em: <http://www.macrumors.com/2013/01/06/ces-2013-hapifork-is-a-digital-fork-that-tracks-your-eating--habits/>.
11. Manjood, F. (26 dez. 2012). An appetite for weight management tools. *The New York Times*. Disponível em: <http://www.nytimes.com/2012/12/27/garden/devices-to-monitor-physical-activity-and-food-intake.html?_r=0>.
12. Klos, L.A., Kessler, V.E. e Molly, M. (2012). To weigh or not to weigh: The relationship between self-weighing behavior and body image among adults. *Body Image*, 9, 551-554. doi: http://dx.doi.og/10.1016/j.bodyim.2012.07.004
13. VanWormer, J.J., French, S.A., Pereira, M.A. e Welsh, E.M. (2008). The impact of regular self-weighing on weight management: A systematic literature review. *International Journal of Behavioral Nutrition and Physical Activity*, 5, 1-10. DOI: 10.1186/1479-5868-5-54

Capítulo 4: Ame seu corpo nu

1. Ogden, J. e Taylor, C. (2000). Body dissatisfaction within couples: Adding the social context to perceptions of self. *Journal of Health Psychology*, 5, 25-32. DOI: 10.1177/135910530000500107
2. Jones, D.C. (16 jul. 2009). Comunicação; Neurmark-Sztainer, D., Story, M., Hannan, P.J., Perry, C.L., & Irving, L.M. (2002). Weight-related concerns and behaviors among overweight and non-overweight adolescents: Implications

for preventing weight-related disorders. *Archive of Pediatric and Adolescent Medicine*, 156, 171-178. DOI: 10.1001/archpedi.156.2.171; Yanover, T. e Thompson, J.K. (2009). Assessment of body image in children and adolescents. In: L. Smolak e J.K. Thompson (Eds.). *Body image, eating disorders and obesity in youth* (2. ed., p. 177-192), Washington, DC: American Psychological Association; Ericksen, A.J., Markey, C.N. e Tinslet, B.J. (2003). Familial influences on Mexican-American and Euro-American preadolescent boys' and girls' body dissatisfaction. *Eating Behaviors*, 4, 245-255. http://dx.doi.org/10.1016/S1471-0153(03)00025-4; McCabe, M.P. e Ricciardelli, L.A. (2004). Weight and shape concerns of boys and men. In: J.K. Thompson (Ed.). *Handbook of eating disorders and obesity* (p. 606-634), Washington, DC: American Psychological Association.

3. Davison, K.K., Markey, C. N. e Birch, L.L. (2003). A longitudinal examination of patterns in girls' weight concerns and body dissatisfaction from ages 5 to 9 years old. *International Journal of Eating Disorders*, 33, 320-332. DOI: 10.1002/eat.10142.

4. Thompson, M.A. e Gray, J.J. (1995). Development and validation of a new body image assessment scale. *Journal of Personality Assessment*, 64, 258-269. DOI: 10.1207/s15327752jpa6402_6.

5. Markey, C.N. e Markey, P.M. (2005). Relations between body image and dieting behaviors: An examination of gender differences. *Sex Roles*, 53, 519-530. DOI: 10.1007/s11199-005-7139-3.

6. Palmeira, A.L., Markland, P.N., Silva, M.N., Branco, T.L., Martins, S.C., Minderico, C.S., ... Teixeira, P.J. (2009). Reciprocal effects among changes in weight, body image, and other psychological factors during behavioral obesity treatment: A mediation analysis. *International Journal of Behavioral Nutrition and Physical Activity*, 6, 6-9. DOI: 10.1186/1479-5868-6-9; Killen, J.D., Taylor, C.B., Hayward, C., Wilson, D.M., Haydel, K.F., Hammer, L.D., ... Kraemer, H. (1994). Pursuit of thinness and onset of eating disorder symptoms in a community sample of adolescent girls: A 3-year prospective analysis. *International Journal of Eating Disorders*, 16, 227-238. DOI: 10.1002/1098-108x(199411)16:3<227:AID-EAT2260160303?3.0.CO;2-L.

7. Palmeira et al. (2009).

8. Killen et al. (1994).

9. Markey, C.N., Markey, P.M. e Birch, L.L. (2001). Interpersonal predictors of dieting practices among married couples. *Journal of Family Psychology*, 15, 464-475. DOI: 10.1037//0893-3200.15.3.464.

10. Gill, R. (2012). Media, empowerment, and the "sexualization of culture" debates. *Sex Roles*, 66, 736-745. DOI: 10.1007/s11199-011-0107-1; Wasylkiw, L. e Williamson, M.E. (2012). Actual reports and perceptions of body image concerns of young women and their friends. *Sex Roles*, 68, 239-25>1. DOI: 10.1007-012-0227-2.
11. Clay, D., Vignoles, V. e Dittmar, H. (2005). Body-image and self-esteem among adolescent females: Testing the influence of sociocultural factors. *Journal for Research on Adolescence*, 15, 451-477. DOI: 10.1111/j.1532-7795.2005.00107.x; Durkin, S.J., Paxton, S.J. e Sorbello, M. (2007). An integrative model of the impact of exposure to idealized female images on adolescent girls' body satisfaction. *Journal of Applied Social Psychology*, 37, 1092-1117. DOI: 10.1111/j.1559--1816.2007.00201.x; Markey, C.N. e Markey, P.M. (2009). Correlates of young women's desire to obtain cosmetic surgery. *Sex Roles*, 61, 158-166. DOI:10.1007/s11199-009-9625-5.
12. Hofschire, L.J. e Greenberg, B.S. (2002). Media's impact on adolescents' body dissatisfaction. In: J.D. Brown, J.R. Steele e K. Walsh-Childers (Eds.) *Sexual Teens, Sexual Media*. Hillsdale, NJ: Erlbaum.
13. Mooney, E., Farley, H. e Strugnell, C. (2009). A qualitative investigation into the opinions of adolescent females regarding their body image concerns and dieting practices in the Republic of Ireland (ROI). *Appetite*, 52, 485-49>1. DOI: 10.1016/j.appet.2008.12.012.
14. Hawkins, N., Richards, P.S., Granley, H.M. e Stein, D.M. (2004). The impact of exposure to the thin-ideal media image on women. *Eating Disorders*, 12, 35-50; Monro, F. e Huon, G. (2005). Media portrayed idealized images, body shame, and appearance anxiety. *International Journal of Eating Disorders*, 38, 85-DOI: 10.1002/eat.20153; Sarwer, D.B. e Crerand, C.E. (2004). Body image and cosmetic medical treatments. *Body Image*, 1, 99-11>1. DOI: http://dx.doi.org/10/1016/S1740-1445(03)00003-2; Stice, E. e Shaw, H.E. (2002). Role of body dissatisfaction in the onset and maintenance of eating pathology: A synthesis of research findings. *Journal of Psychosomatic Research*, 53, 985-993. DOI: http://dx.doi.org/10/1016/5O022-3999(02)00488-9; Ward, L.M. e Harrison, K. (2005); The impact of media use on girls' beliefs about gender roles, their bodies, and sexual relationships: A research synthesis. In: E. Cole e J. H. Daniels (Eds.). *Featuring females: Feminist analyses of media* (p. 3-23). Washington, DC: American Psychological Association.

15. Markey, C.N. e Markey, P.M. (2010). A correlational and experimental examination of reality television viewing and interest in cosmetic surgery. *Body Image*, 7, 165-17>1. DOI: http://dx.doi.org/10.1016/j.body.im.2009.10.006; Markey, C.N. e Markey, P.M. (2012). Emerging adults' responses to a media presentation of idealized female beauty: An examination of cosmetic surgery in reality television. *Psychology of popular media culture*, 1, 209-219. DOI:10.1037/a0027869.
16. Schooler, D., Kim, J.L. e Sorsoli, C.L. (2006). Setting rules of sitting down: Parental mediation of television consumption and adolescent well-being. *Sexual Research and Social Policy*, 3, 49-62.
17. Pieters, R. e Wedel, M. (2012). Ad gist: Ad communication in a single eye fixation. *Marketing Science*, 31, 59-73. DOI: 10.1287/mksc.1110.0673.
18. Norton, K.I., Olds, T.S., Olive, S. e Dank, S. (1996). Ken and Barbie at life size. *Sex Roles*, 34, 287-294. DOI: 10.1007.BF01544300.
19. Bahadur, N. (1 jul. 2013). 'Normal' Barbie by Nickolay Lamm shows us what Mattel dolls might look like if based on actual women. *The Huffington Post*. Disponível em: <http://www.huffingtonpost.com/2013/07/01/normal-barbie-nickolay-lamm_n_3529460.html.
20. Dittmar, H., Halliwell, E. e Ive, S. (2006). Does Barbie make girls want to be thin? The effect of experimental exposure to images of dolls on the body image of 5 to 8 year old girls. *Developmental Psychology*, 42, 286-292. DOI: 10.1037/0012-1649.42.2.283.
21. Castle, D.J., Honigman, R.J. e Phillips, K.A. (2001). Does cosmetic surgery improve psychosocial well-being? *Medical Journal of Australia*, 176, 601-604.
22. Slater, A., Tiggemann, M., Firth, B. e Hawkins, K. (2012). Reality check: An experimental investigation of the addition of warning labels to fashion magazine images on women's mood and body dissatisfaction. *Journal of Social and Clinical Psychology*, 31, 105-122. DOI: 10.1521/jscp.2012.31.2.105.
23. Goldwert, L. (24 jun. 2011). AMA takes stand on Photoshop; Medical Association: Altering contributes to unrealistic expectations. *New York Daily News*. Disponível em: <http://www.nydailynews.com/life-style/fashion/ama-takes-stand-photoshop-medical-association-altering-contributes-unrealistic-expectations-article-1.126921>.
24. National Press Photographers Association (2012). *NPAA code of ethics*. Disponível em: <https://nppa.org/code-of-ethics>.
25. Melago, C. (24 out. 2009). Ralph Lauren model Filippa Hamilton: I was fired because I was too fat! *New York Daily News*. Disponível em: <http://www.nydai-

lynews.com/life-style/fashion/ralph-lauren-model-filippa-hamilton-fired-fat-article-1.38109>.3; Size four model: I was fired for being too fat. (out. 2009). *Today.* Disponível em: <http://www.today.com/id/33307721/ns/today-style/t/size-model-i-was-fired-being-too-fat/#.UWIdqVezfIs>.

26. Sweeny, M. (16 dez. 2009). Twiggy's Olay ad banned over airbrushing. *The Guardian.* Disponível em: <http://www.guardian.co.uk/media/2009/dec/16/twiggys-olay-ad-banned-airbrushing>.

27. Fox, K.R. (1999). The influence of physical activity on mental well-being. *Public Health Nutrition*, 3a, 411-418. DOI: http://dx.doi.org/10.1017/S1368980 099000567; Huang, J.S., Norman, G J., Zabinski, M.F., Calfas, K. e Patrick, K. (2007). Body image and self-esteem among adolescents undergoing an intervention targeting dietary and physical activity behaviors. *Journal of Adolescent Health*, 40, 245-25>1. DOI: http://dx.doi.org/10/1016/j.jadohealth.2006.09.026; Loland, N.W. (1998). Body image and physical activity: A survey among Norwegian men and women. *International Journal of Sport Psychology*, 29, 339-365.

28. Albertini, R.S. e Phillips, K.A. (1999). Thirty-three cases of body dysmorphic disorder in children and adolescents. *Journal of the American Academy of Child and Adolescent Psychiatry*, 38, 453-459. DOI: http://dx.doi.org.proxy.libraries.rutgers. edu/10.1097/00004583-199904000-00019; Reas, D. L., & Grilo, C. M. (2004). Cognitive-behavioral assessment of body image disturbances. *Journal of Psychiatric Practice*, 10, 314-322. DOI: http://dx.doi.org.proxy.libraries.edu/10.1097/00131746-200409000-00005.

29. Fredrickson, B., Noll, S., Roberts, T., Twenge, J. e Quinn, D. (1998). That swimsuit becomes you: Sex differences in self-objectification, restrained eating, and math performance. *Journal of Personality and Social Psychology*, 75, 269-284; Noll, S.M. e Fredrickson, B.L. (1998). A meditational model linking self-objectification, body shame, and disordered eating. *Psychology of Women Quarterly*, 22, 623-636. DOI: 10.1111/j.1471-6402.1998.tb00181.x.

30. Wasylkiw, L. e Williamson, M.E. (2012). Actual reports and perceptions of body image concerns of young women and their friends. *Sex Roles*, 68, 239-25>1. DOI: 10.1007-012-0227-2.

31. Holsen, I., Jones, D.C. e Birkeland, M.S. (2012). Body image satisfaction among Norwegian adolescents and young adults: A longitudinal study of the influence of interpersonal relationships and BMI. *Body Image*, 9, 201-208. DOI: http://dx.org/10.1016/j.bodyim.2012.01.006; Pearl, R.L., Puhl, R.M. e Brownell, K.D.

(2012). Positive media portrayals of obese persons: Impact on attitudes and image preferences. *Health Psychology*, 31, 821-829. DOI:10.1037.a0027189.

Capítulo 5: Fase dois: um pouco de cada vez

1. Polivy, J. e Herman, P.C. (2002). If at first you don't succeed: False hopes of self-change. *American Psychologist*, 57, 677-689; Cervone, D., Jirvani, N. e Wood, R. (1991). Goal setting and the differential influence of self-regulatory processes on complex decision making performance. *Journal of Personality and Social Psychology*, 61, 257-266; Foster, G.D. e Kendall, P.C. (1994). The realistic treatment of obesity: Changing the scales of success. *Clinical Psychology Review*, 14, 701-736.
2. Yang, Q. (2010). Gain weight by "going diet?" Artificial sweeteners and the neurobiology of sugar cravings. *Neuroscience*, 83, 101-108; Malik, V.S., Schulze, M.B. e Hu, F.B. (2006). Intake of sugar-sweetened beverages and weight gain: A systematic review. *American Journal of Clinical Nutrition*, 84, 274-288.
3. Fowler, S.P., Williams, K., Resendez, R.G., Hunt, K.J., Hazuda, H.P. e Stern, M.P. (2008). Fueling the obesity epidemic? Artificially sweetened beverage use and long-term weight gain. *Obesity*, 16, 1894-1900; Bray, G.A., Nielsen, S.J. e Popkin, B.M. (2004). Consumption of high-fructose corn syrup in beverages may play a role in the epidemic of obesity. *American Journal of Clinical Nutrition*, 79, 537-543; Gross, L.S., Li, L., Ford, E.S. e Liu, S. (2004). Increased consumption of refined carbohydrates and the epidemic of type 2 diabetes in the United States: an ecologic assessment. *American Journal of Clinical Nutrition*, 79, 774-779.
4. Ogden, C.L., Kit, B.K., Carroll, M.D. e Park, S. (2011). *Consumption of sugar drinks in the United States, 2005-2008*. NCHS Data Brief, 71, 1-8.
5. Chaloupka, F.J., Powell, L.M. e Chriqui, J.F. (2011). Sugar-sweetened beverages and obesity prevention: Policy recommendations. *Journal of Policy Analysis and Management*, 30, 662-664.
6. Gross, L.S., Li, L., Ford, E.S. e Liu, S. (2004) Increased consumption of refined carbohydrates and the epidemic of type 2 diabetes in the United States: An ecologic assessment. *American Journal of Clinical Nutrition*, 79, 774-779.
7. Davis, B. e Carpenter, C. (2009). Proximity of fast food restaurants to schools and adolescent obesity. *American Journal of Public Health*, 99, 505-510.
8. Gardener, H., Rundek, T., Markert, M., Wright, C.B., Elkind, M.S.V. e Sacco, R.L. (2012). Diet soft drink consumption is associated with an increased risk of

vascular events in the Northern Manhattan Study. *Journal of General Internal Medicine*, 27, 1120-1126.
9. Heid, M. Small snacks curb appetite as well as bigger snacks. *Today Health*. Disponível em: <http://www.today.com/health/small-snacks-curb-appetite--well-bigger-snacks-1C8790384?franchiseSlug=todayhealthmain>.
10. Centers for Disease Control and Prevention (CDC). (10 set. 2010). State-specific trends in fruit and vegetable consumption among adults — United States, 2000-2009. *Morbidity and mortality weekly report (MMWR)*. Disponível em: <http://www.cdc.gov/mmwr/preview/mmwrhtml/mm5935a1.htm>.
11. Williams, S. (27 jan. 2014). Guidelines for men's daily calorie intake. Livestrong. Disponível em: <http://www.livestrong.com/article/415222-guide lines-for--mens-daily-calorie-intake/>; National Institutes of Health (NIH). (13 fev. 2013). Balance food and activity. *National Heart, Lung and Blood Institute*. Disponível em: <http://www.nhlbi.nih.gov/health/public/heart/obesity/wecan/healthy-weight-basics/balance.htm>.
12. Smit, H.J. e Rogers, P.J. (2006). Effects of caffeine on mood. Disponível em: <B.D. Smith, U. Gupta e B.S. Gupta (Eds.), *Caffeine and the activation theory: Effects on health and behavior* (pp. 229-282). Boca Raton, FL: CRC Press; Trayambak, T., Singh, A.L. e Singh, I.L. (2009). Effect of caffeine on vigilance task performance—l: Under low demanding condition. *Indian Journal of Social Science Researchers*, 6, 8-16.
13. Larson, N.I., Nelson, M.C., Neumark-Sztainer, D., Story, M. e Hannan, P.J. (2009). Making time for meals: Meal structure and associations with dietary intake in young adults. *Journal of the American Dietetic Association*, 109, 72-79.
14. Albers, S. (2012). *Eating mindfully: How to end mindless eating and enjoy a balanced relationship with food*. Oakland, CA: New Harbinger.
15. Grotto, D. e Zied, E. (2010). The standard American diet and its relationship to the health status of Americans. *Nutrition in Clinical Practice*, 25, 603-612.

Capítulo 6: Mexa-se

1. Centers for Disease Control and Prevention (CDC). (12 jun. 2014). Physical activity facts. Disponível em: <http://www.cdc.gov/HealthyYouth/physicalactivity/facts.htm>.
2. CDC. (17 abr. 2013). A growing problem. Disponível em: <www.cdc.gov/obesity/childhood/problem.html>.

3. CDC. (9 mar. 2011). Physical inactivity estimates, by county. Disponível em: <http://www.cdc.gov/Features/dsPhysicalInactivity/>.
4. US Department of Health and Human Services. (2010). *The surgeon general's vision for a healthy and fit nation*. Disponível em: <http://www.surgeongeneral.gov/initiatives/healthy-fit-ation/obesityvision2010.pdf>.
5. Archer, E., Shook, R. P., Thomas, D.M., Church, T.S., Katzmarzyk, P.T., Hebert, J.R., ... Blair, S.N. (2013). 45-year trends in women's use of time and household management energy expenditure. *PLoS ONE*, 8, e56620. DOI:10.1371/ journal.pone.0056620.
6. Boyland, E.J., Harrold, J.A., Kirkham, T.C., Corker, C., Cuddy, J., Evans, D., ... Halford, J.C.G. (2011). Food commercials increase preference for energy--dense foods, particularly in children who watch more television. *Pediatrics*, 128, e93-e100. DOI: 10.1542/peds.2010-1859.
7. CDC. (20 mai. 2014). Facts about Physical Activity. Disponível em: <http://www.cdc.gov/physicalactivity/data/facts.html>.
8. CDC. (1 dez. 2011). How much physical activity do adults need? Disponível em: <http://www.cdc.gov/physicalactivity/everyone/guidelines/adults.html>.
9. Knox, O. (28 fev. 2013). Michelle Obama: Obesity fight is "generational" campaign. *YahooNews* [blog]. Disponível em: <http://news.yahoo.com/blogs/ticket/michelle--obama-obesity-fight-generational-campaign-003906872--election.html>.
10. CDC (1 dez. 2011).
11. Ibid.
12. CDC. (17 nov. 1999). Physical activity and health: A report of the surgeon general. Disponível em: <http://www.cdc.gov/nccdphp/sgr/ataglan.htm>.
13. Hunter, G.R., Bickel, C.S., Fisher, G., Neumeier, W. e McCarthy, J. (2013). Combined aerobic/strength training and energy expenditure in older women. *Medicine & Science in Sports & Exercise*, 45, 1386-1393. DOI: 10.1249/MSS.0b013e3182860099.
14. CDC. (2009). The power of prevention. Disponível em: <www.cdc.gov/chronicdisease/pdf/2009-power-of-prevention.pdf>.
15. Naci, H. e Ioannidis, J.P.A. (2013). Comparative effectiveness of exercise and drug interventions on mortality outcomes: Metaepidemiological study. *British Medical Journal*, 347, f5577. doi: http://dx.doi.org/10.1136/bmj.f5577.
16. CDC (2009).
17. Franke, A., Harder, H., Orth, A.K., Zitzmann, S. e Singer, M.V. (2008). Postprandial walking but no consumption of alcoholic digestifs or espresso accelerates

gastric emptying in healthy volunteers. *Journal of Gastrointestinal and Liver Diseases*, 17, 27-31; National Institute of Arthritis and Musculoskeletal and Skin Disease. (2009). Exercise for your bone health. Disponível em: <http://www.niams.nih.gov/health_Info/Bone/Bone_Health/Exercise/default.asp>.

18. Baron, K.G., Reid, K.J. Zee, P.C. (2013). Exercise to improve sleep in insomnia: Exploration of the bidirectional effects. *Journal of Clinical Sleep Medicine*, 9, 819-824. DOI: 10.5664/jcsm.2930; Barres, R., Yan, J., Egan, B., Treebak, J.T., Rasmussen, M., Fritz, T., ... Zierath, J.R. (2012). Acute exercise remodels promoter methylation in human skeletal muscle. *Cell Metabolism*, 15, 405-41>1. DOI: http://dx.doi.org/10.1016/j.cmet.2012.01.001; Reynolds, G. (31 jul. 2013). How exercise changes fat and muscle cells. *The New York Times* [blog]. Disponível em: <http://well.blogs.nytimes.com/2013/07/31/how-exercise-changes-fat-and--muscle-cells/?_php=true&_type=blogs&_php=true&_type=blogs&_r=1&>.

19. Friedman, H.S., Martin, L.R., Tucker, J.S., Criqui, M. E., Kern, M.L. e Reynolds, C. (2008). Stability of physical activity across the life span. *Journal of Health Psychology*, 13, 966-978.

20. Gaskins, A.J., Mendiola, J., Afeiche, M., Jorgensen, N., Swan, S.H. e Chavarro, J.E. (2013). Physical activity and television watching in relation to semen quality in young men. *British Journal of Sports Medicine*. DOI:10.1136/bjsports-2012-091644.

21. Mead, G.E., Morley, W., Campbell, P., Greig, C.A., McMurdo, M. e Lawlor, D.A. (2010). *Exercise for depression*. Nova York: John Wiley & Sons. DOI: 10.1002/14651858.CD004366.pub5.

22. Hoffman, J. (8 mar. 2013). Exercise may help protect children from stress. *The New York Times* [blog]. Disponível em: <http://well.blogs.nytimes.com/2013/03/08/exercise-may-help-protect-children-from-stress/?src=recg>.

23. Mayo Clinic. (1 out. 2011). Depression and anxiety: Exercise eases symptoms. Disponível em: <http://www.mayoclinic.com/health/depression-and-exercise/MH00043>.

24. Blanchfield, A.W., Hardy, J., de Morree, H.M., Staiano, W. e Marcora, S. M. (2013). Talking yourself out of exhaustion: The effects of self-talk on endurance performance. *Medicine & Science in Sports & Exercise*, 46(5): 998-1007. DOI: http://dx.doi.org/10.1249/MSS.0000000000000184.

25. Reynolds, G. (6 fev. 2013). Getting into your exercise groove. *The New York Times* [blog]. Disponível em: <http://well.blogs.nytimes.com/2013/02/06/getting-into-your-exercise-groove/?src=me&ref=general>.

26. Donahue, B. (25 jan. 2013). How to make an Ironman whimper (and cough). *The New York Times*. Disponível em: <http://www.nytimes.com/2013/01/27/magazine/stair-racing-a-sport-to-make-an-ironman-whimper.html?pagewanted=3&tntemail0=y&_r=0&emc=tnt>.
27. Vora, S. (11 abr. 2013). Fitting in at the fitness center. *The New York Times*. Disponível em: <http://www.nytimes.com/2013/04/12/nyregion/fitness-centers-friendly-to-out-of-shape-exercisers.html?emc=tnt&tntemail0=y&_r=0>.
28. Stetler, C. (5 abr. 2013). Rutgers students use social media to get ative. *Rutgers Today*. Disponível em: <http://news.rutgers.edu/focus/issue.2013-03-26.8328999752/article.2013-04-05.4133079037/>.
29. Reynolds, G. (21 fev. 2013). The benefits of exercising outdoors. *The New York Times* [blog]. Disponível em: <http://well.blogs.nytimes.com/2013/02/21/the-benefits-of-exercising-outdoors/?ref=health&pagewanted=print>.
30. Mann, D. (30 abr. 2013). Sleep and weight gain. *WebMD*. Disponível em: <http://www.webmd.com/sleep-disorders/excessive-sleepiness-10/lack-of-sleep-weight-gain>.

Capítulo 7: Fase três: comer com inteligência

1. US Department of Agriculture (USDA). (2013). Food Groups. *MyPlate*. Disponível em: <ChooseMyPlate.gov>; BMR calculator: Basal metabolic rate calculator. (s/d) Myfitnesspal. Disponível em: <http://www.myfitnesspal.com/tools/bmr-calculator>.
2. Young, L. (2013). Food and health with Timi Gustafson: Size matters. Disponível em: <http://www.timigustafson.com/2011/size-matters/>.
3. Michael Pollan and 'In defense of food: The omnivore's solution.' (27 out. 2008). *Bates contemplates food*. Disponível em: <http://www.bates.edu/food/foods-importance/omnivores-solution/>. Acesso em: 25 jul. 2014.
4. USDA & US Department of Health and Human Services (1995). Choose a diet low in fat, saturated fat, and cholesterol. *Nutrition and your health: Dietary guides for Americans*. Disponível em: <http://www.health.gov/dietaryguidelines/dga95/lowfat.htm>.
5. Brown, N. (16 mai. 2013). How much salt? *The New York Times*. Disponível em: <www.newyorktimes.com/2013/05/28/opinion/how-much-salt.html>.
6. Moss, M. (20 fev. 2013). The extraordinary science of addictive junk food. *The New York Times Magazine*. Disponível em: <http://www.nytimes.

com/2013/02/24/magazine/the-extraordinary-science-of-junk-food.html?ref =magazine&pagewanted=all&_r=0>.
7. Basu, S., Yoffe, P., Hills, N. e Lustig, R.H. (2013). The relationship of sugar to population level diabetes prevalence: An econometric analysis of repeated cross-sectional data. *PLoS ONE*, 8, 1-8.
8. Lustig, R.H. (2012). *Fat chance: Beating the odds against sugar, processed food, obesity, and disease.* Nova York: Hudson Street Press.
9. Murphy, M.M., Barraj, L.M., Bi, X. e Stettler, N. (2013). Body weight status and cardiovascular risk factors in adults by frequency of candy consumption. *Nutritional Journal*, 12, 1-1>1. DOI: 10.1186/1475-2891-12-53.
10. Sciolino, E. (30 jul. 2013). A French dining staple is losing its place at the table. *The New York Times.* Disponível em: <http://www.nytimes.com/2013/07/31/world/europe/a-french-dining-staple-is-losing-its-place-at-the-table.html?emc=edit_tnt_20130730&tntemail0=y>.
11. Foster, G.D., Wyatt, H.R., Hill, J.O., Makris, A.P., Rosenbaum, D.L., Brill, C., ... Klein, S. (2010). Weight and metabolic outcomes after two years on a low--carbohydrate versus low fat diet. *Annuals of Internal Medicine*, 153, 147-157. DOI: 10.1059/0003-4819-153-3-201008030-00005.
12. Mayo Clinic Staff. (2011). Low carb diet: Can it help you lose weight? Disponível em: <www.mayoclinic.com/health/low-carb-diet/NU00279>.
13. Ibid.
14. Mayo Clinic Staff. (2 mai. 2014). Carbohydrates: How carbs fit into a healthy diet. Disponível em: <www.mayoclinic.com/health/carbohydrates/MY01458>.
15. USDA. (s/d). What foods are in the protein foods group? *MyPlate.* Disponível em: <http://www.choosemyplate.gov/food-groups/protein-foods.html>.
16. USDA. (2011). *Eat seafood twice a week.* [PDF]. Disponível em: <http://www.choosemyplate.gov/food-groups/downloads/TenTips/DGTipsheet15EatSeafood-BlkAndWht.pdf>.
17. Mayo Clinic Staff. (17 nov. 2012). Dietary fiber: Essential for a healthy diet. Disponível em: <http://www.mayoclinic.com/health/fiber/NU00033>.
18. USDA. (s/d). Grains. *MyPlate.* Disponível em: <http://www.choosemyplate.gov/food-groups/grains-why.html>.
19. Mayo Clinic Staff (2012).
20. USDA. (s/d). Benefits of breakfast. [PDF]. Disponível em: <http://www.fns.usda.gov/sites/default/files/toolkit_benefitsflyer.pdf>.

21. Gajre, N.S., Fernandez, S., Balakrishna, N. e Vazir, S. (2008). Breakfast eating habit and its influence on attention-concentration, immediate memory, and school achievement. *Indian Pediatrician*, 45, 824-828.
22. Levitsky, D.A. e Pacanowski, C.R. (2013). Effect of skipping breakfast on subsequent energy intake. *Physiological Behavior*, 119, 9-16. DOI: 10.1016/j.physbeh.2013.05.006.
23. Nocturnal Sleep-Related Eating Disorder. (2011). Anorexia Nervosa and Related Eating Disorders. Disponível em: <http://www.anred.com/nsred.html>.
24. Centers for Disease Control and Prevention. (1 jul. 2013). How much sleep do I need? Disponível em: <http://www.cdc.gov/sleep/about_sleep/how_much_sleep.htm>.
25. Greer, S.M., Goldstein, A.N. e Walker, M.P. (2013). The impact of sleep deprivation on food desire in the human brain. *Nature Communications*, 4. DOI: 10.1038/ncomms3259.
26. Young, L.R. e Nestle, M. (2007). Portion sizes and obesity: Responses of fast-food companies. *Journal of Public Health Policy*, 28, 238-248; Nielsen, S.J. e Popkin, B.M. (2003). Patterns and trends in food portion sizes 1977-1998. *Journal of the American Medical Association*, 289, 450-453.
27. Brody, J. (20 mai. 2013). Many fronts in fighting obesity. *The New York Times* [blog]. Disponível em: <http://well.blogs.nytimes.com/2013/05/20/many-fronts-in-fighting-obesity/?src=recpb>. Acesso em: 25 Jul. 2014.
28. Mathias, K.C., Rolis, B.J., Birch, L.L., Kral, T.V., Hanna, E.L., Davey, A. e Fisher, J.O. (2012). Serving larger portions of fruits and vegetables together at dinner promotes intake of both foods among young children. *Journal of the Academy of Nutrition and Dietetics*, 112, 266-270.
29. Wansick, B. (2006). *Mindless eating — why we eat more than we think* (ed. de bolso). Nova York: Bantam Books.
30. Ibid.
31. Disantis, K.I., Birch, L.L., Davey, A., Serrana, E.L., Zhang, J., Bruton, Y.Fischer, J.O. (2013). Plate size and children's appetite: Effects of larger dishware on self-served portions and intake. *Pediatrics*, 131, 1-8. DOI:10.1542/peds.2012-2330.

Capítulo 8: Um retorno esperto

1. Polivy, J. e Herman, C.P. (2002). If at first you don't succeed: False hopes of self-change. *American Psychologist*, 57, 677-689.

2. Norcross, J.C., Ratzin, A.C. e Payne, D. (1989). Ringing in the New Year: The change processes and reported outcomes of resolutions. *Addictive Behaviors*, 14, 205-212.
3. Markey, P.M. e Markey, C.N. (2013). Annual variation in internet keyword searches: Linking dieting interest to obesity and negative health outcomes. *Journal of Health Psychology*, 18, 875-886.
4. Jeffrey, R.W., Epstein, L.H., Wilson, T.G., Drewnowski, A., Stunkard, A.J. e Wing, R. A. (2000). Long-term maintenance of weight loss: Current status. *Health Psychology*, 19, 5-16. DOI: 10.1037/0278-6133.19.Sup1.5.
5. Anderson, D. (10 set. 2013). The do's and dont's of motivating others. Disponível em: <http://coachescoach.biz/the-dos-and-donts-of-motivating-others-by-dean-anderson-behavioral-psychology-expert/>.
6. Oliver, G., Wardle, J. e Gibson, E.L. (2000). Stress and food choice: A laboratory study. *Psychosomatic Medicine*, 62, 853-865.
7. Rose, N., Koperski, S. e Golomb, B.A. (2010). Mood food: Chocolate and depressive symptoms in a cross-sectional analysis. *Archives of Internal Medicine*, 170, 699-703. DOI: 10.1001/archinternmed.2010.78.
8. Platte, P., Herbert, C., Pauli, P. e Breslin, P.A. (2013). Oral perceptions of fat and taste stimuli are modulated by affect and mood induction. *PLoS ONE*, 8, e65006. DOI:10.1371/journal.pone.0065006.
9. Elfhag, K. e Rossner, S. (2005). Who succeeds in maintaining weight loss? A conceptual view of factors associated with weight loss maintenance and weight regain. *Obesity Reviews*, 6, 67-85; Sung, J., Lee, K., Song, Y.M., Lee, M.K. e Lee, D. H. (2010). Heritability of eating behavior assessed using the DEBQ (Dutch Eating Behavior Questionnaire) and weight-related traits: The Healthy Twin Study. *Obesity*, 18, 1000-1005. DOI: 10.1038/oby.2009.389.
10. Evers, C., Adriaanse, M., de Ridder, D.T. e de Witt Huberts, J.C. (2013). Good mood food: Positive emotion as a neglected trigger for food intake. *Appetite*, 68, 1-7. DOI: 10.1016/j.appet.2013.04.007.
11. Ibid.
12. van Strien, T., Cebolla, A., Etchemendy, E., Gutierrez-Maldonado, J., Ferrer-Garcia, M., Botella, C. e Baños, R. (2013). Emotional eating and food intake after sadness and joy. *Appetite*, 66, 20-25.
13. Arnow, B., Kenardy, J. e Argas, W.S. (1995). The Emotional Eating Scale: The development of a measure to assess coping with negative affect by eating. *International Journal of Eating Disorders*, 18, 79-90.

14. Ray, C.C. (2013). Analyzing the sweet tooth. *The New York Times*. Disponível em: <http://www.nytimes.com/2013/10/15/science/analyzing-the-sweet-tooth.html?emc=edit_tnt_20131014&tntemail0=y>.
15. Ibid.
16. Mata, J., Todd, P.M. e Lippke, S. (2010). When weight management lasts: Lower perceived rule complexity increases adherence. *Appetite*, 54, 37-43; Shiv, B. e Fedorikhin, A. (1999). Heart and mind in conflict: The interplay of affect and cognition in consumer decision making. *Journal of Consumer Research*, 26, 278- 292. DOI: 10.1086/209563.
17. United States Department of Agriculture (USDA). (9 out. 2012). Potatoes. Disponível em: <http://www.ers.usda.gov/topics/crops/vegetables-pulses/potatoes.aspx#.Up-IZZTk8Vk>.
18. Pestano, P., Yeshua, E. e Houlihan, J. (20 nov. 2011). *Sugar in children's cereals: Popular brands pack more sugar than snack cakes and cookies*. Disponível em: <http://www.foodpolitics.com/wp-content/uploads/CEREALSewg_press_cereal_report.pdf>.
19. By the numbers: What Americans drink in a year. (27 ago. 2011). *The Huffington Post*. Disponível em: <http://www.huffingtonpost.com/2011/06/27/americans-soda-beer_n_885340.html>.
20. Mata et al. (2010).
21. Foster, G.D., Wadden, T.A., Vogt, R.A. e Brewer, G. (1997). What is a reasonable weight loss? Patients' expectations and evaluations of obesity treatment outcomes. *Journal of Consulting and Clinical Psychology*, 65, 79-85.
22. Whitehead, R.D., Ozakinci, G. e Perrett, D.I. (2013). A randomized controlled trial of an appearance-based dietary intervention. *Health Psychology*, 1-4. DOI: 10.1037/a0032322.
23. Driver, S. e Hensrud, D. (2013). Financial incentives for weight loss: A one- year randomized controlled clinical trial. Artigo apresentado nas Sessões Científicas Anuais do American College of Cardiology 2013, São Francisco.
24. Davidson, A. (5 mar. 2013). How economics can help you lose weight. *The New York Times*. Disponível em: <http://www.nytimes.com/2013/03/10/magazine/how-economics-can-help-you-lose-weight.html?pagewanted=2&src=recg>.
25. Bennett, G.G., Foley, P., Levine, E., Whiteley, J., Askew, S., Steinberg, D.M., ... Puleo, E. (2013). Behavioral treatment for weight gain prevention among black women in primary care practice: A randomized clinical trial. *JAMA International Medicine*, 173, 1770-1777. DOI: 10.1001/jamainternmed.2013.9263.

26. Katz, D.L. e Friedman, R.S.C. (2008). Hunger, appetite, taste, and satiety. In: *Nutrition in Clinical Practice* (2. ed., p. 377-390). Filadélfia: Lippincott Williams and Wilkins.
27. Izenberg, N. (22 mar. 2013). Is your kitchen a health hazard? *The New York Times*. Disponível em: <http://www.nytimes.com/2013/03/24/opinion/sunday/is-your-kitchen-a-health-hazard.html?emc=tnt&tntemail0=y>.
28. Andrade, A.M., Greene, G.W. e Melanson, K.J. (2008). Eating slowly led to decreases in energy intake within meals in healthy women. *Journal of the American Dietetic Association*, 108, 1186-119>1. DOI: 10.1016/j.jada.2008.04.026.
29. Otsuka, R., Tamakoshi, K., Yatsuya, H., Murata, C., Sekiya, A., Wada, K., ... Toyoshima, H. (2006). Eating fast leads to obesity: Findings based on self-administered questionnaires among middle-aged Japanese men and women. *Journal of Epidemiology*, 16, 117-124.
30. Kaipainen, K., Payne, C.R. e Wansink, B. (2012). The mindless eating challenge: Evaluation of a public web-based healthy eating and weight loss program. *Journal of Medical Internet Research*, 14, e168.
31. Bittman, M. (25 set. 2011). Is junk food really cheaper? *The New York Times*. Disponível em: <http://www.nytimes.com/2011/09/25/opinion/sunday/is-junk-food-really-cheaper.html?pagewanted=all.
32. Rolls, B.J., Ello-Martin, M.S. e Tohill, B.C. (2004). What can intervention studies tell us about the relationship between fruit and vegetable consumption and weight management? *Nutrition Review*, 62, 1-17.
33. Ogden, J. (1992). *Fat chance! The myth of dieting explained*. Routledge: Nova York; McFarlane, T., Polivy, J. e McCabe, R.E. (1999). Help not harm: Psychological foundation for a nondieting approach toward health. *Journal of Social Issues*, 55, 261-276.
34. Ogden, J. (1992); McFarlane et al. (1999).

Capítulo 9: Compartilhe seu sucesso e estimule outros

1. Birch, L.L. e Fisher, J.O. (1998). Development of eating behaviors among children and adolescents. *Pediatrics*, 101, 539-549.
2. Ibid.
3. Ibid.
4. Ogden, J. (2010). *The psychology of eating: From healthy to disordered behavior* (2. ed.). Chichester, West Sussex, UK: Wiley-Blackwell.

5. Ogden, J., Reynolds, R. e Smith, A. (2006). Expanding the concept of parental control: A role for overt and covert control in children's snacking behaviour? *Appetite*, 47, 100-106. DOI: 10.1016/j.appet.2006.03.330.
6. Rozin, P. e Tuorila, H. (1993). Simultaneous and temporal contextual influences on food acceptance. *Food Quality and Preference*, 4, 11-20. DOI: 10.1016/0950-3293(93)90309-T.
7. Birch & Fisher (1998).
8. Let's move. (s/d). Disponível em: <http://www.letsmove.gov/>.
9. Taber, D.R., Chriqui, J.F. e Chaloupka, F J. (2013). State laws governing school meals and disparities in fruit/vegetable intake. *American Journal of Preventive Medicine*, 44, 365-372. DOI:10.1016/j.amepre.2012.11.038.
10. USDA. (s/n). MyPlate graphic resources. Disponível em: <http://www.choose-myplate.gov/print-materials-ordering/graphic-resources.html>.
11. Harvard School of Public Health. (s/d). Out with the pyramid, in with the plate. Disponível em: <http://www.hsph.harvard.edu/nutritionsource/plate-replaces-pyramid/>.
12. Lodolce, M.E., Harris, J.L. e Schwartz, M.B. (2013). Sugar as part of a balanced breakfast? What cereal advertisements teach children about healthy eating. *Journal of Health Communication*, 18, 1293-1309. DOI: 10.1080/10810 730.2013.778366.
13. Bernhardt, A.M., Wilking, C., Adachi-Mejia, A.M., Bergamini, E., Marijnissen, J. e Sargent, J.D. (2013) How television fast food marketing aimed at children compares with adult advertisements. *PLoS ONE*, 8, e72479. DOI:10.1371/journal.pone.0072479.
14. Borzekowski, D.L. e Robinson, T.N. (2001). The 30-second effect: An experiment revealing the impact of television commercials on food preferences of preschoolers. *Journal of the American Dietetic Association*, 101, 42-46.
15. Ostroff, J. (26 mar. 2013). Guilty on junk food. *The New York Times*. Disponível em: <http://www.nytimes.com/2013/03/27/opinion/guilty-on-junk-food.html?src=recpb&_r=0&gwh=38B91AFC36DC1F723E606AB22CFD168D&gwt=pay>; Boyland, E.J., Harrold, J.A., Dovey, T.M., Allison, M., Dobson, S., Jacobs, M.C. e Halford, J.C.G. (2013). Food choice and overconsumption: Effect of a premium sports celebrity endorser. *Journal of Pediatrics*, 163, 339-343. DOI:10.1016/j.jpeds.2013.01.059.
16. Barnes, B. e Stelter, B. (18 jun. 2013). Nickelodeon resists critics of food ads. *The New York Times*. Disponível em: <http://www.nytimes.com/2013/06/19/

business/media/nickelodeon-resists-critics-of-food-ads.html?nl=todaysheadlines&emc=edit_th_20130619&_r=1&>.
17. Strom, S. (26 set. 2013). With tastes growing healthier, McDonald's aims to adapt its menu. *The New York Times*. Disponível em: <http://www.nytimes.com/2013/09/27/business/mcdonalds-moves-toward-a-healthier-menu.html?nl=todaysheadlines&emc=edit_th_20130927&_r=0>.
18. Strom, S. (23 set. 2013). Burger King introducing a lower-fat French fry. *The New York Times*. Disponível em: <http://www.nytimes.com/2013/09/24/business/burger-king-introducing-a-lower-fat-french-fry.html?src=recpb&gwh=AEECC2D34F205D6F7A6222BF445516A9&gwt=pay>.
19. Nordqvist, C. (24 jun. 2012). High sugar cereals aggressively marketed at kids, despite pledge. *Medical News Today*. Disponível em: <http://www.medicalnewstoday.com/articles/246996.php>.
20. Bittman, M. (8 out. 2013). Why won't McDonald's really lead? *The New York Times* [blog]. Disponível em: <http://opinionator.blogs.nytimes.com/2013/10/08/why-wont-mcdonalds-really-lead/?nl=todaysheadlines&emc=edit_th_20131009&_r=0>.
21. Iannotti, R.J. e Wang, J. (2013). Trends in physical activity, sedentary behavior, diet, and BMI among US adolescents, 2001-2009. *Pediatrics*, 132, 606-614. DOI: 10.1542/peds.2013-1488.
22. Northstone, K., Joinson, C., Emmett, P., Ness, A. e Paus, T. (2012). Are dietary patterns in childhood associated with IQ at 8 years of age? A population- based cohort study. *Journal of Epidemiology and Community Health*, 66, 624-628. DOI: 10.1136/jtech.2010.111955.
23. Christakis, N.A. e Fowler, J.H. (2007). The spread of obesity in a large social network over 32 years. *New England Journal of Medicine*, 357, 370-379. DOI: 10.1056/NEJMsa066082.
24. Markey, C.N. e Markey, P.M. (2014). Gender, sexual orientation, and romantic partner influence on body dissatisfaction: An examination of heterosexual and lesbian women and their partners. *Journal of Social and Personal Relationships*, 31(2), 162-177. DOI:10.1177/0265407513489472.
25. Markey, C.N. e Markey, P.M. (2013). Weight disparities between female same-sex romantic partners and weight concerns: Examining partner comparison. *Psychology of Women Quarterly*, 37, 469-477. DOI: 10.1177/0361684313484128.

26. Markey, C.N. e Markey, P.M. (2011). Romantic partners, weight status, and weight concerns: An examination of the Actor-Partner Interdependence Model. *Journal of Health Psychology*, 16, 217-225. DOI: 10.1177/1359105310375636.
27. Parker-Pope, T. (18 abr. 2012). Are most people in denial about their weight? *The New York Times* [blog]. Disponível em: <http://well.blogs.nytimes.com/2012/04/18/are-most-people-in-denial-about-their-weight/>.
28. Loureiro, M.L. e Nayga, R.M. (2006). Obesity, weight loss, and physician's advice. *Social Science and Medicine*, 62, 2458-2468. DOI: 10.1016/j.socscimed.2005.11.011.
29. Bleich, S.N., Bennett, W.L., Gudzune, K.A. e Cooper, L.A. (2012). National survey of US primary care physicians' perspectives about causes of obesity and solutions to improve care. *BMJ Open*, 2, e00187>1. DOI:10.1136/bmjopen-2012-001871.
30. Loureiro, M.L. e Nayga, R.M. (2006). Obesity, weight loss, and physician's advice. *Social Science and Medicine*, 62, 2458-2468. DOI: 10.1016/j.socscimed.2005.11.011.

Capítulo 10: A visão de conjunto

1. World Health Organization (WHO).(2010). Urbanization and Health. *Bulletin of the World Health Organization,* 88(4), 245-246. Disponível em: <http://www.who.int/bulletin/volumes/88/4/10-010410/en/>.
2. Centers for Disease Control and Prevention (CDC). (27 abr. 2012). Overweight and obesity data and statistics. Disponível em: <http://www.cdc.gov/obesity/data/index.html>.
3. US Department of Health and Human Services (USDHHS). (ago. 2005). *Childhood Obesity*. Disponível em: <http://aspe.hhs.gov/health/reports/child_obesity/>.
4. Pollack, A. (18 jun. 2013). A.M.A. Recognizes obesity as a disease. *The New York Times*. Disponível em: <http://www.nytimes.com/2013/06/19/business/ama-recognizes-obesity-as-a-disease.html?nl=todaysheadlines&emc=edit_th_20130619>.
5. Centers for Disease Control and Prevention (CDC). (27 abr. 2012). Overweight and obesity data and statistics. Disponível em: <http://www.cdc.gov/obesity/data/index.html>.
6. CDC. (27 abr. 2012). Defining obesity. Disponível em: <http://www.cdc.gov/obesity/adult/defining.html>.

7. Olshansky, S.J., Passaro, D.J., Hershow, R.C., Layden, J., Carnes, B.A., Brody, J., ... Ludwig, D.S. (2012). A potential decline in life expectancy in the United States in the 21st century. *New England Journal of Medicine*, 352(11), 1138-1145. DOI: 10.1056/NEJMsr043743; Warner, J. (9 abr. 2010). Baby boomers may outlive their kids: Higher obesity rates set kids up for poor health. Disponível em: <http://www.medicinenet.com/script/main/art.asp?articlekey=115204>.
8. Ogden, C.L., Carroll, M.D., Kit, B.K. e Flegal, K.M. (2012). Prevalence of obesity and trends in body mass index among US children and adolescents, 1999-2010. *Journal of the American Medical Association*, 307, 483-490. DOI: 10.1001/jama.2012.40.
9. Ibid.
10. Ogden, C.L., Carroll, M.D., Kit, B.K. e Flegal, K.M. (2014). Prevalence of childhood and adult obesity in the United States, 2011-2012. *Journal of the American Medical Association*, 311, 806-814. DOI:10.1001/jama.2014.732.
11. Markey, C. N., Markey, P. M. e Schulz, J. (2012). Mothers' own weight concerns predict early child feeding concerns. *Journal of Reproductive and Infant Psychology*, 30(12), 160-167. DOI: http://dx.doi.org/10.1080/02646838.2012.693152.
12. Ogden et al. (2014).
13. Ervin, R.B. e Ogden, C.L. (2013). Trends in intake of energy and macronutrients in children and adolescents from 1999-2000 through 2009-2010. *NCHS Data Brief*, 113, 1-8.
14. Ibid.
15. WHO. (2009). *Global health risks, mortality and burden of disease attributable to selected major risks*. Disponível em: <http://www.who.int/healthinfo/global_burden_disease/GlobalHealthRisks_report_full.pdf>.
16. Organization for Economic Cooperation Development. (2012). *Obesity Update*. Disponível em: <http://www.oecd.org/health/49716427.pdf>.
17. WHO (2009).
18. Kelland, K. (21 fev. 2012). Obesity rates in developed countries are rising: Report. *The Huffington Post*. Disponível em: <http://www.huffingtonpost.com/2012/02/21/obesity-developedcountries_n_1290937.html>.
19. Ibid.
20. WHO (2009).
21. National Cancer Institute (2012). Obesity and cancer risk. Disponível em: <http://www.cancer.gov/cancertopics/factsheet/Risk/obesity>.

22. National Institutes of Health (NIH). (13 jul. 2012). What are the health risks of overweight and obesity? Disponível em: <http://www.nhlbi.nih.gov/health/health-topics/topics/obe/risks.html>.
23. American Heart Association (27 fev. 2014). Obesity Information. Disponível em: <http://www.heart.org/HEARTORG/GettingHealthy/WeightManagement/Obesity/ObesityInformation_UCM_307908_Article.jsp>.
24. A codependent relationship: Diabetes and obesity. (s/d). Disponível em: <http://www.diabeticcareservices.com/diabetes-education/diabetes-and-obesity>.
25. Carr, D., Friedman, M.A. e Jaffe, K. (2007). Understanding the relationship between obesity and positive and negative affect: The role of psychosocial mechanisms. *Body Image*, 4, 165-177.
26. Jackson, T.D., Grilo, C.M. e Masheb, R.M. (2000). Teasing history, onset of obesity, current eating disorder psychopathology, body dissatisfaction, and psychological functioning in binge eating disorder. *Obesity Research*, 8, 451-458. DOI: 10.1038/oby.2000.56.
27. Carr, D. e Friedman, M.A. (2005). Is obesity stigmatizing? Body weight, perceived discrimination, and psychological well-being in the United States. *Journal of Health and Social Behavior*, 46, 244-259.
28. Jackson et al. (2000).
29. Carr & Friedman (2005).
30. Markey, C.N. e Markey, P.M. (2011). Romantic partners, weight status, and weight concerns: An examination of the Actor-Partner Interdependence Model. *Journal of Health Psychology*, 16, 217-225. DOI: 10.1177/1359105310375636.
31. Alexander, S.C., Coffman, C.J., Tlusky, J.A., Lyna, P., Dolor, R.J., James, I.E., ... Ostbye, T. (2010). Physician communication techniques and weight loss in adults: Project chat. *American Journal of Preventive Medicine*, 39, 321-328.
32. NIH. (13 jul. 2012). What causes overweight and obesity? *Health Information for the Public*. Disponível em: <http://www.nhlbi.nih.gov/health/health-topics/topics/obe/causes.html>.
33. Harris, J. L., Bargh, J.A. e Brownell, K.D. (2009). Priming effects of television food advertising on eating behavior. *Health Psychology*, 28, 404-413. DOI: 10.1037/a0014399; Lesser, L.I., Zimmerman, F.J. e Cohen, D.A. (2013). Outdoor advertising, obesity, and soda consumption: A cross-sectional study. *BMC Public Health*, 13, 1-7. DOI: 10.1186/1471-2458-13-20.

34. CDC. (2010). Obesity and genetics. Disponível em: <http://www.cdc.gov/features/obesity/>.
35. Bouchard-Mercier, A., Paradis, A., Rudkowska, I., Lemieux, S., Couture, P. e Vohl, M. (2013). Associations between dietary patterns and gene expression profiles of healthy men and women: A cross-sectional study. *Nutritional Journal*, 12, 1-13. DOI: 10.1186/1475-2891-12-24.
36. Armon, G., Melamed, S., Shirom, A., Shapira, I. e Berliner, S. (2013). Personality traits and body weight measures: Concurrent and across-time associations. *European Journal of Personality*, 27(4), 398-408. DOI: 10.1002/per.1902.
37. Kern, M.L. e Friedman, H.S. (2008). Do conscientious individuals live longer? A quantitative review. *Health Psychology*, 27, 505-512. DOI: 10.1037/0278-6133.27.5.505.
38. Tucker, J., Friedman, H.S., Tomlinson-Keasey, C., Schwartz, J.E., Wingard, D.L. e Criqui, M.H. (1995). Childhood psychosocial predictors of adulthood smoking, alcohol consumption, and physical activity. *Journal of Applied Social Psychology*, 25, 1884-1899. DOI: 10.1111/j.1559-1816.1995.tb01822.x.
39. Moss, M. (20 fev. 2013). The extraordinary science of addictive junk food. *The New York Times*. Disponível em: <http://www.nytimes.com/2013/02/24/magazine/the-extraordinary-science-of-junk-food.html?ref=magazine&pagewanted=all&_r=0>.
40. Johnson, R.K., Appel, L.J., Brands, M., Howard, B.V., Lefevre, M., Lustig, R. H., ... Wylie-Rosett, J. (2009). Dietary sugars intake and cardiovascular health. *Circulation*, 120, 1011-1020. DOI: 10.1161/CIRCULATIONAHA.109.192627; Everyday-wisdom. (s/d). Soft drink consumption: The frightening statistics and associated health risks! Disponível em: <http://www.everyday-wisdom.com/soft-drink-consumption.html>.
41. CDC. (15 mai. 2014). Nutrition services and the school nutrition environment: Results from the School Health Policies and Practices Study 2012. Disponível em: <http://www.cdc.gov/HealthyYouth/shpps/index.htm>.
42. Dermer, M.L. e Jacobson, E. (1986). Some potential negative social consequences of cigarette smoking: Marketing research in reverse. Journal of Applied Social Psychology, 16, 702-725. DOI: 10.1111/j.1559-1816.1986.tb01754.x.
43. Crane, J.K. (26 mar. 2013). The Talmud and other diet books. *The New York Times*. Disponível em: <http://www.nytimes.com/2013/03/27/opinion/the-talmud-and-other-diet-books.html?emc=tnt&tntemail0=y>.

44. American Heart Association. (6 jul. 2014). Smoking: Do you really know the risks? Disponível em: <http://www.heart.org/HEARTORG/GettingHealthy/QuitSmoking/QuittingSmoking/Smoking-Do-you-really-know-the-risks_UCM_322718_Article.jsp>.
45. USDHHS. (2000). Surgeon general's report on smoking and health. Washington, DC: Centers for Disease Control and Prevention.
46. Egan, S. (25 jun. 2013). Why smoking rates are at new lows. *The New York Times* [blog]. Disponível em: <http://well.blogs.nytimes.com/2013/06/25/why-smoking-rates-are-at-new-lows/?_php=true&_type=blogs&emc=tnt&tntemail0=y&_r=0>.
47. Ibid.
48. CDC. (28 mar. 2014). Adult obesity facts. Disponível em: <http://www.cdc.gov/obesity/data/adult.html>.
49. Rudd Center for Food Policy and Obesity at Yale University. (2008). Menu labeling in chain restaurants: Opportunities for public policy. Disponível em: <http://yaleruddcenter.org/resources/upload/docs/what/reports/RuddMenuLabelingReport2008.pdf>.
50. Brooks, D. (8 ago. 2013). The nudge debate. *The New York Times*. Disponível em: <http://www.nytimes.com/2013/08/09/opinion/brooks-the-nudge-debate.html?nl=todaysheadlines&emc=edit_th_20130809&_r=0>.
51. CDC. (s/d). The facts about obesity. Disponível em: <http://www.cdc.gov/pdf/facts_about_obesity_in_the_united_states.pdf>.
52. Begley, S. (1 mai. 2012). The costs of obesity. *The Huffington Post*. Disponível em: <http://www.huffingtonpost.com/2012/04/30/obesity-costs-dollars-cents_n_1463763.html>.
53. Campos, P., Saguy, A., Oliver, E. e Gaesser, G. (2006). The epidemiology of overweight and obesity: Public health crisis or moral panic? *International Journal of Epidemiology*, 35, 55-60.
54. Dixon, J. (6 mar. 2013). Comunicação Pessoal.

Este livro foi composto na tipologia Minion Pro
Regular, em corpo 11/16, e impresso em
papel off-set 75g/m² no Sistema Cameron da
Divisão Gráfica da Distribuidora Record.